Schulkind!
5–12 Jahre

Schulkind!
5–12 Jahre

Von der Einschulung bis zur Pubertät

STIFTUNG WARENTEST

Rose Riecke-Niklewski
Günter Niklewski

Bibliografische Information Der Deutschen Bibliothek

ISBN 3-931908-91-7

Zu diesem Buch

Auf, zu neuen Horizonten! Der erste Schultag ist für Kinder und Eltern gleichermaßen ein aufregendes Ereignis. Wieder ist ein Stück geschafft. Wieder macht Ihr Kind einen wichtigen Schritt in Richtung Selbstständigkeit.

Für Ihr Kind beginnt ein neuer Lebensabschnitt. Aber auch Sie als Eltern müssen sich auf das Neue einstellen. Nicht nur, weil für Ihr Kind mit seinen Lehrern jetzt weitere Autoritäten in den Vordergrund rücken und die Schule einen viel größeren Raum im Familienleben einnimmt als etwa der Kindergarten: In der Schule selbst hat sich seit Ihren eigenen Schultagen viel getan – durch Reformen, die die PISA-Studie mit ausgelöst hat, und durch zahlreiche Änderungen, die schon vorher in der Schule Einzug gehalten haben.

Der Ratgeber erläutert, wie der Schulalltag heute aussieht. Und: Er hilft Ihnen zu verstehen, warum Ihr Kind anders lernt als Sie damals und wie Sie es sinnvoll unterstützen können.

Das beginnt schon bei den geänderten Voraussetzungen für die Einschulung, die heute teilweise sehr viel früher stattfindet als noch vor ein paar Jahren.

Die Jahre zwischen fünf und zwölf sind auch außerhalb der Schule von zentraler Bedeutung. Aus dem Kindergartenkind entwickelt sich – fast unbemerkt – ein Teenager. Ihr Kind wächst in dieser Zeit nicht nur, es lernt auch Zusammenhänge begreifen, und seine gesamten Beziehungen zur Familie und zu Freunden ändern sich grundlegend.

Das Buch zeigt, wie Sie Ihrem Kind bei dieser Entwicklung und beim Großwerden Rückhalt geben können, indem Sie die richtige Balance zwischen Unterstützen und Loslassen finden – aber auch indem Sie es zur Selbstständigkeit erziehen und ihm nicht alle Pflichten abnehmen. Die Familie und ihr Zusammengehörigkeitsgefühl, die jedoch nicht zu einem Korsett werden dürfen, können entscheidend dazu beitragen, dass Ihr Kind die Pubertät später ohne größere Katastrophen übersteht und es sich zu einem selbstbewussten und selbstverantwortlichen Erwachsenen entwickelt.

Wie mit dem ersten Band „Kinder! 0–6 Jahre" möchten wir mit diesem zweiten Band unserer kleinen Ratgeber-Reihe Eltern pädagogisches, psychologisches und medizinisches Hintergrundwissen an die Hand geben und ihnen Orientierungshilfe bieten, damit sie ihr Kind bei seinen Schritten hinaus zu neuen Horizonten mit dem nötigen Verständnis und Selbstvertrauen gelassen und sicher begleiten können.

Teil I

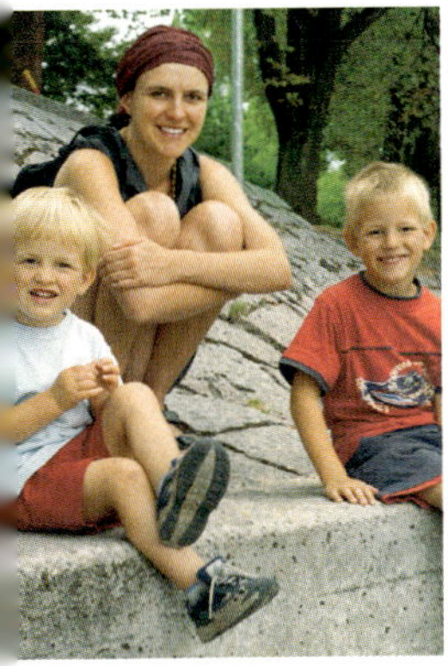

Teil I Entwicklung – wie aus Ihrem Kindergartenkind ein Teenager wird

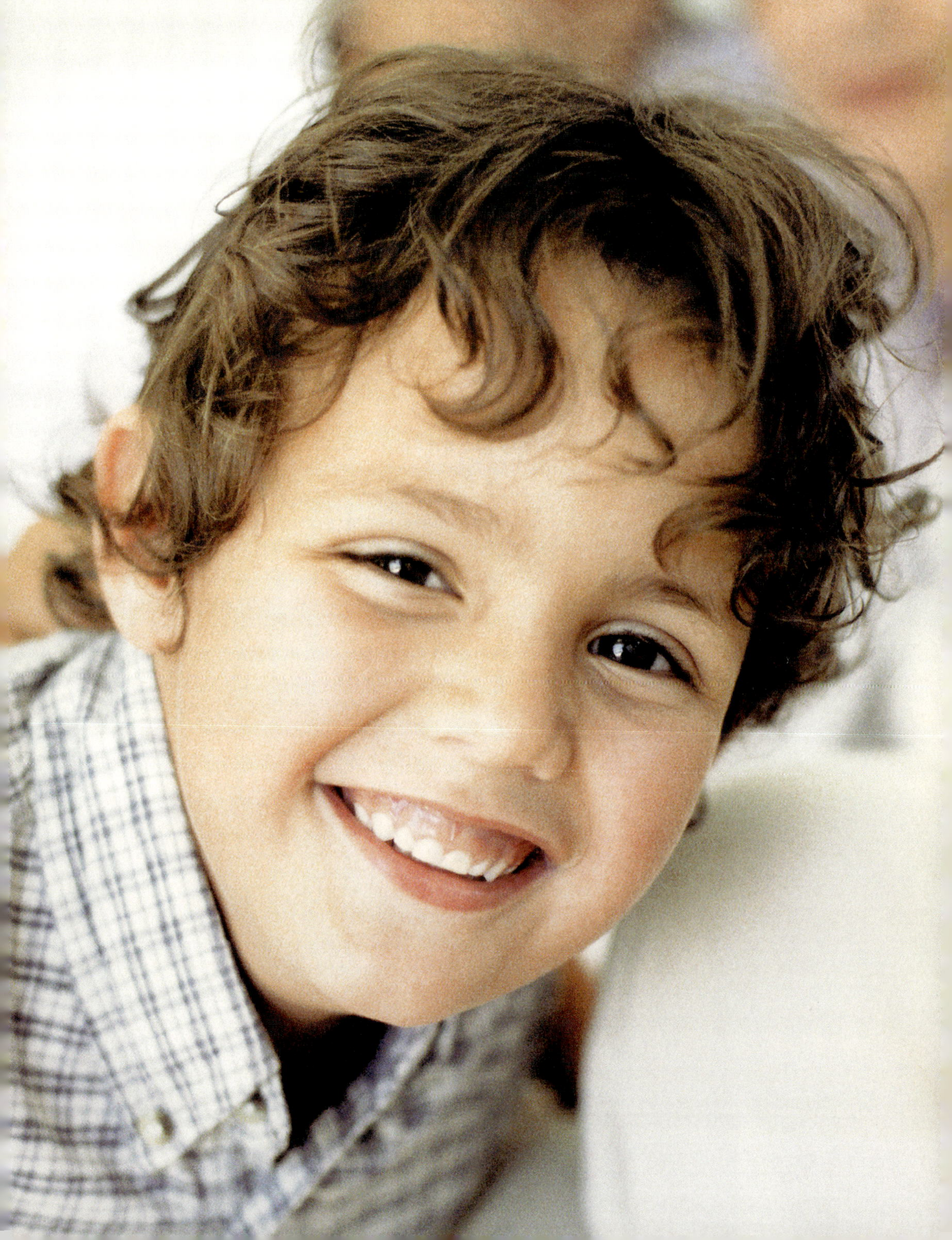

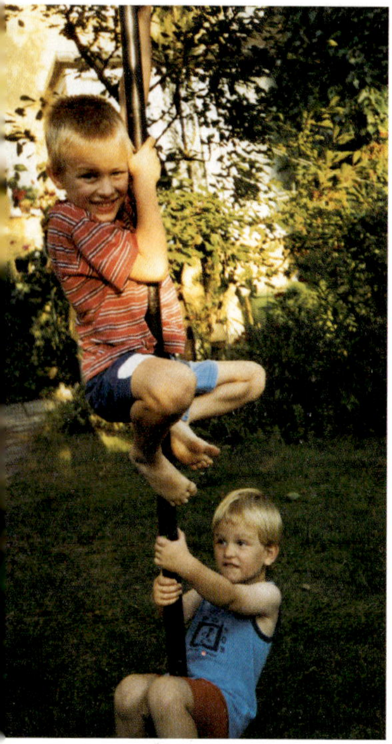

Schule – und noch viel mehr!

Schulkinder haben es manchmal schwer. Denn viele Eltern machen sich in dieser Phase nur noch um die Schule Gedanken: Wird unser Kind den schulischen Anforderungen genügen? Erfüllt es auch unsere Erwartungen im Hinblick auf Schulleistungen und Schullaufbahn? Schafft es den Übertritt in die Realschule, das Gymnasium?

Aber: Auch wenn die Entwicklung eines Schulkindes jetzt nicht mehr von den Erfahrungen zu trennen ist, die es in und mit der Schule macht – es ist nicht nur Schulkind! Manche Eltern scheinen das zu vergessen und quälen sich und ihr Kind, das doch in den nächsten Jahren in so vielen Bereichen gewaltige Entwicklungsschritte vor sich hat.

Diese Entwicklungsschritte sind zwar nicht so spektakulär wie vielleicht die ersten Gehversuche, das erste „Mama" oder der erste Wackelzahn. Trotzdem verändert sich Ihr Kind und hat damit ein großes Pensum vor sich, bei dem es auf Ihre Unterstützung, Ihr Verständnis, Ihre Erziehung – aber auch Ihr Geschehen-Lassen angewiesen ist.

Was heißt eigentlich Entwicklung?

Die Entwicklung eines Menschen ist das große Thema der Entwicklungspsychologie, -neurologie und -medizin, also der Wissenschaften, die zu begreifen und erklären versuchen, wie der Mensch sich im Lauf seines Lebens verändert. Je nach Blickrichtung steht dabei mehr die körperliche, geistige, emotionale, psychische und soziale Entwicklung im Vordergrund. Immer geht es aber darum, den Zusammenhang aller Bereiche und ihre wechselseitige Beeinflussung zu verstehen. Ihr besonderes Augenmerk richten Entwicklungswissenschaften dabei auf die Abhängigkeit dieser Veränderungen vom jeweiligen Lebensabschnitt, in dem die Entwicklung stattfindet. Denn jede Lebensphase bringt ganz spezifische Veränderungen mit sich: Es gehört einfach zum Babyalter, zum ersten Mal den Kopf anzuheben, zum ersten Mal zu lächeln, zu fremdeln, zu greifen und sitzen zu lernen. Auch die ersten Schritte, die ersten Wörter und der erste Wutanfall sind in einer ganz bestimmten Lebensphase „dran". Sich in einer Kindergartengruppe wohl zu fühlen, sich allein anziehen zu können, allein einkaufen zu gehen, Schulaufgaben zu erledigen, das andere Geschlecht für eine bestimmte Zeit „besonders doof" zu finden und – nur kurze Zeit später – fast nichts anderes mehr im Kopf zu haben: Auch das sind Entwicklungsschritte, die in ganz bestimmten Lebensabschnitten stattfinden, weil sie sowohl mit dem jeweiligen körperlichen Reifungs- und Entwicklungsstand zusammenhängen als auch mit den Anforderungen und Möglichkeiten, die in einer bestimmten Gesellschaft für jede Lebensphase typisch sind.

Die Betonung dieses Zusammenhangs hat zu zwei ganz wichtigen Konzepten geführt:

Meilensteine ...

Erstens ist da das „Meilenstein-Konzept": Es beschreibt den Ablauf verschiedener Lebensphasen als Entwicklungs„weg", auf dem der Erwerb bestimmter Eigenschaften, Fähigkeiten und Fertigkeiten wie ein Meilenstein platziert ist. An ihnen muss man einfach vorbeikommen, wenn man in seiner Entwicklung voranschreitet – und zwar in einer vorhersehbaren Reihenfolge und innerhalb eines ganz bestimmten Zeitraumes. Diesen Zeit„raum" stecken so genannte Grenzsteine ab. Sie markieren den äußeren – spätesten – Zeitpunkt, an dem die für diese Altersspanne anstehenden „Errungenschaften" normalerweise zu beobachten sind.

Solche Meilensteine und Grenzsteine spielen zum Beispiel in den Vorsorgeuntersuchungen Ihres Kinderarztes eine Rolle. Beispielsweise in der U 9, der neunten der kostenlosen Vorsorgeuntersuchungen, die Ihrem Kind im Alter zwischen fünf und sechs Jahren (genauer zwischen dem 60. und 64. Lebensmonat) zusteht. Hier geht es darum, ob Ihr Kind folgende Meilensteine passiert hat:

- Im Bereich der Körpermotorik: Treppen werden beim Auf- und Abgehen freihändig und mit Beinwechsel ohne Schwierigkeiten bewältigt.
- Im Bereich der Handmotorik: Kinderscheren können benutzt werden, Kleben und einfaches Basteln ist möglich. Vorlagen können unter Beachtung der Grenzen sauber ausgemalt werden.
- Im Bereich der kognitiven (geistigen) Entwicklung: Intensives und ausdifferenziertes Rollenspiel auch mit anderen Kindern ist

an der Tagesordnung. Konstruktionen mit Bauelementen mit und ohne Vorlagen sind möglich.

- Im Bereich der sprachlichen Entwicklung: Die Aussprache ist fehlerfrei. Erlebtes wird in logischer und zeitlicher Reihenfolge korrekt berichtet. Der (einfache) Satzbau ist grammatikalisch richtig.
- Im Bereich der sozialen Kompetenz: Kooperation mit anderen ist möglich. Spielregeln können als solche verstanden und befolgt werden. Emotionale Äußerungen anderer Kinder und Erwachsener werden verstanden. Eine passende Reaktion ist möglich.

Nach R. Michaelis und G. Haas: Meilensteine der frühkindlichen Entwicklung. In: Praktische Entwicklungsneurologie, München 1994, Seite 93

Eltern, Meilensteine und Grenzsteine

Sinn des Meilenstein-Konzepts ist es nicht, ehrgeizigen Eltern einen Rahmenplan an die Hand zu geben, mit dessen Hilfe sie kontrollieren können, was ihr Kind alles können sollte. Es wurde auch nicht entwickelt, um ihnen zu erleichtern, zu vergleichen, wie „weit" ihr Kind nun im Verhältnis zu anderen ist. Ihnen, den Eltern, helfen die Meilensteine aber, die Entwicklung Ihres Kindes zu verstehen, realistische Erwartungen zu entwickeln und Ihr Verhalten Ihrem Kind gegenüber seinen aktuellen Fähigkeiten und Bedürfnissen anzupassen.

Die „Grenzsteine" helfen Ihnen zu erkennen, wann Sie „hellhörig" werden sollten. Denn sie zeigen Ihnen an, wenn Ihr Kind im Vergleich zu den meisten Kindern – denn „normalerweise" heißt nichts anderes als das! – einen Meilenstein nicht rechtzeitig erreicht oder wenn seine Entwicklung in einzelnen Bereichen nicht mit dem, was Entwicklungspsychologen „über den Daumen gepeilt" als normal beschreiben, übereinstimmt. Dann ist es wichtig, herauszufinden, warum dies so ist, und wo Ihr Kind möglicherweise Unterstützung und Förderung braucht.

… und Entwicklungsaufgaben

Zweitens ist da das Konzept der Entwicklungsaufgaben. Dabei geht es um die offensichtliche Tatsache, dass sich jeder Mensch im Laufe seiner Entwicklung – ebenfalls abhängig von der Phase des Lebens, in der er sich gerade befindet – ständig neuen Themen und Aufgaben gegenübersieht, die er bewältigen muss, bevor er weiterschreiten kann. Noch mehr als bei den Meilensteinen wird hier deutlich, dass Entwicklung immer ein Zusammenspiel ist zwischen den körperlichen Reifungsprozessen, der Umwelt und dem, was diese dem Einzelnen vorgibt. Entwicklungspsychologen sprechen deshalb von verschiedenen „Quellen" einer jeden Entwicklungsaufgabe, nämlich:

- den körperlichen Veränderungen, die an einen bestimmten Lebensabschnitt und allgemeine körperliche Reifungsprozesse gebunden sind,

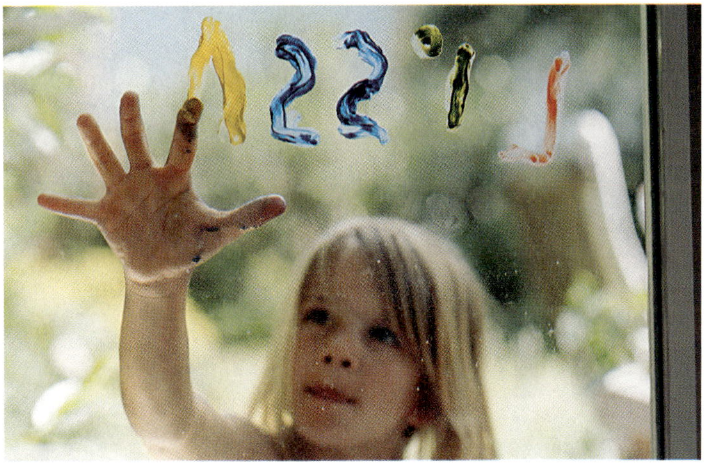

- den Aufgaben und Erwartungen, die von der Gesellschaft an den Einzelnen herangetragen werden, und den Perspektiven, die sie ihm bietet.
- Dazu kommt noch eine dritte „Quelle", nämlich die Werte und Ziele, die jeder Einzelne für sich selbst als wichtig empfindet.

Warum diese Einleitung? Genau dann, wenn Ihr Kind die Meilensteine der U 9 passiert hat, kommt eine neue ganz große Entwicklungsaufgabe auf es zu: Es soll Schulkind werden.

Schulreife – Schulfähigkeit – Schulbereitschaft

Sie erinnern sich, mit wie viel Spannung, ja Ungeduld Sie das erste Lächeln, die ersten Schritte, vielleicht das erste „große Geschäft" im Topf – Beispiele für Meilensteine im Baby- und Kleinkindalter – erwartet haben und wie wichtig es Ihnen war, dass Ihr Kind die große Entwicklungsaufgabe, allein im Kindergarten zurechtzukommen, ohne allzu große Schwierigkeiten meistern konnte. Möglicherweise haben Sie sich weniger Gedanken über die Entwicklungsaufgaben des Kindergarten- und Vorschulalters gemacht. Und doch waren sie ganz wichtige Vorstufen für den großen Schritt in die Schule.

„Reif für die Schule"? Tatsächlich erhalten und erhielten nicht nur in den Ländern, die eine offizielle Schulpflicht haben, sondern eigentlich überall Kinder um den sechsten Geburtstag herum irgendeine Form systematischer Unterweisung, sei es nun in den Fertigkeiten und Traditionen eines Stammes oder in den Techniken unserer Schriftkultur, also dem Rechnen, Lesen, Schreiben. Die Abhängigkeit des Schulbeginns vom biologischen Alter ist also keine Erfindung unserer modernen Gesellschaft und auch kein Zufall. Denn überall kann und konnte beobachtet werden, dass Kinder zwischen fünf und sieben Jahren in ihrer Entwicklung einen Punkt erreichen, der den Beginn einer neuen Fähigkeit markiert: mit anderen zusammen systematisch zu lernen.

Dem Begriff der Schulreife liegt dieser Gedanke einer gleichsam biologischen Reifung zugrunde, die jedes Kind unabhängig von historischen, kulturellen, sozialen und familiären Unterschieden bestimmte Fähigkeiten entwickeln lässt und reif für die Schule macht. Er stammt aus einer Zeit, in der Entwicklungsprozesse fast ausschließlich als Reifungsprozesse, die in der genetischen Anlage des Menschen vorgegeben sind, betrachtet wurden. Die „Schulreife" zeige sich – so früher die landläufige Ansicht – schon allein in der körperlichen Entwicklung. „Wer groß und stark genug ist, seinen Ranzen tragen kann, kann in die Schule gehen", galt als Faustregel in einer Zeit, als das „Philippinermaß" (→ Kasten unten) der einzige „Schulreifetest" war.

Als weiteres körperliches Kriterium für die Schulreife hat man auch das Ausfallen der Milchzähne betrachtet. Vor allem in der Waldorf-Pädagogik gelten immer noch die ersten bleibenden Zähne als Hinweis dafür, dass das Kind einen neuen Lebensabschnitt erreicht hat.

Ansonsten ist man heute jedoch von solchen körperlichen Kriterien abgekommen, da sie sich zur Feststellung der Schulfähig-

Das Philippinermaß

In den 30er-Jahren des letzten Jahrhunderts prägte der Berliner Kinderarzt Zeller den Begriff des Gestaltwandels, um damit ein wesentliches Merkmal der körperlichen Entwicklung eines Kindes zu beschreiben. Denn Kinder wachsen nicht nur einfach, sondern verändern im Wachstum ganz charakteristisch ihre Gestalt. Sie wechseln von der Kleinkindform (großer Kopf, hohe Stirn, keine Taille, kurze Arme und Beine) zur Schulkindform (die Kopf-Rumpf-Proportion gleicht sich der erwachsenen an, niedrigere Stirn, breitere Schultern, längere Arme und Beine). Diesen Übergang misst das „Philippinermaß": Wenn ein Kind mit dem über den Kopf gelegten Arm das gegenüberliegende Ohr erreicht, hat es die Kleinkindform (großer Kopf, kurze Arme) hinter sich gelassen und ist in die Schulkindform hineingewachsen. Aber: Die Beobachtung eines zeitlichen Zusammenfallens des ersten Gestaltwandels mit dem Schuleintrittsalter mochte für die 30er-Jahre, in der sie beschrieben wurde, eine gewisse Aussagekraft gehabt haben. Seit dieser Zeit haben schulärztliche Eingangsuntersuchungen jedoch eine zunehmende Beschleunigung der Entwicklung bei allen Kindern festgestellt. Diese „Akzeleration" lässt Schulkinder zum Beispiel heute acht bis zehn Zentimeter größer sein als gleichaltrige Kinder zu Anfang des letzten Jahrhunderts.

keit nicht eignen. Selbst Reifungsprozesse des Gehirns, die zwischen dem sechsten und achten Lebensjahr stattfinden und sich auch im Hirnstrombild (gemessen durch ein EEG = Elektroenzephalogramm) nachweisen lassen, bilden nur eine Voraussetzung für mögliche Veränderungen im Denken, Fühlen und Erleben. Ohne diese Prozesse sind diese Veränderungen zwar nicht denkbar, dennoch sagen sie nichts aus über die tatsächliche geistige, emotionale und soziale Entwicklung. Aber genau um die geht es bei der Frage der „Schulreife".

Denn die Fähigkeit, in und mit der Schule zurechtzukommen, hängt von sehr viel mehr Faktoren als dem Reifungs- und Entwicklungsstand eines Kindes ab. Pädagogen und Entwicklungspsychologen, die sich mit dem Thema beschäftigen, legen Wert auf die Feststellung, dass die Fähigkeit oder Bereitschaft eines Kindes, in die Schule zu gehen, nicht allein vom Kind aus beurteilt werden kann.

Sie beschreiben Schulfähigkeit als „System", in dem sich die einzelnen „Teilsysteme" wechselseitig beeinflussen:

- Da ist das Kind, dessen neue Fähigkeiten ja nicht unabhängig sind von seinen bisherigen Erfahrungen, von der Zuwendung, den Anregungen und der Förderung, die es in der Familie und im Kindergarten erlebt hat.
- Da ist seine Familie, ihre soziale Situation, die Wohnverhältnisse, die Anzahl der Geschwister und die Qualität der Beziehungen zwischen den einzelnen Familienmitgliedern.
- Und da ist nicht zuletzt die Schule selbst, ihre Organisation, in der das Kind zurechtkommen muss, und ihre Anforderungen, denen es genügen muss.

Deshalb wird heute im Allgemeinen der Begriff der Schulfähigkeit und der Schulbereitschaft dem der Schulreife, der eher den biologischen Aspekt hervorhebt, vorgezogen. Genau dies wird ja auch betont, wenn man von Entwicklungsaufgaben spricht.

Fassen wir „Schulreife – Schulfähigkeit – Schulbereitschaft" also noch einmal zusammen und beschreiben wir sie als das gelungene Lösen der Entwicklungsaufgaben des Kindergartenalters.

Im Kindergartenalter hat Ihr Kind folgende Entwicklungsaufgaben gemeistert:

- Es hat in der körperlichen Entwicklung den Gestaltwandel zum Schulkind durchlaufen und seinen neuen Körper „bewohnen" gelernt, das heißt, seine Bewegungen und seine motorische Koordinationsfähigkeit sind nicht mehr die des Kleinkindes.
- Es hat gelernt, mit eigenen Gefühlen, Impulsen, Wünschen und Bedürfnissen so weit klarzukommen, dass es nicht ständig aneckt, und dass es nicht übermäßig ängstlich, traurig, zornig, wütend sein muss, wenn nicht immer alles so klappt, wie es will.

- Es kann einen Vormittag ohne Mama und Papa auskommen und neue Situationen ohne deren Rückendeckung bewältigen. Es kann enge soziale Beziehungen auch zu „fremden" Erwachsenen (also Personen außerhalb des engsten Familienkreises wie zum Beispiel den Erziehern des Kindergartens) aufnehmen und ihnen vertrauen.
- Es kann Freundschaften schließen, sich mit anderen auseinander setzen, nachgeben, sich aber auch wenn nötig einmal durchsetzen. Es ist in der Lage, sich in eine Gruppe einzufügen, eigene Bedürfnisse denen der Gruppe unterzuordnen und sich an soziale Regeln zu halten.
- Es kann spielen: Im Austausch mit anderen übernimmt es die verschiedensten Rollen, worin es seine Fantasie und Kreativität beweist. Es spielt aber auch gerne Regelspiele wie das gute alte Mensch-ärgere-Dich-nicht oder andere Brettspiele und ist immer besser in der Lage, deren Regeln zu verstehen und – was manchmal noch ganz schön schwer fällt – sich daran zu halten.
- Es kann kommunizieren, das heißt, es kann auf Fragen so antworten, dass sich die Antwort auch wirklich auf die Frage bezieht, und so fragen, dass andere verstehen, worum es ihm geht. Es kann in vollständigen Sätzen etwas folgerichtig erzählen oder beschreiben sowie eine altersgemäße Alltagsgeschichte verstehen und auch ungefähr wiedergeben.

Wenn ja, dann ist es bereit, ja begierig, in die Schule zu gehen. Und ist dieser Schritt getan – dann kann es weitergehen!

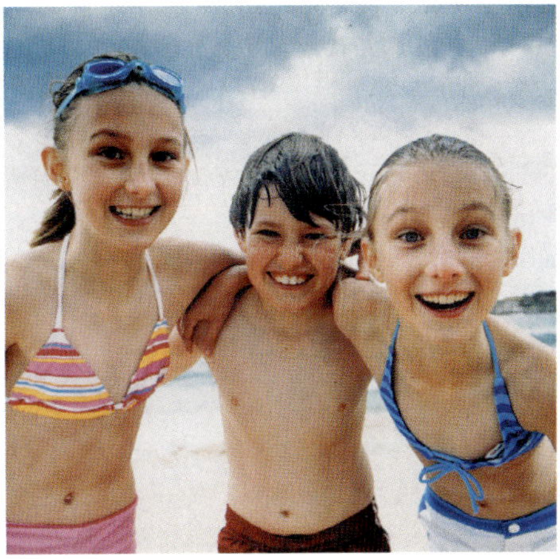

Wie sich der Körper verändert

Wir werden immer größer …

Wenn Kinder den Wandel von der Gestalt des Kindergartenkinds zu der des Schulkindes (→ Seite 16), der heute ja ein bis zwei Jahre vor dem Schuleintritt stattfindet, hinter sich haben, scheint mit ihrem Körper erst einmal wenig zu passieren. Kinder wachsen in der Zeit zwischen sechs und zehn, elf Jahren – also vor Beginn des Wachstumsschubs der frühen Pubertät – sehr viel langsamer als in den Jahren zuvor. Dass sie dennoch stetig, und zwar durchschnittlich fünf bis acht Zentimeter jährlich, an Größe zulegen, fällt vielen Eltern deshalb kaum auf – außer, wenn sie feststellen müssen, dass die Winterhosen vom Vorjahr nun doch wieder ein ganzes Stück zu kurz geworden sind.

Das ändert sich jedoch! Vor allem Mädchen beginnen oft schon zu Ende der Grundschulzeit in die Höhe zu schießen. Dies hängt nicht nur damit zusammen, dass Mädchen im Allgemeinen früher in die Pubertät kommen, sondern auch damit, dass in der Pubertätsentwicklung der Mädchen (→ Seite 30) der Wachstumsschub die Pubertät einleitet, während bei Jungen das beschleunigte Wachstum erst nach den ersten körperlichen Veränderungen einsetzt. Mädchen haben durchschnittlich schon mit neun Jahren etwa 80 Prozent ihrer endgültigen Körpergröße erreicht, während dies bei Jungen erst mit etwa elf Jahren der Fall ist.

Zu Ende der „mittleren Kindheit" werden auch erstmals große individuelle Unterschiede in der Größenentwicklung deutlich. Während sich unter den Sechsjährigen die ganz Großen von den ganz Kleinen, gleich ob Junge oder Mädchen, in der Regel nur um einige Zentimeter unterscheiden, überragen unter den Zwölfjährigen die Großen (meist Mädchen) die Kleinen (meist Jungen) um mehr als Hauptեslänge.

Mit dem Wachstum zum Ende der Kindheit verändert sich auch noch einmal das Größenverhältnis zwischen Kopf und Körper, wenn auch weit weniger auffällig als in den Jahren des „Gestalt-

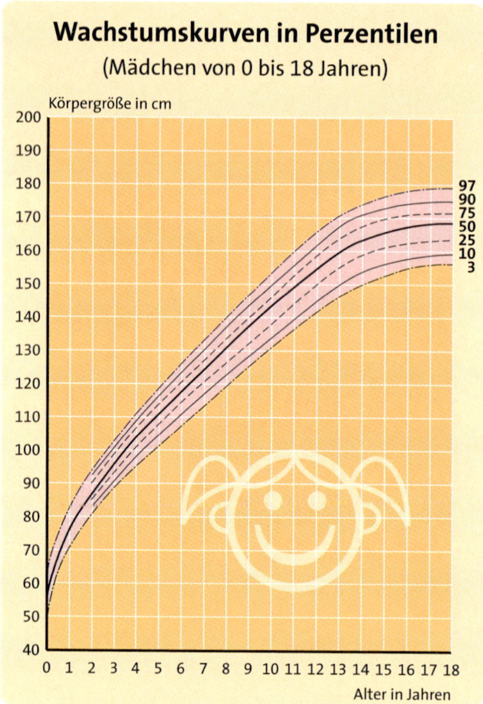

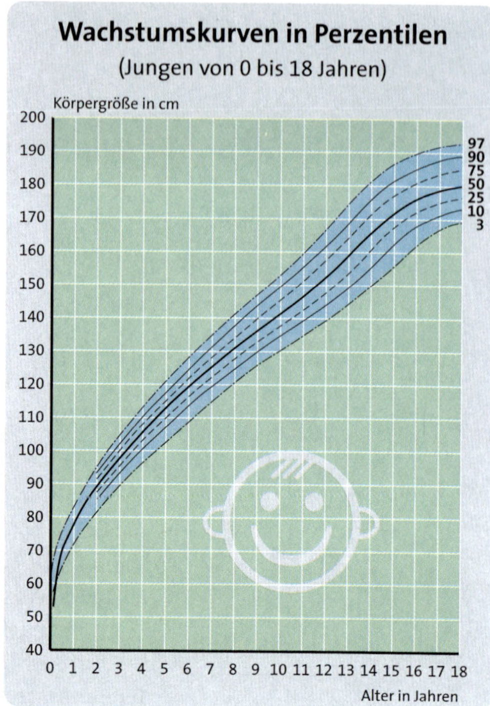

wandels". Denn das Wachstum des Kopfes (und auch des Gehirns) ist beendet, wenn Ihr Kind etwa zehn Jahre alt ist, während der Körper jetzt erst richtig „zulegt".

Die Wachstumskurve

Eine in der Praxis jedes Kinderarztes sehr gebräuchliche Darstellung ist die Aufzeichnung der Wachstumskurve in einem Koordinatensystem.

Die Diagramme zeigen für Mädchen und Jungen jeweils die Kurven des Wachstums im Verhältnis zu einer Vergleichsgruppe in Perzentilen (pro Hundert). Perzentilen geben an, wie viel Prozent der untersuchten Personen kleiner sind als der Zentimeterwert, der bei dem jeweiligen Perzentil angegeben ist. Als „normal" gelten im Allgemeinen alle Werte zwischen den Perzentilen 3 Prozent und 97 Prozent. Nach dem Diagramm für Mädchen sind zum Beispiel 3 Prozent der Achtjährigen kleiner als 118 cm, 10 Prozent kleiner als 122 cm, 50 Prozent kleiner als 130 cm, und 3 Prozent größer als 140 cm. Die Kurve berücksichtigt natürlich die unterschiedliche Wachstumsgeschwindigkeit in der Wachstumsphase.

In Mitteleuropa wird seit etwa 150 Jahren der Trend zur allgemeinen Wachstumssteigerung und der Wachstumsbeschleunigung (Akzeleration) beobachtet. Deshalb müssen solche Diagramme mit den Wachstumskurven von Zeit zu Zeit aktualisiert werden. Auch sind die Diagramme verschiedener Autoren und Institute vom gleichen Zeitraum etwas unterschiedlich. Englische, amerikanische, italienische, aber auch norddeutsche oder süddeutsche Kinder unterscheiden sich eben tatsächlich in Größe und Gewicht.

Was aber trotz solcher Abweichungen und Veränderungen stimmt: Bei einer gesunden Weiterentwicklung „legt" sich ein Kind im Allgemeinen auf seine eigene Perzentile „fest".

Das heißt auch: Seine persönliche Kurve wird entsprechend der vorgegebenen Kurven weiterverlaufen. (Vorsichtige) Prognosen bezüglich der zu erwartenden Endgröße sind deshalb möglich, vorausgesetzt man hat das vergangene Wachstum regelmäßig und konsequent in die Kurve eingetragen: Ein Beispiel: Ist ein Junge mit sechs Jahren 126 cm, mit neun Jahren 145 cm groß, dann wird er bei einer gesunden Weiterentwicklung wahrscheinlich eine Erwachsenengröße von ungefähr 190 cm haben. Wenn dagegen im Laufe der Zeit die Kurve nicht mehr stetig weiterverläuft, also zum Beispiel plötzlich stark abfällt, vielleicht sogar außerhalb der 97. Perzentile liegt, obwohl das vorher nicht der Fall war, so muss dies vom Kinderarzt abgeklärt werden.

... und schwerer

Kinder werden in der Grundschulzeit im Jahr durchschnittlich zwei bis drei Kilogramm schwerer. Diese Gewichtszunahme ist jedoch nicht allein abhängig vom Wachstum. Denn bei Jungen wie Mädchen nimmt gerade im Grundschulalter die Dicke des Unterhautfettgewebes noch einmal zu. Bei Jungen vermindert sie sich wieder während der Pubertät. Bei Mädchen gehört sie dann zu ihrer sich ausbildenden weiblichen Figur.

Im Allgemeinen regeln Kinder dieses Alters ihr Gewicht selbst. Es gibt Tage, da sind sie nicht satt zu kriegen und dann gibt es wieder Zeiten, wo Essen einfach nicht „dran" ist, und selbst der Lieblingspausensnack wieder mit nach Hause gebracht wird. Gesunde Kinder haben dann Hunger und Durst, wenn ihr Körper Nahrung und Flüssigkeit braucht, und sie bewegen sich ohne ausgefeilte Fitness-Programme genügend, um Muskeln aufzubauen und Fettpölsterchen zu vermeiden. Dies gilt für „schlaksige" Kinder ebenso wie für die etwas stämmigeren, die ohne irgendwo zu viel Unterhautfettgewebe vorzuweisen, einfach „kernig" sind. Dabei ist die Spannbreite des „Normalgewichts", also des Gewichts, das gerade richtig für ein Kind ist, relativ groß. Ein Beispiel: Kathrin und Anke sind in einer Klasse, beide sind acht Jahre und gleich groß nämlich 1,23 Meter. Kathrin ist ausgesprochen lebhaft, immer in Bewegung und sehr dünn, wie übrigens ihre Mutter auch. Sie wiegt 22 Kilogramm. Anke dagegen wirkt auf den ersten Blick muskulös und hat breite Schultern und kräftige Beine und Arme, mit denen sie unglaublich schnell schwimmen kann. Sie wiegt fast 27 kg. Beide Kinder sind durchaus „normal", das heißt: Ihr Gewicht entspricht dem der meisten Kinder in Deutschland. Nur jeweils 10 Prozent der Kinder ihrer Altersklasse bringen mehr oder weniger Gewicht auf die Waage. (Zum Übergewicht → Seite 271.)

Die bleibenden Zähne

Der erste Wackelzahn und bald darauf der ihn ersetzende bleibende Zahn ist für alle Kinder ein großes Ereignis, das heute meist zwischen sechs und sieben Jahren stattfindet und oft als Beginn des Zahnwechsels gefeiert wird. Tatsächlich hat dieser aber längst begonnen. Denn schon im Jahr zuvor (meist zwischen fünf und sechs Jahren) sind die ersten bleibenden Backenzähne durchgebrochen, und zwar hinter den zweiten Backenzähnen des bestehenden Milchgebisses.

Dieser erste Durchbruch der vier neuen Zähne geschieht meist ganz unspektakulär. Dabei dienen sie dem folgenden Gebiss sozusagen als Stützpfeiler und haben damit eine wichtige Funktion für den regelmäßigen Aufbau der Kieferbögen. Die mit großer Spannung erwarteten bleibenden vorderen Schneidezähne erscheinen erst danach, und zwar erst dann, wenn die ersten Schneidezähne des Milchgebisses herausgefallen sind.

Ebenso wie das „Zahnen" des Babys und Kleinkindes vollzieht sich die Entwicklung des bleibenden Gebisses in einer ganz bestimmten Reihenfolge, die in ihrem Ablauf nahezu keine, in ihrer Dauer jedoch große individuelle Unterschiede aufweist. Man spricht dabei von zwei Perioden, der ersten – diese umfasst etwa die Grundschulzeit – und der zweiten Wechselgebissperiode, die erst nach der Pubertät mit dem Durchbruch der zweiten Backenzähne abgeschlossen ist.

Am Ende dieser zweiten Periode ist das bleibende Gebiss mit 28 Zähnen im Wesentlichen komplett. Es umfasst im Ober- und Unterkiefer je vier Schneidezähne, zwei Eckzähne, vier kleine und vier große Backenzähne. Die so genannten Weisheitszähne, die dritten Backenzähne, kommen – wenn überhaupt – erst um einiges später im Erwachsenenalter. (Zur Zahnpflege → Seite 260.)

Bewegung und Beweglichkeit – die motorische Entwicklung

Körperliche Entwicklung heißt nicht nur einfach größer werden. Muskeln, Skelett und Lungenvolumen wachsen und damit die körperliche Leistungsfähigkeit, Kraft und Ausdauer insgesamt. Die Sicherheit der Bewegungskoordination speziell auch im Zusammenhang mit den optischen Eindrücken, also die visuomotorische Koordinationsleistung, die motorische Geschicklichkeit und Flüssigkeit der Bewegungsabläufe sowie die allgemeine Reaktionsgeschwindigkeit nehmen zu. Kurz: Schulkinder verbessern sich laufend sowohl in der Grob- oder Körpermotorik als auch in der Feinmotorik, besonders in der manuellen Geschicklichkeit. Beides hat weit reichende Folgen.

Schulkinder sind Sportskanonen

Grundschulkinder sind begeisterte Sportler. Rad fahren und Inline-Skaten sind jetzt angesagt. Ball- und Hüpfspiele und vielerlei Sportarten, bei denen es auch darum geht, sich mit anderen zu messen, dienen dazu, sich und anderen die verbesserten Fähigkeiten zu beweisen. Während Ihr Kind bisher einfach Spaß an der Bewegung, am Rennen, Hüpfen, Werfen hatte, geht es ihm jetzt immer mehr darum, „besser" zu werden. Leistung wird wichtig. Dass dafür Übung und Training notwendig werden, leuchtet Schulkindern ein. Mit acht, neun, zehn Jahren wünschen sich viele Kinder nichts sehnlicher, als ihren Sportidolen, sei es im Fußball, Tanzen, Reiten, Tennis und so weiter, nachzueifern. Und: Dies gilt für Jungen und Mädchen gleichermaßen. Sie nehmen

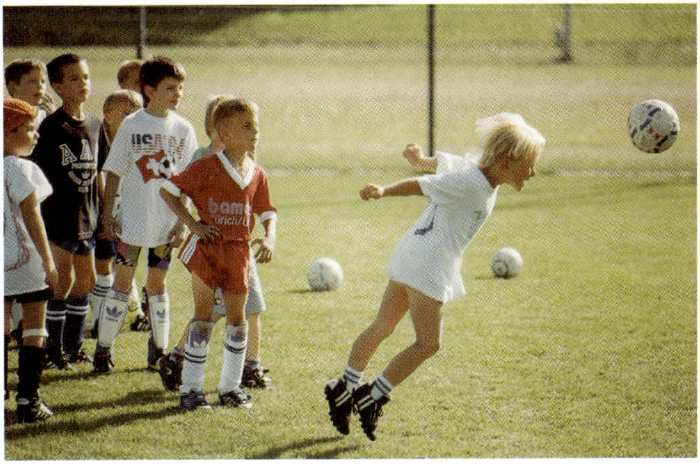

sich auch nichts in Kraft, Ausdauer und motorischer Geschicklichkeit. Jungen wie Mädchen sind (jetzt noch) beide ausgezeichnete Bewegungskünstler, sei es beim Fußballspielen, Bodenturnen, Schwimmen, Eislaufen oder auf dem Sportplatz beim Rennen, Springen, Werfen.

Erst zum Ende der Kindheit „lassen" viele Mädchen „nach" und fallen in ihrer (grob)motorischen Leistungsfähigkeit plötzlich hinter die Jungen in ihrer Klasse zurück. Was später – nach der Pubertät – mit Unterschieden im Körperbau erklärt werden kann, ist zu diesem Zeitpunkt eher die Folge der geschlechtsspezifischen Erwartungshaltung, die Jungen antreibt und Mädchen eher die Lust am Sport verlieren lässt. Denn sie prägt das Selbstbild und auch das, was man sich zu sein wünscht. Ein „richtiger" Junge ist sportlich, während bei vielen Mädchen Sport und Sportlichkeit plötzlich in ihrer Bedeutung hinter anderen Zielen für das Selbstwertgefühl wie etwa „gut auszusehen" oder „beliebt zu sein" zurücktreten.

TIPPS

Ist Ihr Kind ein Bewegungsmuffel?

Noch haben Eltern die Möglichkeit, ihre Kinder zu „Sportlern" zu machen. Also bringen Sie Ihre Kinder „in Bewegung"!

- Schaffen Sie im Alltag genügend Bewegungsanreize.
- Schicken Sie Ihre Kinder so viel wie möglich nach draußen zum Spielen (oder ermöglichen Sie ihnen den Besuch von Spielplätzen und Schwimmbädern).
- Ermuntern Sie Ihr Kind zur Teilnahme in Sport- oder Turnvereinen (→ Seite 259).
- Und nicht zuletzt: Bewegen Sie sich mit – jeder Sonntagsausflug, jede gemeinsame Familienaktivität bietet unzählige Möglichkeiten!

„Couch-potatoes"

Nichts ist eigentlich normaler als ein Kind, das Spaß an der Bewegung hat und Freude und Ausdauer, diese zu verbessern. Leider sieht die Realität heute oft anders aus. Viele Kinder können kaum noch natürliche Bewegungs- und Spielerfahrungen machen. Und schulische und außerschulische Sportangebote sind entweder nicht vorhanden, oder werden zu wenig wahrgenommen. Warum? Es ist es eben nicht zuletzt auch für die Eltern, die etwas fantasielos, vielleicht auch zu bequem sind, mit ihrem Kind die geeignete Sportart und den richtigen Sportverein herauszufinden (→ Seite 259), viel einfacher, zu Hause den Fernseher, Computer oder die Playstation einzuschalten. Die Folge: Couch-potatoes (Sofakartoffeln), deren einzige sportliche Betätigung das Bedienen der elektronischen Geräte ist.

Dass dies massive gesundheitliche Probleme mit sich bringt, ist nun nichts Neues mehr. Sowohl das Wachstum insgesamt als auch die altersentsprechende Entwicklung des Skeletts und der Muskulatur werden verzögert. Haltungsschäden und Übergewicht sind inzwischen bei Schulkindern an der Tagesordnung. Koordinationsschwächen nehmen zu. Tatsächlich zeigen sich schon heute manche Kinder bei Einschulungsuntersuchungen außer Stande, auf einem Bein zu hüpfen. Ihre Bewegungen sind ungeschickt und tapsig wie bei Kleinkindern, was die Unfallhäufigkeit erhöht (→ Seite 257) und – wie in einem Teufelskreis – den Spaß an der Bewegung verdirbt.

Schulkinder sind Bastler

Die feinmotorischen Fortschritte zeigen sich natürlich besonders in der Schule. Schreiben, vor allem die so genannte Schönschrift, ist einfach nicht ohne die für dieses Alter typische Entwicklung möglich. Während kleinere Kinder und manchmal auch noch Vorschulkinder aus dem Oberarm heraus zeichnen, verlagert sich die Bewegungsführung nach und nach in das Ellenbogengelenk und den Unterarm. Meist gelingt es Kindern dann erst in der ersten Klasse, Schreib- und Malbewegungen mit Handgelenk und Fingern durchzuführen. Und erst mit der Zeit – im Allgemeinen erst in der zweiten Klasse und individuell zu ganz unterschiedlichen Zeitpunkten – sind sie auch in der Lage, den Schreibdruck so zu dosieren, dass es Sinn macht, das Schreiben mit dem Füller einzuführen.

Die zunehmende Geschicklichkeit zeigt sich aber auch in ganz alltäglichen Dingen: Im Essen mit Messer und Gabel, in der Fähigkeit, eine Schleife ordentlich zu binden und der Puppe oder einer Freundin einen Zopf zu flechten. Grundschulkinder haben Spaß

Übung macht den Meister!

Meilensteine erreicht man nicht einfach so. Nehmen wir das Schreibenlernen:

Ein Vorschulkind ist einfach nicht in der Lage, „schön" zu schreiben. Selbst wenn es auf unzähligen Bildern seinen Namen als Signatur hinterlassen hat, schon lange (Vor)-Schule gespielt hat und möglicherweise viele, viele Wellen, Rauchfahnen, Bergketten, Luftballons, Schnecken, und was dergleichen mehr zur Übung der Feinmotorik als Vorbereitung fürs Schreibenlernen eingesetzt wird, gezeichnet hat – es will und will einfach nicht klappen. Es ist noch nicht so weit!

Lassen wir jetzt das Üben? Warten wir ab? Natürlich nicht! Denn jeder weiß: Es ist noch kein Meister vom Himmel gefallen – was bedeutet: Wer bestimmte Fähigkeiten und Fertigkeiten erwerben will, muss trainieren, üben, wie damals Ihr Einjähriges, als es immer und immer wieder versuchte, sich an Stühlen, Tisch und Couch entlangzuhangeln, um dann, wenn es endlich so weit war, den ersten freien Schritt zu wagen!

Zurück zum Schreiben: Kinder, die viel Bewegungsfreiheit haben und hatten, deren fein- und grobmotorische Entwicklung durch Roller- und Radfahren, durch Bauen, Malen, Zeichnen, Ballspielen und Basteln, durch Laufen, Rennen, Balancieren und so weiter immer schon „gefördert" wurde, haben reichlich „Schreibtraining" hinter sich, sodass es mit dem „Schönschreiben" nach richtiger Übung mit dem Stift eigentlich nicht schief gehen kann.

an Bastelarbeiten, am Zeichnen und Malen. Und ihre Fingerfertigkeit ermöglicht ihnen nun, systematisch ein Musikinstrument spielen zu lernen.

Was ihnen jetzt – zumindest unter feinmotorischen Gesichtspunkten! – auch nicht mehr schwer fällt ist, die Spülmaschine ein- und auszuräumen, den Kaninchenkäfig zu säubern und hin und wieder selbst ihre frisch gewaschenen T-Shirts in den Schrank zu räumen!

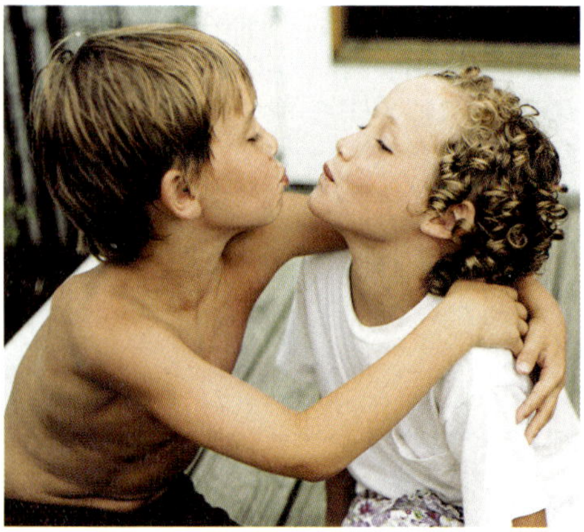

Die sexuelle Entwicklung

Wenn Ihr Kind zur Schule kommt, liegt Ihnen wahrscheinlich nichts ferner als an seine Pubertät zu denken. Und doch beginnt sein Körper sich schon bald auf seine große Aufgabe, die Geschlechtsreife, vorzubereiten. Bis wir tatsächlich die ersten Anzeichen entdecken, nämlich das Wachstum der primären und sekundären Geschlechtsmerkmale, hat das Gehirn längst sein Startsignal gegeben. Durch neurochemische Botenstoffe hat der Hypothalamus, der gewissermaßen das Bindeglied zwischen Gehirn und Hormonsystem darstellt, die Hirnanhangdrüse (Hypophyse) zur Aufnahme ihrer Arbeit angeregt. Diese hat darauf nicht nur mit der Produktion ihrer eigenen Hormone begonnen, sondern als übergeordnete Drüse alle anderen hormonbildenden Drüsen in Gang gesetzt und so den Körper veranlasst, mit der Produktion jener Hormone zu beginnen, die die sexuelle Reifung in Gang setzen. Dieser Prozess, der nach und nach das gesamte Hormonsystem erfasst, fängt schon an, wenn Ihr Kind etwa sieben Jahre ist – also gerade dann, wenn es dabei ist, in der Schule Fuß zu fassen.

Bei Mädchen kommt es dann im Durchschnitt zwischen neun und elf Jahren zu einer beträchtlichen Steigerung der Östrogenbildung in den Eierstöcken, während bei Jungen etwas später – meist zwischen zwölf und vierzehn – in den Hoden vermehrt die Androgene, die männlichen Geschlechtshormone, gebildet werden. Vor allem Mädchen erleben in der Zeit vor dem Eintritt ihrer ersten Regelblutung (der Menarche) den Höhepunkt ihres Wachstums, während bei Jungen dieser erst nach dem Auftreten der sekundären Geschlechtsmerkmale (Bartwuchs, Achsel- und Schambehaarung, Stimmbruch) erreicht ist. Genau genommen sind also – besonders bei Mädchen – die Grundschuljahre schon der Beginn des Endspurts in die Pubertät.

Sexualität noch kein Thema?

Lange nahm man an, Sexualität sei gerade zwischen sechs und zehn Jahren „kein Thema“. Man sprach von einer Latenzperiode, das heißt, einer Phase, in der sexuelle Impulse und Interessen „verborgen“ sind. Diese Annahme ließ sich nur in einer Zeit allgemein verbreiteter sexueller Tabus halten. Denn sehr wohl zeigen Kinder auch in diesem Alter Neugier, Interessen und Aktivitäten, die unschwer als „sexuell“ erkannt werden können.

Die Art und Weise, wie Jungen und Mädchen im Grundschulalter mit dem Thema Sexualität umgehen, unterscheidet sich jedoch deutlich von dem Umgang, wie er auf der einen Seite für Vorschulkinder, auf der anderen Seite für Teenager typisch ist. Das Besondere ist das Akzeptieren von sexuellen Tabus und recht häufig ein ausgeprägtes Schamempfinden. Gerade in den Grundschuljahren sind Jungen wie Mädchen ausgesprochen „gschamig“. Sich nackt oder auch nur in Unterwäsche zu zeigen, ist für die meisten schrecklich peinlich. Vor allem im Sport- oder Schwimmunterricht gestaltet sich das Umziehen deshalb oft sehr kompliziert. Auch Gespräche über „Sex“ im Beisein eines Erwachsenen sind „peinlich“, was dann zum Beispiel zum allseits bekannten Gekichere im Sexualkundeunterricht führt.

Einem sexuellen Tabu gehorchen jetzt oft auch die Kontakte zwischen Jungen und Mädchen. Einfach nur unkompliziert freundlich gegenüber einem Vertreter des anderen Geschlechts zu sein, ist in manchen Klassen und Gruppen fast unmöglich und zieht häufig endlose Neckereien der anderen Kinder nach sich. Gleichzeitig sind jetzt schon länger dauernde Freundschaften zwischen Jungen und Mädchen möglich, in denen auch Zärtlichkeit eine erste wichtige Rolle spielen kann.

Sexuelle Erziehung – Erziehung zur Sexualität

Wie für jedes Alter gilt natürlich auch für Kinder zwischen fünf und zwölf Jahren: Die beste Aufklärung ist dann falsch, wenn sie am Interesse des Kindes vorbeigeht. Allgemein gilt für dieses Alter: Kinder wollen Fakten. Erst später, wenn sexuelle Aktivität zu ihrem Leben gehört, wird es für sie wichtig, über ihre Gefühle und die emotionalen Seiten der Sexualität sprechen zu können. Gleichzeitig werden Eltern feststellen, dass die meisten Kinder auch mit Fakten oft Seltsames „anrichten“. Sechsjährige, die vielleicht noch nicht sicher Ursache und Wirkung denken können, sind, auch wenn sie sehr gut wissen, dass Ei und Samen zusammen ein Baby ergeben, außerstande, dies zu begreifen, und machen auch jetzt noch erstaunliche Geschichten aus Empfängnis und Geburt. Das heißt, obwohl heute alle Kinder alles zu wissen scheinen, herrscht oft ein heilloses Durcheinander in ihren Köpfen, und Eltern können davon ausgehen, dass es ihre wichtigste Aufklärungsarbeit ist, all die Verwirrungen zu entwirren, die durch gleichaltrige und ältere Freunde, Fernsehen, Zeitschriften, Musik und Musikvideos und deren individuelle Verarbeitung durch ihr Kind entstanden sind. Erst allmählich können Kinder verstehen, dass ein Baby sich tatsächlich aus den Genen beider Eltern entwickelt hat, dass der Geschlechtsverkehr die Voraussetzung ist und dass dies alles auch irgendwann einmal mit ihrem eigenen Körper und ihrer sexuellen Entwicklung in Verbindung stehen wird.

Mit neun, zehn Jahren sollten Kinder – Jungen und Mädchen – dann spätestens auch über die kommenden Veränderungen in und an ihrem Körper, über Menstruation, Erektion, Samenerguss Bescheid wissen, auch wenn jetzt noch viele dies für sich überhaupt nicht in Betracht zu ziehen in der Lage sind. Aufklärung heißt aber auch jetzt nicht eine „Unterrichtsstunde“, in der alles abgeklärt und abgehakt wird, sondern das Gespräch immer dann, wenn sich die Gelegenheit dazu bietet.

Durchaus hilfreich sind Aufklärungsbücher und Broschüren, weil eben Kinder in diesem Alter oft so peinlich berührt reagieren, wenn Mutter oder Vater irgendein Thema anschneiden, das mit Sexualität, und sei es auch nur ganz entfernt, zu tun hat. Diese Bücher und Hefte, die Sie selbst gelesen und für gut befunden haben sollten, stellen Sie am besten einfach zur Verfügung. Ihr Kind wird dann in ihnen blättern oder sie verschlingen, wenn ihm danach ist. Es behält auf diese Weise gerade in dem Bereich, in dem das Gefühl sowohl der Intimität als auch der Autonomie so wichtig ist, die Führung und kann von seiner Seite das Gespräch mit Ihnen suchen, wenn es dies wünscht.

TIPPS

Hilfreiche Broschüren

- Die Bundeszentrale für gesundheitliche Aufklärung (BzgA) hat unter dem Titel **Dem Leben auf der Spur** ein Paket mit drei kostenlosen Broschüren herausgegeben, die vor allem für Kinder zwischen acht und zwölf Jahren gedacht sind. Sie sollen helfen, Kinder auf die Pubertät vorzubereiten und ihre wichtigsten Fragen zu beantworten.

Bestelladresse:
Bundeszentrale für gesundheitliche Aufklärung
511101 Köln
Fax 02 21/8 99 22 57
E-Mail order@bzga.de

Die heimlichen Aufklärer

Gehen Sie einmal mit offenen Augen und Ohren durch die Stadt: Sex ist Thema Nummer eins. Kaum eine Zeitschrift beim Zeitschriftenhändler (der auch die Süßigkeiten verkauft), kaum ein Werbeplakat, an dem Ihr Kind auf seinem Schulweg vorbeikommt, kaum einer der beliebten Musiksender, die überall zu hören sind, kommt ohne aus. Spätestens also wenn Ihr Kind lesen gelernt hat und beginnt, allein draußen „herumzustreunen“ und damit so-

Missbrauch vorbeugen!

Ein wichtiger Aspekt sexueller Erziehung ist der, dass Kinder sich als Herr/Frau ihres Körpers fühlen dürfen. Hoffentlich hat Ihr Kind diese Sicherheit schon aus den vorigen Jahren mit ins Schulalter bringen können. Jetzt, wo es immer mobiler wird, wo Sie immer mehr loslassen müssen, Sie also immer weniger schützen können, kommt es noch einmal darauf an, auch in diesem Sinne aufzuklären. Es geht nicht darum, Ihrem Kind Angst zu machen. Es geht auch nicht um Details. Wichtig ist, dass jedes Kind weiß:

- Mein Körper gehört mir. Ich bestimme, wer mich anfasst und wer nicht!
- Zärtlichkeit ist etwas Schönes. Ich kann selbst entscheiden, mit wem und wann ich zärtlich sein möchte.
- Es gibt gute und schlechte Gefühle. Wenn mir etwas, was ein anderer mit mir macht, unangenehm ist und Angst macht, darf ich mich wehren.
- Niemand hat das Recht, mir mit Drohungen, Gemeinheiten und Erpressungen Angst zu machen.
- Wenn mir ein „Geheimnis" Angst macht oder mich bedrückt, darf ich es weitererzählen. Das ist kein Petzen!

wohl räumlich als auch „geistig" den Horizont der Familie verlässt, ist es unzähligen sexuellen Reizen und Informationen ausgesetzt. Ein Kind vor einem möglicherweise schädlichen Einfluss solcher „Sexualität" zu bewahren ist also unmöglich, auch wenn Sie zu Hause ungeeignete Zeitschriften, Sendungen, Bücher oder Videofilme unter Verschluss halten.

Umso wichtiger ist es, dass Sie dieser Realität nicht dadurch entgegenzusteuern versuchen, indem Sie das Thema Sexualität ausblenden. Um Ihre Werte und Vorstellungen, die Ihnen im Zusammenhang mit Sexualität etwas bedeuten, weitergeben zu können, ist es am besten, das Gespräch zu suchen. Unterhalten Sie sich auch mit Ihrem Kind ohne Vorverurteilungen und Tabus über das was es sieht und hört und darüber was es dazu denkt. Nur wenn es offen aussprechen kann, was ihm angesichts der Sexflut durch den Kopf geht, können Sie korrigieren, wo es notwendig ist. Schauen Sie mit ihm Sendungen und Fotos in Zeitschriften an, an denen es möglicherweise nicht vorbeikommt. Machen Sie ihm klar, dass es Alternativen zu der dort gelebten oder besser: der dort als Realität vorgespiegelten Sexualität gibt!

Vorausschau – die Entwicklung zum Jugendlichen

Als eigentliche Pubertät bezeichnet man die Entwicklungsphase, die mit dem ersten Auftreten sichtbarer Pubertätsmerkmale, meist der Scham- und Achselbehaarung, beginnt und etwa fünf Jahre später mit der Ausbildung der vollen Geschlechtsreife endet. Gerade bei der Pubertätsentwicklung erleben Jugendliche in Bezug auf den Zeitraum große individuelle Unterschiede (in

Europa liegt der Beginn der Pubertät für Mädchen zwischen acht und vierzehn, für Jungen zwischen neun und fünfzehn Jahren), es herrscht aber eine strikte Gesetzmäßigkeit, was den Ablauf im Einzelnen betrifft.

Die körperliche Entwicklung in der Pubertät

Mädchen

10 bis 11 Jahre	11 bis 12/13 Jahre	13 bis 14 Jahre	15 Jahre	Ab 16 Jahre
• Beginn des beschleunigten Wachstums (zuerst wachsen Füße und Hände) • Erste Veränderungen der Brustwarze • Erste feine und glatte Schamhaare beginnen zu wachsen	• Alter des schnellsten Wachstums • Brustknospe wölbt sich vor, Brustwarzenhof vergrößert sich und wird dunkler • Schweißdrüsen entwickeln sich • Wachstum der primären Geschlechtsorgane • Schamhaar beginnt sich zu kräuseln	• Wachstumsgeschwindigkeit lässt nach • Erste Regel (danach wachsen Mädchen noch etwa 7 bis 8 Zentimeter) • Becken und Hüften werden breiter • Erstes feines Achselhaar	• Die Brust wächst • Becken wird breiter, die Hüften runden sich • Der Zyklus wird regelmäßiger, der erste Eisprung findet normalerweise ein Jahr nach der ersten Regelblutung statt	• Die volle Fortpflanzungsfähigkeit ist erreicht • Scham- und Achselhaar entspricht dem erwachsener Frauen

Jungen

Ab 12 Jahre	13 bis 14 Jahre	13 bis 15/16 Jahre	Ab 16 Jahre
• Wachstum von Hoden und Hodensack, Hodensack wird dunkler • Erste feine Schambehaarung am Penisansatz	• Beginn des Wachstumsschubs • Der Penis beginnt (zuerst nur in der Länge) zu wachsen • Das Schamhaar beginnt sich zu kräuseln	• Erste Ejakulation einige Monate bis zu einem Jahr nach dem Wachstum des Penis • Erste Körper- und Gesichtsbehaarung • Schweißdrüsen entwickeln sich • Der Kehlkopf beginnt zu wachsen • Die Stimme wird tiefer	• Ende des Wachstumsschubs (Jungen wachsen oft noch bis ins dritte Lebensjahrzehnt) • Erste reife Samenzellen • Die Behaarung des Körpers breitet sich aus (hält an bis ins Erwachsenenalter)

Bin ich richtig?

Alle Kinder und Jugendlichen haben einen in Bezug auf ihre Entwicklung recht strengen Begriff von „Normalität“: Jedes Mädchen hat ein inneres Modell über das „richtige“ Alter, in dem sich zum Beispiel die Brust entwickelt oder es zum ersten Mal seine Tage bekommt. Und auch jeder Junge misst sich an seinem inneren Bild darüber, wann es „normal“ ist, eine tiefe Stimme oder einen Bart zu bekommen.

In Europa und Amerika – so haben Befragungen ergeben – halten die meisten Kinder und Jugendlichen die Entwicklung der sichtbaren Geschlechtsmerkmale (Brustentwicklung, Bartwuchs) in der Zeit zwischen zwölf und vierzehn Jahren für normal und messen sich daran. „Frühe“ Jungen und der Durchschnitt der Mädchen halten sich also für richtig und werden von Gleichaltrigen für „richtig“ gehalten. Unter psychologischem Aspekt bedeutet dies, dass diejenigen, die gemessen an ihrem eigenen Modell von Normalität zu früh oder zu spät sind, oft ein geringeres Selbstwertgefühl zeigen und manchmal auch unter Freunden oder Freundinnen weniger gelten. Auch Mädchen, die „zu früh“ sind, also schon in der dritten, vierten Klasse die ersten Anzeichen eines Busens oder „ihre Tage“ bekommen, leiden oft sehr darunter, da sie ihrem eigenen Bild von richtig und normal nicht entsprechen. Das heißt: Unterstützung der Eltern und oft auch Trost brauchen vor allem „frühe Mädchen“ und „späte Jungen“. Behandeln Sie sie nie nur aufgrund ihrer körperlichen Entwicklung als älter beziehungsweise jünger als sie tatsächlich sind.

Sexuelle Entwicklung und die Stimmung

Manche Eltern bemerken schon recht früh – bei Mädchen manchmal vielleicht schon, wenn diese gerade acht, neun Jahre geworden sind – die ersten Anzeichen der einsetzenden hormonellen Veränderungen an einem veränderten Verhalten. Viele Mädchen zeigen eine verstärkte Kränkbarkeit, sind einerseits abweisend, andererseits besonders anlehnungsbedürftig und vor allem oft völlig unvorhersehbar in ihren Reaktionen auf alltägliche, längst gewohnte Ereignisse. „Hormone“ sind eine neue Erfahrung, die es zu verarbeiten gilt. Für Eltern heißt das: Seien Sie geduldig! Ihr Kind kommt mit seinem neuen komplizierten Verhalten genauso wenig zurecht wie Sie.

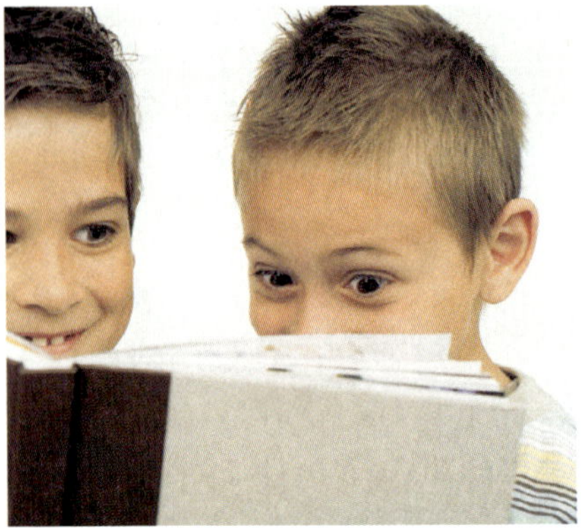

Denken, Lernen und Verstehen

Die Entwicklung des Gehirns

Das Gehirn ist wie jedes andere Organ einem Reifungs- und Entwicklungsprozess unterworfen. Dabei wächst es nicht nur und wird schwerer. Es verändert auch seine Form und seine Struktur.

Beginnen wir mit der Form. Wie man inzwischen weiß, wird diese im Laufe der Entwicklung vom Fötus über die Kindheit immer runzliger, wulstiger und faltiger, wodurch die Oberfläche wächst, bis sie etwa mit Anfang zwanzig ihre normales Erwachsenenaussehen erreicht hat. Diese „Gyrifikation", Verwulstung, ist wichtig. Denn die immer größer werdende Oberfläche des Großhirns, die Großhirnrinde, ist der Sitz unserer „kleinen grauen Zellen", der Nervenzellen oder Neuronen, die schon in der Zeit vor der Geburt ausgebildet werden.

Ein Neugeborenes hat etwa 100 Milliarden davon, also etwa die Anzahl, die auch ein erwachsenes Gehirn enthält. Im Unterschied zum Gehirn eines Erwachsenen funktioniert die Kommunikation zwischen den Neuronen eines Neugeborenen jedoch noch ausgesprochen schlecht. Der Grund: die noch mangelhaft ausgebildete Vernetzung zwischen den einzelnen Nervenzellen. Diese Vernetzung geschieht über lange „Kabel", Axone, die den einzelnen Nervenzellen erlauben, über relativ lange Distanzen miteinander zu „sprechen", und über Kommunikationspunkte, die Synapsen, die es ermöglichen, dass sich viele Zellen gleichzeitig miteinander verständigen. Die Entwicklung immer neuer Synapsen und mit diesen die Bildung verschiedenster Botenstoffe, macht das Gehirn im Lauf der Kindheit zu einem kompakten, leistungsfähigen „Computer", der es erlaubt, im Millisekundentakt Milliarden von Informationseinheiten zu verarbeiten.

Dabei kommt es gerade in den ersten Lebensjahren zu einer immensen Überproduktion von Nervenzellen und Synapsen. Ein dreijähriges Kind hat zum Beispiel doppelt so viele davon (200 Billionen) wie ein Erwachsener. Diese Überproduktion von Synapsen in den ersten Lebensjahren ermöglicht das schnelle Lernen ganz unterschiedlicher Verhaltensweisen, Lebensformen und Sprachen. Während der weiteren Gehirnreifung in der Entwicklung eines Kindes werden Synapsen, die nicht gebraucht werden, durch den „programmierten Zelltod“ eliminiert. Andere Verbindungen dagegen werden verstärkt und erweitert. Es entstehen sogar neue Nervenzellen. Dadurch verändern sich ganze Bereiche der Großhirnrinde und damit deren Struktur.

Damit zeigt sich eine Besonderheit des menschlichen „Computers“: Seine Flexibilität (Neuroplastizität). Man weiß heute, dass ständig neue Verbindungen zwischen den Nervenzellen geknüpft werden, dass Nervenzellen neu entstehen können, dass sich die Großhirnrinde beständig verändert – und dies alles in Abhängigkeit von äußeren Einflüssen, Reizen. Das heißt: Das Gehirn verändert sich durch die Erfahrungen, die der Mensch macht, durch Lernen und Üben. Kinder, die lesen und schreiben lernen, verändern ihr Gehirn, Kinder, die eifrig auf dem Tennisplatz trainieren, verändern ihr Gehirn und Kinder, die regelmäßig Geige, Flöte oder Klavier üben, verändern ihr Gehirn. Genauer: Die Areale, die geübt werden, wachsen. Denn häufige Eingangssignale nehmen einen größeren Raum ein als seltene.

Wer Geige übt, vergrößert zum Beispiel das Gehirnareal, das die Finger der linken Hand repräsentiert. Er vergrößert auch die akustische Landkarte insgesamt und speziell die für Geigentöne. Wer lesen lernen will, muss davor schon sehr viel „Platz im Hirn“ für die auf die Lautsprache bezogene Wahrnehmung geschaffen haben, und zwar durch das Hören selbst, das genaue Hören, das Unterscheiden von Lauten, das Reimen und Rhythmisieren.
In der Schule dann kommt es darauf an, lesen zu üben, das heißt, dem Gehirn immer wieder die Eingangssignale zu verschaffen, die alle verschiedenen fürs Lesen wichtigen Areale vergrößern

Wie Lernstrukturen im Gehirn entstehen

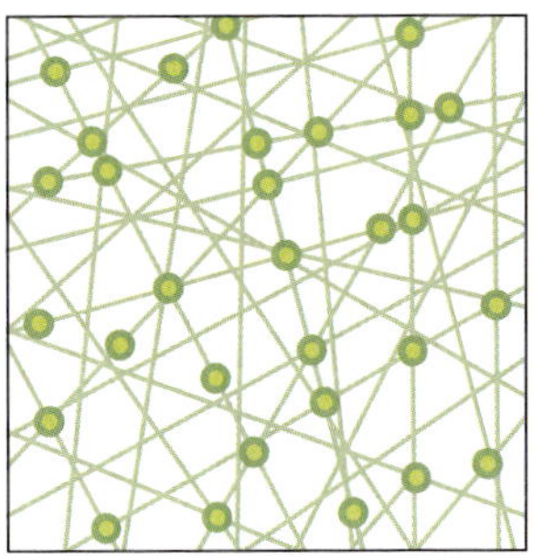

Ein ungeordnetes Netzwerk von Nervenzellen beim Neugeborenen.

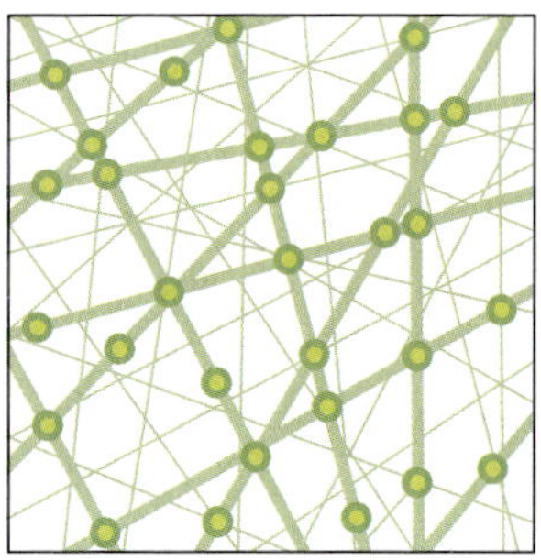

Es strukturiert sich unter dem Einfluss von Wahrnehmung und Aktivität.

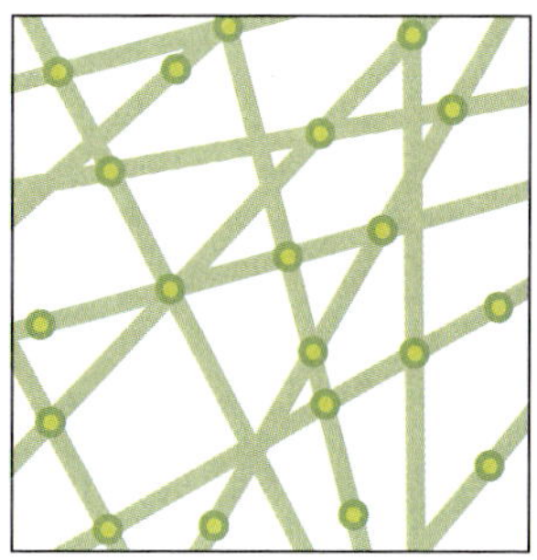

Ausgeprägte Lernstrukturen beim Erwachsenen.

(→ Seite 146). Nur wer die dafür zuständigen Hirnareale trainiert, wird Lesekönig!

Dieser Prozess gilt natürlich nicht nur für die Kindheit. Aber gerade das Grundschulalter ist die Zeit des Lernens, Übens, Trainings. Und gerade jetzt ist es wichtig, die richtigen Anregungen für die Aktivität des Gehirns auszuwählen, damit das Gehirn gut trainiert wird.

Die Entwicklung des Denk- und Wahrnehmungsvermögens

Dass Schulkinder auch besser und schneller denken können und denken können müssen als Kinder, die noch den Kindergarten besuchen, ist wohl eine Binsenweisheit. Dieses „Besser-denken-Können" kommt jedoch nicht einfach mit der Einschulung, sondern ist Teil einer langen Entwicklung des Denk- und Wahrnehmungsvermögens, also der kognitiven Entwicklung, die mit der Geburt anfängt und eigentlich nie aufhört.

Aufmerksamkeit und Gedächtnis

Beginnen wir mit der Aufmerksamkeit. Als Suchscheinwerfer des Gehirns umfasst sie erstens die Fähigkeit, die Wahrnehmung gezielt auf einen Gegenstand zu richten, und zweitens Wichtiges von Unwichtigem zu unterscheiden und sich auf das als wichtig Erkannte zu konzentrieren. Sowohl die erste, die fokussierte Aufmerksamkeit als auch die zweite, die selektive Aufmerksamkeit sind im Vorschulalter noch recht eingeschränkt vorhanden, verbessern sich jedoch schnell in den ersten Schuljahren.

Schulkinder zeigen sich immer besser in der Lage, ihre Aufmerksamkeit gezielt auf etwas zu richten, sie den Erfordernissen der Situation und des Gegenstands anzupassen, sich nicht ablenken zu lassen, sondern bei dem zu bleiben, was als wesentlich erkannt wurde. Nach und nach lernen Kinder auch, in ihrer Aufmerksamkeit von einem Gegenstand zum anderen zu wechseln, ohne den roten Faden zu verlieren, sie lernen also, sich mit verschiedenen Aufgaben im Wechsel auseinander setzen zu können. Sie entwickeln die Fähigkeit der „geteilten Aufmerksamkeit".

Eine zweite wichtige Komponente des Denkens ist das Gedächtnis, das heißt, die Fähigkeit, sich etwas zu merken und sich daran zu erinnern oder – wie man es heute formuliert: Informationen abrufbar zu speichern. Dieses Speichern geschieht in mehreren

Schritten. Unzählige Informationen, Eindrücke werden zu allererst im so genannten Ultrakurzzeitgedächtnis Bruchteile von Sekunden abgelegt, bevor über eine Speicherung im Kurzzeitgedächtnis, das nur eine sehr geringe Anzahl von Einzelinformationen etwa 10 bis 20 Sekunden behalten kann, entschieden wird. Erst nach der Abspeicherung im Langzeitgedächtnis bleiben Informationen tatsächlich länger abrufbar.

Vor allem das Kurzzeitgedächtnis, also gewissermaßen der Arbeitsspeicher, verbessert sich gerade im Alter zwischen sechs und zehn Jahren. Während ein Kind beispielsweise mit drei Jahren etwa drei, mit fünf Jahren etwa vier bis fünf Ziffern, die man ihm einmal genannt hat, im Kurzzeitgedächtnis speichern kann, bereitet ihm dies für sechs, sieben Zahlen keine Schwierigkeiten mehr, wenn es elf geworden ist. Erwachsenen gelingt dieses Kurzspeichern ebenfalls nur für etwa sieben (+/– 2) Informationen.

Reifung, Wissen, Strategie

Da man weiß, dass die Speicherkapazität des Gehirns letztlich konstant bleibt, hat man die Verbesserung aus verschiedenen Perspektiven zu erklären versucht. Hirnforscher betonen die neurobiologischen Veränderungen, zu der auch die oben beschriebenen Strukturveränderungen des Gehirns, vor allem der Gehirnregionen, die heute als „Sitz des Gedächtnisses" angenommen werden, gehören. Es sind dies vor allem der Hippocampus („Seepferdchen") und die Amygdala („Mandelkern"), zwei entwicklungsgeschichtlich sehr alte Hirnregionen. Denn diese erhöhen die Verarbeitungsgeschwindigkeit von Informationen. Die geringe Kapazität des Arbeitsspeichers wird auf diese Weise sehr viel effektiver genutzt.

Dabei darf nicht vergessen werden: Lernen ist kein formaler Speichervorgang und das Gehirn ist weitaus mehr als die Festplatte eines Computers. Lernen ist immer auch verbunden mit emotionalen Qualitäten. Verkürzt könnte man sagen: Während der Hippocampus wichtig ist für die Speicherfunktion des Lernens und den Abruf von Gedächtnisinhalten, regelt die Amygdala gewissermaßen die Einordnung von Gedächtnisinhalten nach ihrer gefühlhaften Qualität.

Dabei werden emotional positiv besetzte Inhalte sehr viel effektiver gespeichert als solche, die eher Stress (→ Seite 160) bedeuten und damit, anstatt gespeichert zu werden, Flucht oder Angriff auslösen.

Wo „sitzt" das Gedächtnis?

Wenn man heute auch vor allem vom Hippocampus und der Amygdala als dem „Sitz" des Gedächtnisses spricht, so darf doch eines nicht unterschätzt werden: das Gedächtnis nur auf zwei Hirnregionen zu beschränken, verkürzt die Wirklichkeit. Lernen und seine Voraussetzungen, das Gedächtnis, sind hochkomplexe Vorgänge, die das gesamte Gehirn mit seinen neuronalen Netzwerken erfordern. Die Neurowissenschaften stehen erst am Anfang der Einsicht in seine komplizierten Funktionszusammenhänge. Bisher können die Fragen nach dem „Wo" (also nach der Lokalisation von Gedächtnis- und Lerninhalten im Gehirn oder in bestimmten Teilen des Gehirns) noch nicht erschöpfend beantwortet werden.

Psychologen haben weitere Gründe für die Verbesserung des Gedächtnisses im Grundschulalter gefunden. Als besonders wichtig für immer bessere Gedächtnisleistungen nennen sie das größere „Vorwissen", welches Kindern (und nicht nur Kindern) erlaubt, Neues mit bereits Bekanntem in Verbindung zu setzen und so Verknüpfungen herzustellen. Dies beschleunigt das Speichern, und ermöglicht es darüber hinaus, das Abspeichern im Langzeitgedächtnis sehr viel effektiver zu gestalten.

Wie wichtig die Anhäufung von Wissen, also Lernen, für eine immer effizientere Nutzung des Gedächtnisses ist, haben viele Untersuchungen gezeigt. Zum Beispiel zeigten sich „Experten", also Versuchspersonen (Kinder und Erwachsene) mit sehr viel Wissen in einem Gebiet, solchen, die weniger wussten, sowohl in der Gedächtnis- als auch in der Verarbeitungsleistung immer überlegen. Kinder, die sich in einem Gebiet gut auskannten, waren dann sogar in der Lage, erwachsene „Novizen" (Anfänger), die in diesem Gebiet keine Vorkenntnisse hatten, zu schlagen, da ihr Vorwissen zu einer enormen Leistungssteigerung des Kurzzeitgedächtnisses beitrug, dessen Aufgabe es ja ist, eintreffende Informationen sinnvoll zu ordnen.

Neben der Bedeutung des Wissens, das in der Schule täglich größer wird, betonen Psychologen einen zweiten Aspekt: In der Schulzeit wird aus dem unwillkürlichen (spontanen) Einprägen ein bewusstes Lernen und damit eine bewusste Vergrößerung der Gedächtnisinhalte. Jetzt wird jedem Kind klar, dass es sich bestimmte Dinge und Gegebenheiten einprägen muss, um andere Dinge tun zu können. (Es muss zum Beispiel Buchstaben lernen, um lesen zu können.) Das Gedächtnis wird planvoll geschult.

Zunehmend sind Kinder auch in der Lage, bestimmte Techniken, sich etwas zu „merken", also Gedächtnisstrategien zu entwickeln und einzusetzen. Diese dienen vor allem dazu, die Weiterleitung vom Kurz- ins Langzeitgedächtnis zu erleichtern. Besonders gut fährt dabei, wer sich darüber Gedanken machen kann, wie er sich am besten etwas merkt und wie sein Gedächtnis am besten funktioniert. Ein solches Metagedächtnis, also ein verfügbares Wissen über das Gedächtnis und darüber, wie es am besten funktioniert, entwickeln Kinder im Lauf der Grundschulzeit unter anderem durch Unterrichtshilfen (→ Seite 124), die dazu

Strategien, die Kinder erst lernen müssen

Ein Standardbeispiel für die Arbeit des Kurzzeitgedächtnisses ist das Nachschlagen einer Telefonnummer, die man – kaum hat man gewählt – schon wieder vergessen hat – es sei denn, man hat sein Vorwissen eingesetzt und eine geschickte Eselsbrücke gefunden,

- zum Beispiel die Übereinstimmung mit einem Datum, das einem etwas sagt: am 7. 3. 62 hat meine Mutter Geburtstag
- oder durch den Trick des Zusammenziehens die Größe der Datenmenge verringert, also: 0171736 2453 wird zu „Nulleinssiebeneins" (das weiß man, das ist immer das Netz) dreiundsiebzig, zweiundsechzig, fünfundvierzig, drei, was eine Datenmenge von nur 5 Einheiten anstatt 11 ergibt,
- oder durch häufiges Wiederholen in einem ganz bestimmten Rhythmus, beziehungsweise Singsang den „Gehörkanal" dazugeschaltet, was das Behalten erleichtert.

Wo hast du nur deinen Kopf?!

Jede Mutter, jeder Vater kennt es: Seit Wochen nun gilt der neue Stundenplan und immer noch muss ihr Kind erinnert werden: „Hast du nicht heute Sport? Vergiss deine Turnschuhe nicht!“ Oder: „Denk an dein Pausenbrot!“ Oder: „Heute hast du Musik und du hast schon wieder den Ordner nicht eingepackt, von den Hausaufgaben ganz zu schweigen ...“

Wenn auch viele Eltern sich über die Schusseligkeit oder Gedankenlosigkeit – wo hast du nur deinen Kopf?! – ärgern: Erwarten Sie nicht, dass Ihr Erst- oder Zweitklässler schon auf ein vorausplanendes Gedächtnis zurückgreifen kann und zuverlässig jeden Donnerstag daran denkt, sein Schwimmzeug einzupacken, weil es an diesem Tag immer sofort nach dem Hort in den Schwimmverein geht. Machen Sie sich einfach klar, dass Sie immer, immer wieder erinnern müssen, dass Sie gemeinsam mit Ihrem Kind Gedächtnisstrategien und „Eselsbrücken“ entwickeln müssen (am Abend Stundenplan anschauen und Turnbeutel sichtbar an die Tür hängen, beim morgendlichen Zähneputzen den anstehenden Tag im Kopf durchgehen, die Hausaufgaben notieren und nach Erledigung abhaken, **M**ontag ist **M**usik, ...).

Erst das neunte, zehnte Lebensjahr markiert in dieser Hinsicht eine Wende. Ihr Kind kann, wenn ihm immer wieder Hilfen zu seiner Strategiebildung geboten wurden, erfolgreich seine eigenen ihm gemäßen Gedächtnisstrategien einsetzen, wenn Sie ihm nach und nach die Verantwortung für seine Sachen inklusive dem Risiko, einmal barfuß oder in Strumpfhosen mitturnen zu müssen, übertragen haben.

dienen Ihnen zu zeigen, wie man am besten lernt, Sie lernen jetzt auch, sich über die individuellen Besonderheiten ihres Gedächtnisses Gedanken zu machen.

Nicht jedes Kind behält jedoch alles gleich gut immer besser im Gedächtnis. Dabei gibt es große Unterschiede. Gedächtnis darf nämlich nicht als eine einheitliche, allgemeine Größe verstanden werden. Die Gedächtnisleistung eines Kindes kann sich für einzelne Inhalte durchaus unterscheiden. Ein Kind kann sich zum Beispiel an Bilder erinnern, während es bei Wortlisten durchaus Schwierigkeiten haben kann. Unterschiede zwischen einzelnen Kindern zeigen sich auch darin, welche Gedächtnisleistung ihnen mehr liegt, die des Wiedererkennens (zum Beispiel Gesichter, Muster, Wörter wiedererkennen), des Reproduzierens (zum Beispiel Auswendiglernen) oder des Rekonstruierens (einen Weg wiederfinden).

Außerdem weiß man heute, dass jedes Kind, jede Person eine Vielzahl von „Gedächtnissen“ hat, die unterschiedlich effektiv arbeiten. Alle Kinder jedoch profitieren davon, dass sie ihre persönlichen Gedächtnisstrategien immer besser einsetzen können und dass sie sich täglich, ja stündlich neues Vorwissen erwerben, das ihnen immer mehr Anknüpfungspunkte und dadurch neue Möglichkeiten zur Strategienbildung liefert.

Schulkinder denken anders

Schulkinder denken nicht nur besser. Sie denken auch anders als Kinder im Kindergarten. „Wie anders" machen sich die wenigsten Eltern klar, und doch sind die Unterschiede zwischen den Denkmöglichkeiten eines Kindergartenkindes und denen eines Schulkindes so groß, dass Entwicklungspsychologen von einem ganz neuen „Denkalter" sprechen. Die bis heute einflussreichste Bezeichnung dieses für Schulkinder typischen Denkens stammt von dem Schweizer Entwicklungspsychologen Jean Piaget.

Piaget und das neue Denken

Der Schweizer Jugendpsychologe Jean Piaget (1896–1980) hat sich durch seine Forschungen zum Thema der kognitiven Entwicklung vom Säuglings- bis ins Erwachsenenalter einen Namen gemacht. Seine Theorie: Wie in allen Bereichen der menschlichen Entwicklung gibt es auch im Bereich des Denkens bestimmte Phasen, in denen der Mensch für diese Phase typische gedankliche (kognitive) Fähigkeiten zur Verfügung hat. Diese Entwicklung – so Piaget – verläuft nicht kontinuierlich, sondern in „Sprüngen" zur jeweils nächsthöheren Stufe. Jede Stufe lässt sich einem bestimmten Lebensabschnitt zuordnen und ist von der vorhergehenden abgrenzbar.

Neuere Forschungen haben ergeben, dass die Wirklichkeit komplizierter ist, als Piagets Theorie in ihren Anfängen vermuten ließ: Kritiker betonten, dass auch bei der Entwicklung des Denkens vom Kleinkind zum Schulkind nicht von einem „radikalen Sprung" von einer Denkform zur anderen gesprochen werden kann. Zudem haben inzwischen immer mehr Untersuchungen gezeigt, dass Piaget die Denkfähigkeit von Kindern häufig unterschätzte. Eine veränderte Aufgabenstellung und ein paar kleine Denkanstöße ließ sie, wenn man genau nachfragte, mehr begreifen als bisher angenommen.

Dennoch: Piaget hat die entscheidenden Grundlagen für das Verständnis der kognitiven Entwicklung des Menschen geliefert. Unbestritten blieb auch seine Erkenntnis, dass Schulkinder andere Denkmöglichkeiten zur Verfügung haben als Kinder im Kindergartenalter, und dass diese gewissermaßen die Voraussetzung für schulisches Lernen und Begreifen sind.

Neue „Denkoperationen"

Piaget spricht von Denkoperationen und meint damit die Fähigkeit, mit Gedanken nach bestimmten Gesetzmäßigkeiten umgehen zu können.

Beginnen wir mit seinem bekanntesten Experiment, an dem sich eine ganze Reihe neuer Denkmöglichkeiten demonstrieren lassen. Piaget zeigte Kindern zwei gleich große Gläser mit derselben Wassermenge. Als er dann die Menge des einen Glases in ein anderes schmales hohes Glas goss und Kinder verschiedenen Alters danach fragte, in welchem der beiden Gläser sich denn nun mehr Wasser befände, zeigten sich kleinere Kinder überzeugt: Im hohen Glas ist mehr drin. Schulkinder dagegen begriffen, dass sich die Menge der Flüssigkeit trotz des äußeren Anscheins nicht verändert hatte. Sie wussten auch – dies ein anderes Experiment –, dass sich eine bestimmte Menge von Bonbons nicht etwa dadurch verändert, dass man sie in Reih und Glied aufreiht, auf dem Tisch verteilt oder zu einem kleinen Berg aufhäuft.

Schulkinder – dies das Ergebnis dieser und vieler anderer Experimente – wissen also: Die Menge einer Substanz ändert sich nicht, wenn man nichts hinzufügt und nichts wegnimmt. Sie haben das „Gesetz von der Erhaltung der Substanz" begriffen und sie werden im Lauf der nächsten Jahre immer sicherer dabei. Denn es ist sehr viel schwieriger, dieses Gesetz zu begreifen, wenn es sich um Mengen handelt, die nicht zählbar sind, etwa wie im obigen Beispiel um Wasser oder um Sand oder Knete. Ein siebenjähriges Kind versteht zwar, dass keine Knete verloren geht, wenn sie von einer Kugel in eine Schlange verwandelt wird, es hat jedoch Schwierigkeiten zu begreifen, dass beide auch nach der Verformung noch dasselbe Gewicht haben wie zuvor. Das Gesetz von der Erhaltung der Substanz auf das Gewicht von sich aus anzuwenden, gelingt erst Neun- bis Zehnjährigen. Noch länger dauert dies für das Volumen. Nach Piaget gelingt dies Kindern erst mit elf, zwölf Jahren.

Aber schon der erste Schritt ist entscheidend. Denn wer einmal begriffen hat, dass eine Menge weder durch Teilen mehr wird (obwohl nun ja zwei Stücke vorhanden sind) noch dadurch, dass sie wie das Wasser im anderen Beispiel eine andere Form angenommen hat, hat offenbar von dem, was er unmittelbar sieht, abgesehen und geschlussfolgert: Man hat nichts weg- und nichts dazugeschüttet, nichts weggenommen und nichts dazugelegt, also muss es noch dieselbe Menge sein, auch wenn es anders aussieht. Kinder, die dazu in der Lage sind, lassen sich nicht mehr durch den Augenschein täuschen, sondern können eine logische Begründung denken. Mit dieser Fähigkeit haben sie eine weitere wichtige Denkoperation angewendet, nämlich die der „logischen Identitätsregel".

Sie sind jetzt auch fähig zu umkehrbaren (reversiblen) Denkoperationen: „Wenn man die Flüssigkeitsmenge wieder ins alte Glas zurückgießt, ist es immer noch genauso viel." Das bedeutet: Sie können jetzt zum Beispiel begreifen, dass der Prozess, bei dem man von einer Anzahl Bonbons einige wegnimmt, umgekehrt werden kann, wenn man dieselbe Anzahl wieder dazulegt.

Sie können jetzt auch ihre Aufmerksamkeit auf mehrere Merkmale eines Objekts oder Ereignisses richten und diese unabhängig voneinander betrachten, das heißt in der Fachsprache, sie können „dezentrieren": Sie können gleichzeitig wahrnehmen, dass ein Glas zwar höher, aber dafür schmaler ist.

Und was ganz wichtig ist: Sie können jetzt aus der eigenen Erfahrung allgemeine Regeln ableiten. Aus dem einfachen Schluss: „Wenn ich einmal gesehen habe, dass Bonbons um eins weniger werden, wenn ich eines davon esse, ist es wohl immer so" können sie weiter als Regel ableiten: „Wenn ich etwas wegnehme, wird es weniger, wenn ich etwas dazugebe, wird es mehr" und haben damit die Grundlagen der Mathematik auch gedanklich zur Verfügung. Ein kleines Kind dagegen bemerkt nur zu seiner Enttäuschung, dass die Menge der Bonbons, die gerade vor ihm auf dem Tisch liegt, abnimmt, wenn es einige davon isst.

Eine weitere wichtige Errungenschaft, die Schulkinder kleineren Kindern voraus haben, ist die neue Fähigkeit, sich auf das Wesentliche zu konzentrieren, eine der Voraussetzungen, überhaupt Rechnen, Lesen und Schreiben zu lernen. Denn das Unwesentliche vom Wesentlichen zu trennen, von Nebensächlichem absehen (also „abstrahieren") zu können, ist die Grundlage jeder Begriffsbildung und jedes Symbolverständnisses. Dass das Wort ein Symbol für die Sache ist, lernt Ihr Kind mit Schulbeginn allmählich. Nun muss es noch einmal abstrahieren, um zu einem Symbolverständnis „zweiter Ordnung" zu kommen. Denn Schriftzeichen sind Symbole für Wörter, also für Symbole. Dies ist zum Beispiel beim Stoppschild nicht der Fall. Den doppelten Schritt muss es auch beherrschen, wenn es die Aufgaben im Rechenbuch verstehen will. Die Ziffern beziehungsweise Symbole bei Rechenaufgaben wie etwa 2 + 3 stehen noch einmal für die erste Abstraktionsleistung von „zwei und drei dazugezählt".

Wie wichtig dieses Abstraktionsvermögen in der Anwendung von abstrakten Mengen-, Zahl-, Raum- und Zeitbegriffen ist, die für Sie längst zur Selbstverständlichkeit geworden sind, zeigt folgendes Beispiel: Beim Zählen bunter Perlen einer Kette zählen vielleicht schon Kinder ab vier Jahren richtig und erkennen ebenso richtig, dass die rote Perle an fünfter Stelle kommt. Zieht man die Kette nun anders auf, kann diese rote Perle für ein vierjähriges Kind immer noch Nummer fünf sein. Denn es kann noch nicht von der konkreten Perle und Situation abstrahieren. Eine Aufgabe wie 2 + 3 hat deshalb für ein vierjähriges Kind überhaupt keine Bedeutung. Erst mit dem Schulalter steht Kindern diese Abstraktionsfähigkeit zur Verfügung.

Ich bin nicht der Nabel der Welt – neue Perspektiven

Und noch ein wichtiges neues Denkvermögen hat Piaget beschrieben: Es ist die Fähigkeit, von der eigenen Perspektive absehen zu können. Bis ins frühe Schulalter denken Kinder „egozentrisch", das heißt: Sie haben als einzigen Ausgangspunkt ihrer Weltbetrachtung sich selbst, können sich zum Beispiel nur schwer vorstellen, dass Gegenstände aus verschiedenen Blickwinkeln betrachtet anders aussehen, oder sich Ereignisse von einem anderen Standpunkt aus anders darstellen. Erst nach und nach – etwa im Alter von sechs Jahren – werden sich Kinder bewusst, dass die Perspektiven einzelner Menschen unterschiedlich sind. Vor allem diese Überwindung des Egozentrismus, also sich immer mehr vom Eigenerlebnis und der Eigenwahrnehmung distanzieren zu können, hat die Entwicklungspsychologie als wichtige Entwicklungsaufgabe des frühen Schulalters beschrieben. Erst dann ist es auch möglich, „relationale" Begriffe als solche zu verstehen.

Ein Beispiel: Den Begriff „heute" im Gegensatz zu „gestern" und „morgen" anzuwenden, mag Kindern schon im Vorschulalter keine Schwierigkeiten machen. Und schon Fünf-, Sechsjährige sprechen von „vorgestern" und „übermorgen". Aber zu verstehen, dass ein anderer heute von etwas erzählt, was er vorgestern für den folgenden Tag geplant hat, setzt voraus, dass man ein Verständnis für Begriffe hat, die nur in Abhängigkeit von dem jeweiligen Anwender eine Bedeutung haben. Dies ist eine Fähigkeit, die erst nach und nach erworben wird.

Ein anderes Beispiel: Kindern, die längst rechts und links unterscheiden können, macht es noch lange Schwierigkeiten, zu begreifen, dass eine Straßenseite einmal die rechte und einmal die linke sein kann, abhängig vom Blickwinkel des Betrachtenden, diese Begriffe also nur „relational", das heißt in Beziehung (Relation) zu etwas anderem, einen Sinn machen. Auch oben, unten, hinten, vorne sind solche Begriffe, die immer auch eine Beziehung einschließen.

Und wer sie richtig begreift, hat auch begriffen – auch dies ist neu – dass zu einem Unten, immer ein Oben, zu einem Links immer ein Rechts, zu einem Größer immer ein Kleiner, zu einem Sohn immer Eltern und zu einer Schwester immer ein Bruder/ eine Schwester gehört und dass beide sich gegenseitig bedingen.

Sammeln, Sortieren, Tauschen und Vergleichen

Grundschüler sind Sammler – Briefmarken, Steine, Postkarten, Kuscheltiere und vor allem Bildchen und Sticker, ... Es gibt wohl keinen Zweit-, Drittklässler, der nicht ständig seinen Sammelschatz im Schulranzen mit sich herumträgt. Dabei geht es natürlich auch darum, möglichst viele zu haben. Aber das Schönste ist eigentlich das Tauschen und Sortieren.

Sortiert und getauscht werden kann nach den unterschiedlichsten Gesichtspunkten und Klassifikationskriterien: Es gibt zum Beispiel Tiersticker, winzige Sticker, Sticker, die glänzen, und solche, die am besten gegen andere eingetauscht werden können. Jedes Mal beweist ein Kind, dass es nun gelernt hat, zu abstrahieren, zu dezentrieren, Klassen zu bilden und von einer Klassifikation zu einer anderen überzuwechseln. Dasselbe gilt beim „Quartett"-Spielen, bei dem es ständig gilt, sein Motorrad oder Auto oder Flugzeug oder – heute ganz besonders „in" – seine Yu-Gi-Oh-Monster unter den unterschiedlichsten Gesichtspunkten mit denen des Mitspielers zu vergleichen und hoffentlich das Kriterium ausgewählt zu haben, mit dem der andere zu „toppen" ist.

Yu-Gi-Oh – oder wie man Kinder pleite macht

Der Pausenhof als Tauschbörse ist natürlich nichts Neues. Was früher jedoch als ganz alterstypisches Vergnügen von Schulkindern bezeichnet werden konnte, hat sich inzwischen zu einem „Spiel" der Erwachsenen, das heißt weltweit operierender Firmen entwickelt. Das Taschengeld der Kinder ist zu einem heiß umkämpften Markt geworden. Diddl, Pokemon oder Yu-Gi-Oh: Mithalten zu können mit den anderen wird immer teurer. So boomt das Geschäft.

Zum Beispiel Yu-Gi-Oh, das Monstermodell nach japanischer Art. Mit bis zu 300 Euro werden die Karten auf Schulhöfen und im Internet gehandelt. Wie es funktioniert? Das „Starter-Kit" dieser Karten kostet um die 5 Euro. Das Spielprinzip folgt dann dem, was früher Quartett hieß: Die Figur mit den besseren Eigenschaften gewinnt den Spielzug. Das Problem: Um gewinnen zu können, müssen die Spieler immer weitere benötigte Karten kaufen, die jedoch nur nach dem Zufallsprinzip in den im Handel angebotenen Sets vorhanden sind. Die Folge: Immer mehr Pakete müssen erworben werden, um so – vielleicht – die begehrten Siegerkarten zu erhalten.

Die Gefahr: Da aufgrund der Spielstruktur immer neue „wertvollere" Karten gebraucht werden, die erspielt oder getauscht, im Grunde aber eigentlich nachgekauft werden müssen, erhält das Spiel den Charakter eines Glücksspiels und löst – dies haben Pädagogen und Psychologen, aber auch Polizei und Jugendämter beobachtet – eine wahre Spielsucht aus. Kinder kaufen für Unsummen ein, spielen, tauschen, kaufen wieder, pressen sich gegenseitig die begehrten Karten ab oder versuchen durch den Diebstahl immer neuer Pakete ihr Spielglück zu fördern. (Inzwischen sind nicht wenige Inhaber der einschlägigen Geschäfte, die sich unter Vernachlässigung des „Taschengeldparagraphens" → Seite 207, an den „spielsüchtigen" Kindern bereichern, durch die Situation überfordert und haben von sich aus die Hilfe der Polizei angefordert, um den Ladendiebstählen Herr zu werden ...) Es liegt auf der Hand, wer in diesem „Spiel" also tatsächlich gewinnt.

Das „neue Denken" und die Mathematik

Piaget hat den Blick darauf gelenkt, dass Kinder in verschiedenen Altersstufen unterschiedliche Denkmöglichkeiten haben und dass gerade um das Einschulungsalter entscheidende Veränderungen stattfinden. Dies ist natürlich auch – und besonders – für die Mathematik von Bedeutung.

Die meisten Kinder haben jetzt eine klare Vorstellung davon, dass die Anzahl sich nicht verändert durch unterschiedliche räumliche Anordnung. Sie besitzen somit einen Zahlbegriff. Für ein Kind jedoch, das noch nichts vom Gesetz von der Erhaltung der Substanz „weiß“, sind Rechenaufgaben im wahrsten Sinn des Wortes „Nonsens“, das heißt ohne Bedeutung, und auch das Spiel mit Bausteinen und Rechenstäben stellt es, wenn ihm nicht geholfen wird, vor Anforderungen, denen es nicht gewachsen ist. Ihm hilft erst einmal auch kein Rechenunterricht mit Anschauung, weil es noch nicht „schauen“ kann, was gesehen werden soll. Denn auch an fünf Bonbons und fünf Stäbchen und fünf Autos ... zum Beispiel ist die Zahl 5 nicht ablesbar. Sie ist eine Abstraktion, die durch eine „Denkoperation“ hergestellt werden muss. Viele Schulanfänger befinden sich in einer „Übergangszeit“. Sie sind insgesamt unsicher, was den Zahlbegriff angeht, und versuchen einmal diese, einmal jene Antwort.

Ein „gleichschrittiger Unterricht“ kann einfach nicht allen Schülern gerecht werden. Das, was für das eine Kind nicht zu bewältigen ist, ist für das andere selbstverständlich und damit langweilig. Nur ein binnendifferenzierter Unterricht – also ein Unterricht, in welchem dem individuellen Entwicklungsstand eines jeden Kindes Rechnung getragen wird – kann einer allgemeinen Schulunlust vorbeugen.

Für Sie als Eltern heißt dies: Auch wiederholendes Üben der immer gleichen Rechnungen nützt nichts, wenn Ihr Kind sich noch nicht vorstellen kann, dass 5 + 5 dasselbe ist wie fünf Schüler und fünf Schüler dazugezählt, und dies wiederum – nach den Regeln der Mathematik – dasselbe sein soll wie fünf Äpfel und fünf Äpfel. Auch wenn Sie mit ihm mit viel Engagement am Beispiel von konkreten Centstücken üben, wird Ihr Kind vielleicht in Ihrer Anordnung der Geldstücke eher die Darstellung eines Autos oder was auch immer erkennen als die Zahl 5! Ihr Kind braucht

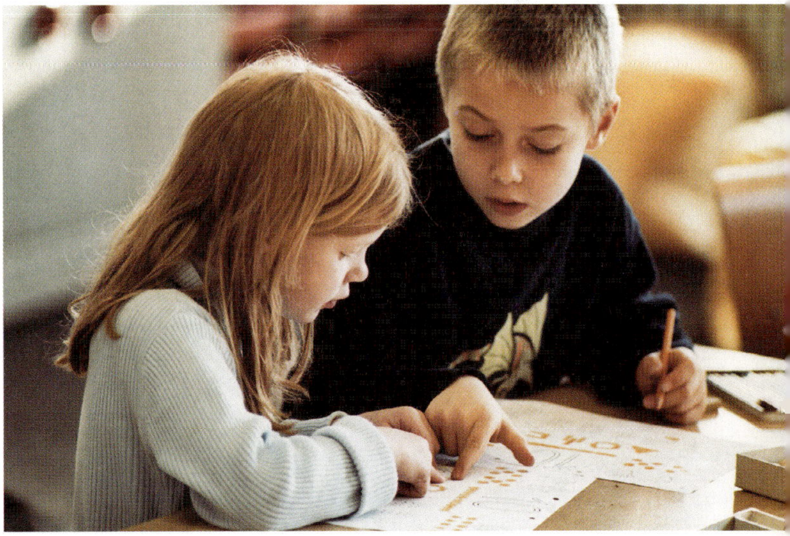

also nicht weitere Wiederholungen des Gleichen, sondern es braucht erst einmal Hilfe beim Erwerb der nötigen Grundlagen. Dies geschieht vor allem im Alltag mit seinen unzähligen Möglichkeiten, „angewandte Mathematik“ zu betreiben, zum Beispiel beim Tischdecken (wie viele Gabeln brauche ich, wenn wir fünf Personen sind?) oder beim Einsortieren der Lego-Bausteine (wohin kommen die großen, die mittleren, die kleinen ...?). Dann wird es aller Wahrscheinlichkeit nach in einigen Monaten auch die Aufgaben rechnen können, die ihm heute schlicht „unbegreiflich“ sind.

Was sind Raum und Zeit?

Kein Mensch würde einem Schulanfänger einen Stadtplan in die Hand drücken, um ihn den Weg zur Schule finden zu lassen. Ein sechs-, siebenjähriges Kind wäre damit überfordert. Ihm fehlt schlicht die uns geläufige Fähigkeit der Orientierung im Raum. Die Umgebung besteht für einen Schulanfänger aus Orten, an denen er vorbeikommt. Nicht zuletzt sein „egozentrisches“ Weltbild (→ Seite 40) verhindert, dass er die Lage dieser Orte zueinander – also nicht in Beziehung zu ihm selbst, der sich auf dem Weg davor, dahinter, daneben befindet – begreifen kann. Erst ab dem achten oder neunten Lebensjahr gelingt ihm ein „objektiver“ Überblick. Dann versteht es auch einen Straßenplan, kann selbst einen Grundriss seiner Wohnung samt Einrichtung – etwas später sogar aus der Vogelperspektive – zeichnen und ist vielleicht schon in der Lage, einem Freund den Weg zum nächsten Süßigkeitengeschäft oder zum Sportplatz zu erklären.

Auch das Verständnis von Zeit ist abhängig von der Überwindung des „egozentrischen“ Weltbildes. Zudem müssen Kinder, um überhaupt einen Begriff von Zeit zu entwickeln, abstrahieren können. Ihr Verständnis von Vergangenheit, Gegenwart und Zukunft muss sich lösen können von „letztem Weihnachten“ und „nächstem Geburtstag“. Zwar lernen Kinder schon etwa um den siebten Geburtstag herum, „die Uhr zu lesen“, die Uhrzeit aber unabhängig vom Zeitpunkt des Frühstücks, des Schulbeginns und der Bettgehzeit zu verstehen, fällt ihnen noch schwer. Und ein „Zeitgefühl“, das ihnen sagt, wann es Zeit ist, sich auf den Weg nach Hause zu machen, um pünktlich zum Abendessen oder rechtzeitig zur Schule zu kommen, können Eltern kaum vor dem neunten, zehnten Lebensjahr erwarten. Bis dahin sind immer wieder Erinnerungshilfen angesagt.

Intelligenz, und wie man sie misst

Ist unser Kind intelligent? Manche Eltern beginnen sich darüber Gedanken zu machen, wenn ihr Kind in die Schule kommt. Aber was heißt das eigentlich und welche Bedeutung hat die Frage für die Entwicklung eines Kindes? Wenn Eltern sich diese Frage stellen, geht es ihnen meist darum, Auskunft darüber zu erhalten, ob ihr Kind gut in der Schule sein wird, ob es überfordert ist oder unterfordert, weil es überdurchschnittlich begabt ist, also einen überdurchschnittlich hohen Intelligenzquotienten hat. Letztlich steht meist die „schulische" Intelligenz im Vordergrund, die viele mit kognitiver Intelligenz also der Fähigkeit, Dinge wahrzunehmen und zu begreifen, gleichsetzen. Aber Intelligenz kann alles Mögliche sein, zum Beispiel die Fähigkeit, aus Erfahrung zu lernen, oder schulische Leistungsfähigkeit oder die Fähigkeit, Probleme zu lösen, oder ... oder einfach das, was ein Intelligenztest misst. Und davon gibt es eine ganze Reihe, die jeweils ganz unterschiedliche Fähigkeiten ins Zentrum ihres Messens rücken.

Der weiteste aktuelle Intelligenzbegriff unterscheidet denn auch sieben unterschiedliche „Intelligenzen": die sprachliche, die logisch-mathematische, die musikalische, die räumliche, die körperlich-kinästhetische, die interpersonale-soziale und die „intrapersonale", also die Intelligenz, sich selbst zu verstehen.

Aber bleiben wir bei der „schulischen" Intelligenz, also der Intelligenz, die Eltern im Kopf haben, wenn sie sich über die Intelligenz ihres Kindes Gedanken machen. Der Psychologe Wilhelm Stern, der auch den Begriff IQ prägte, definierte diese Intelligenz als „allgemeine Fähigkeit eines Individuums, sein Denken bewusst auf neue Anforderungen einzustellen, sie ist eine allgemein geistige Anpassungsfähigkeit an neue Aufgaben und an neue Bedingungen des Lebens". Dazu gehören zum Beispiel das Erfassen von Beziehungen und Zusammenhängen zwischen Sachverhalten, das Ziehen von Schlussfolgerungen und das Lösen von Problemen durch Denken und Zurechtfinden in neuen Situationen aufgrund von Einsichten.

Diese Intelligenz setzt sich aus ganz unterschiedlichen geistigen Fähigkeiten zusammen: der Auffassungsgabe, der Sprachbeherrschung, dem so genannten analytischen Denken, dem logischen Denken und Kombinieren, dem Abstraktionsvermögen, der Merkfähigkeit, der Rechenfähigkeit, dem räumlichen Vorstellungsvermögen, dem Wahrnehmungstempo und der Wahrnehmungsgenauigkeit.

Wenn wir die Entwicklung eines Kindes kennen, leuchtet unmittelbar ein, dass die Intelligenz mit dem Alter wächst. Deshalb macht es Sinn, vom Intelligenzalter als Maß für den intellektuellen Entwicklungsstand eines Kindes zu sprechen.

Intelligenztests messen nun diese Fähigkeiten, und zwar je nach Test in ganz unterschiedlicher Gewichtung. Viele Bereiche der Intelligenz werden jedoch in gängigen Tests nicht oder nur unzureichend erfasst. Dazu gehören beispielsweise Fähigkeiten, die sich im praktischen Handeln und Problemlösen im Alltag zeigen, die soziale Kompetenz im Umgang mit anderen, aber auch die Kreativität eines Menschen. Dazu kommt: Wie hoch der IQ eines Kindes auch immer ist, schulischer Erfolg hängt nur zu einem Teil von ihm ab. Erfolgreiches Lernen setzt eine Vielzahl von weiteren Fähigkeiten voraus: Aufmerksamkeit, Konzentration, Fantasie, Interesse, Motivation, Anstrengungsbereitschaft und vor allem das Selbstvertrauen!

Intelligenzalter und IQ

Der Begriff Intelligenzalter stammt aus dem ersten standardisierten Intelligenztest, den der Franzose Alfred Binet Anfang des letzten Jahrhunderts entwickelte, und spielt auch für die Bestimmung des IQ, wie ihn Stern verstand, eine wesentliche Rolle: Für jedes Altersjahr wurden bestimmte alterstypische Fragen gestellt. Das Intelligenzalter eines Kindes bemaß sich danach dadurch, wie viele Fragen aus den einzelnen Altersstufen es lösen konnte. Zur Maßeinheit für Intelligenz wurde der Quotient: Intelligenzalter geteilt durch Lebensalter x 100.

Also: Ein Kind, dessen Intelligenzalter seinem Lebensalter entspricht, hat den IQ = 100. Ein zehnjähriges Kind, das die Leistung schafft, die durchschnittlich Zwölfjährige erreichen, hat einen

$$IQ = \frac{12}{10 \times 100} = 120.$$

IQ heute: Wenn Psychologen heute diese Maßeinheit verwenden, meinen sie jedoch etwas anderes. Sie beziehen sich dabei auf den amerikanischen Psychologen David Wechsler (1939), der den IQ als Abweichungs-IQ bestimmte. Das heißt: Die Maßeinheit IQ benennt die Abweichung auf den am häufigsten gemessenen Mittelwert, der den Wert 100 erhalten hat. Dem Bereich, in dem sich 50 Prozent der Messungen befinden, sind die Werte 90 bis 110 zugeordnet. Das ist der Bereich der durchschnittlichen Intelligenz. Darüber liegt die überdurchschnittliche, darunter die unterdurchschnittliche Intelligenz. 10 Prozent der Bevölkerung haben einen IQ von 116 und mehr, 10 Prozent von 80 und weniger. Für jede Altersgruppe wird der Test getrennt durch altersspezifische Aufgaben geeicht. Die individuelle Leistung wird dann auf den Mittelwert (als Maß für die zentrale Tendenz) der entsprechenden Altersgruppe bezogen. Also: Auch hier spielt das Alter zur Beurteilung des IQ eine entscheidende Rolle.

Neue Sicht auf sich selbst und andere

Die neuen Denkmöglichkeiten eines Schulkindes sind natürlich nicht nur in der Schule von Bedeutung. Zu einer ganz neuen Weltsicht führt zum Beispiel die Fähigkeit, Nebensächliches vom Wesentlichen zu trennen, Gründe und Motive auch hinter dem Sichtbaren anzunehmen und zu begreifen, um dann aus begriffenen Regeln und Gesetzen logisch schlussfolgern zu können. Ein Kind, das dies beherrscht, kann dann nicht nur systematisch nach seinem Geldbeutel suchen, eine Mathematikaufgabe lösen, eine Geschichte sinnvoll (nach)erzählen und begreifen, dass Wasser immer bei 100 Grad Celsius kocht. Ein Schulkind beginnt mit diesen neuen Denkmöglichkeiten auch, sich und andere ganz neu zu sehen und zu verstehen.

Die Abkehr vom egozentrischen Denken bedeutet also auch einen gewaltigen Fortschritt in der sozialen Einsicht, wie Psychologen diese Fähigkeit nennen. Jetzt erst wird Kindern zunehmend bewusst, dass sie Dinge und Menschen anders sehen und anderes damit verbinden als alle anderen Menschen. Je mehr sich also ein Kind vom rein egozentrischen Denken löst, umso besser kann es sich vorstellen, dass ein anderer dieselben Erscheinungen ganz anders wahrnimmt als es selbst, dass er anders sieht, hört, denkt und „weiß". Es weiß nun, dass Leute oft andere Dinge meinen als sie sagen, und versteht trotzdem, was gemeint ist.

Kinder begreifen jetzt allmählich auch, dass ein anderer denkt, dass sie denken ... (also: „Meine Mutter denkt, dass ich Angst habe ...") – diese erste Stufe taucht etwa mit sieben Jahren auf – und später (etwa im Alter von zehn Jahren), dass ich denke, dass du denkst, dass er denkt, also zum Beispiel: „Katja denkt darüber nach, ob ihre Mutter befürchtet, die Lehrerin könne sie für eine schlechte Mutter halten, weil Katja Brötchen anstatt Vollkornbrot auf den Wandertag mitgenommen hat." Psychologen nennen diese Fähigkeit das „rekursive Denken": Aus der Perspektive eines anderen blickt man auf die eigenen Gedanken zurück, oder man denkt noch weiter, was eine dritte Person darüber denkt.

Diese Art des weiterführenden Wissens hat enorme Auswirkungen auf die Beziehungen eines Kindes zu anderen. Merle kann jetzt zum Beispiel darüber nachdenken, warum ihre Freundin Jana behauptet hat, sie, Jana, habe nicht für die Mathematikarbeit gelernt, und ob Jana weiß, dass sie, Merle, weiß, dass Jana für eben diese Klassenarbeit sogar dreimal zum Nachhilfeunterricht gegangen ist. Merle kann sich auch überlegen, warum Jana gelogen hat. Ein andermal grübelt sie vielleicht, was es möglicherweise für ihre Banknachbarin Lisa bedeutet, wenn alle lieber mit Elcin als mit ihr spielen ... (Wenn Sie eine solche Denkweise für ziemlich kompliziert und überflüssig halten, denken Sie doch einfach darüber nach, dass Sie selbst vielleicht gerade gestern überlegt haben, was die Nachbarin wohl über Sie denkt, weil Sie ...)

Ganz wichtig und von großer Bedeutung für alle zwischenmenschlichen Beziehungen ist auch die Fähigkeit, zwischen äußerem Ereignis und der Reaktion darauf und äußerem Verhalten und dem „Innenleben" (also etwa den Gefühlen, Motiven) eines anderen unterscheiden zu können. Zwischen dem sechsten und dem elften Lebensjahr finden hier tiefgreifende Veränderungen statt. Jüngere Kinder gehen von einem direkten Zusammenhang zwischen einer Erfahrung und einer bestimmten emotionalen Reaktion eines Menschen aus (also: Wer eine gute Klassenarbeit schreibt, freut sich – wer seinen Fußball verliert, ist traurig). Sie schließen auch direkt zurück: Er lacht, also ist er guter Stimmung. Ältere Kinder denken weiter. Sie wissen, dass Menschen auf dasselbe Ereignis ganz unterschiedlich reagieren können, und sie beginnen zu verstehen, dass äußeres Verhalten manchmal nicht mit den inneren Gefühlen übereinstimmt, und – was ganz wichtig ist – sie beginnen, widersprüchliche Gefühle zu verstehen (also: Einerseits freue ich mich, dass ich eine gute Note habe, andererseits bin ich traurig, dass Ahmed jetzt neidisch ist). Sie haben begriffen, dass zwischen dem, was ein Mensch sagt, und dem, was er fühlt, ein großer Unterschied bestehen kann, und sie gehen davon aus, dass sie bei anderen hinter äußerem Schein ganz andere Gefühle und Gedanken vermuten können. Sie verstehen nun, dass ein Freund traurig sein kann, obwohl er lauthals verkündet, es mache ihm nichts aus, nicht in die Fußballmannschaft gewählt worden zu sein, und wissen, dass Magnus die Kritik des Mathe-Lehrers an seinen sehr dürftigen Rechenkünsten durchaus verletzt haben kann, auch wenn er „unverschämt" in die Runde grinst.

Gegen Ende der Grundschulzeit können Kinder „zwischen den Zeilen lesen" und Zusammenhänge herstellen, die nicht auf der Hand liegen. Aber auch, wenn ein Kind sich jetzt immer mehr in andere hineinversetzen und unterscheiden kann zwischen dem aktuellen Verhalten eines Menschen und den zugrundeliegenden Gefühlen, braucht es noch viel Übung und Erfahrung, bis es wirklich im Sinne eines Erwachsenen (leider auch nicht aller Erwachsener!) versteht, was in anderen möglicherweise vorgeht.

Versteht ein Kind seine Eltern?

Worüber sich nicht nur Psychologen Gedanken machen, ist die Frage, ob und ab wann Kinder Gefühle und Reaktionen anderer verstehen, wenn es um Dinge geht, mit denen sie selbst noch keine Erfahrungen gemacht haben. Beobachtern fällt auf, dass sich hier ab dem zehnten Lebensjahr eine grundlegende Wende vollzieht. Davor braucht ein Kind noch seine eigene Erfahrung, die es verallgemeinern kann, um „von sich auf andere zu schließen". Eine Mutter, die besorgt über den Verlust ihres Arbeitsplatzes ist oder verstört und traurig über Probleme ihrer Paarbeziehung, kann nicht davon ausgehen, dass ihr Kind in der Lage ist, ihre Gefühle nachzuvollziehen. Erst etwa mit zehn Jahren scheinen Kinder eher fähig zu sein, auch Emotionen von Erwachsenen, bei denen es um typisch erwachsene Erfahrungsbereiche geht, richtig einzuschätzen und zu verstehen.

Die sprachliche Entwicklung

Der Wortschatz eines sechsjährigen Kindes umfasst ungefähr 2 500 Wörter, mit denen es konkrete Gegenstände, Ereignisse und Situationen beschreiben kann. Das heißt: Die Sprache des Schulkinds ist zunächst überwiegend anschauungsgebunden. Wer Erstklässlern aufmerksam zuhört, stellt fest, wie wenig Eigenschaftswörter ihnen noch zur aktiven Verwendung zur Verfügung stehen. Sie beschränken sich auf Farben, Größen und Qualitätszuschreibungen wie gut und schlecht, schön, langweilig oder, abhängig vom Umgang mit älteren Geschwistern oder Freunden, eher öde, cool und so weiter. Erst mit zehn, elf Jahren tauchen erste abstrakte Begriffe auf.

Die meisten Schulanfänger (85 bis 90 Prozent) beherrschen eine fehlerfreie Aussprache. Die Grammatik, die Erstklässlern zur Verfügung steht, erlaubt einfache Sätze, die meist mit „und dann“ verknüpft werden. Erst etwa mit acht, neun Jahren, wenn das „Und-dann-und-dann-Denken“ gegenüber dem kausalen Denken an Bedeutung verliert, tauchen Nebensätze, die mit „weil“ beginnen, auf. Der Gebrauch der Zeiten beginnt sich erst ab acht, neun Jahren zu differenzieren. Zeiten können dann immer besser dem Inhalt entsprechend verwendet werden. Also: Gestern ging ich, heute gehe ich, wobei auch Drittklässler immer noch hin und wieder Fehler machen und unabhängig von der Zeit des Erzählten die Zeitform des Verbs wechseln.

Grundsätzlich befinden sich Grundschulkinder also noch mitten im sprachlichen Veränderungsprozess, der sich aber durch die sprachlichen Erfahrungen in der Schule rasch beschleunigt. Kinder erwerben jetzt auch nach und nach die Fähigkeit, „kontextungebunden“ zu sprechen. Das heißt: Das, was ein Kind berichtet, ist dann nicht mehr nur für einen Zuhörer verständlich, dem der Kontext des Berichteten bekannt ist. Bis dahin erzählt ein Kind, das erst dabei ist, sein egozentrisches Weltbild aufzugeben, ohne daran zu denken, ob sein Gegenüber Ausgelassenes weiß oder erschließen kann, um den Gesamtzusammenhang zu verstehen. Es ist also noch nicht in der Lage, sich in die Situation des Zuhörers zu versetzen.

Genaue Beobachter können am Sprechverhalten die oben beschriebenen Veränderungen der sozialen Einsicht erkennen. Der Bericht eines Sechsjährigen über das, was sein Freund heute getan hat, enthält viele „und dann, und dann“. Ein Elfjähriger verwendet nun das Wörtchen „weil“, eben weil er die Absichten und Motive und Gründe verstehen kann. Auch der Wortschatz verändert sich: Zwischen acht und neun Jahren wird die Palette der Charakterzüge, die ein Kind sprachlich beschreiben kann, sehr viel größer. Und gegen Ende der Grundschulzeit verwenden Kinder

„psychologische Begriffe“ wie „Malte ist schüchtern“, Cornelia eine „Schleimerin“ und „Alex will immer der Beste sein“, um sich und andere zu beschreiben. Denn jetzt erkennen sie nicht mehr äußerliche Kennzeichen, sondern das Innenleben eines Menschen als dessen charakteristische und wesentliche Eigenschaften.

Das bedeutet für den Erzählstil: Gegen Ende des Grundschulalters mit zehn, elf Jahren beginnen Kinder Geschichten so zu erzählen, dass sie sowohl den Anfang als auch das Ende deutlich hervorheben, das Erzählte logisch und zeitlich ordnen und Wesentliches besonders betonen. Jetzt beschreiben sie zunehmend auch Gefühle und Gedanken der handelnden Personen und versuchen durch den Gebrauch von Eigenschaftswörtern, ihre Geschichte anschaulich zu gestalten. Grammatikalisch zeigen sie sich zunehmend sicher im Gebrauch der Zeiten.

„Frau Martin ist gemein!“ – Moralisten

Denise und Aylin sind sich einig: „Frau Martin ist gemein!“. Die Lehrerin hat der ganzen Klasse den Termin gesetzt: Bis zu den Herbstferien müssen alle Aufgaben im Rechtschreibbegleiter erledigt sein. Weil für die Hälfte der Klasse das Ziel aber zu hoch gesteckt war, hat sie nun, einen Tag vor den Ferien, eine Gnadenfrist von weiteren drei Wochen gewährt. Denise und Aylin sind empört: Sie haben sich jetzt „umsonst angestrengt“, um rechtzeitig fertig zu sein, und Frau Martin hat „ihr Wort gebrochen“. „Das macht sie immer so, nie kann man sich auf das verlassen, was sie sagt“, schimpfen die beiden. „Sie ist echt gemein!“

Diese für Erwachsene etwas überraschende Argumentationsweise ist für Grundschüler typisch. Sie erklärt sich daraus, dass sie gestrenge Moralisten sind. Richtig und falsch, fair und unfair sind wesentliche Einteilungskriterien ihrer Welt. Das heißt, sie besitzen ein ausgesprochen starres Gewissen, nach dem sie sich, aber auch die Handlungen anderer beurteilen. Dabei kommt es nicht auf die Absicht einer Handlung, sondern auf ihren Erfolg an. Im Urteil von Kindern der ersten Grundschulklassen ist immer noch das Kind, das zwei Teller zerbricht, während es seiner Mutter beim Abtrocknen hilft, unartiger als ein Kind, das beim Naschen einen Teller zerbricht. Dieser absolute und rigorose Standpunkt ist eine Stufe eines langen Prozesses: hin zu einem moralischen Urteil, das nicht nur die Wirkung einer Handlung in Betracht zieht, sondern grundsätzlich die Absicht einer Person mitberücksichtigt. Er ist aber auch eine Stufe auf dem Weg zu einem Gewissen, das dem Kind ohne äußere Autoritäten erlaubt, sich nach bestem Wissen und Gewissen an soziale Regeln zu halten.

Wie entsteht das Gewissen?

Die Entwicklung des Gewissens haben Psychologen unter den verschiedensten Gesichtspunkten untersucht. Wer den Gesichtspunkt des Lernens in den Vordergrund stellt, sieht in der Gewissensbildung vor allem die Nachahmung: Ein Kind lernt, was gut, was böse ist, am Vorbild und Modell, also vor allem natürlich an den Eltern, weil es sie liebt und von ihnen geliebt werden möchte. Andere Lerntheoretiker betonen die „Konditionierung“: Ein Kind verhält sich richtig, „brav“, weil es Belohnung (zum Beispiel Lob und Zuwendung) oder bei Zuwiderhandlung Strafe (zum Beispiel Liebesentzug) zu erwarten hat. Die erste Gewissensbildung – sie findet im Kleinkindalter statt – funktioniert ganz deutlich nach diesen zwei Prinzipien: Das Kleinkind geht nicht an die Stereoanlage, weil Mutter sonst schimpft. Es wird sauber, weil es den Großen nacheifert, um geachtet und geliebt zu werden und vor allem, um zu den Großen zu zählen.

Psychoanalytiker beschreiben die Identifikation mit den Eltern als ausschlaggebend für die Gewissensbildung. Identifikation heißt mehr noch als Nachmachen: Es bedeutet, ganz so zu sein wie zum Beispiel der Vater, die Mutter, also auch ihre Werte und Normen in sich aufzunehmen. Besonders in der wichtigen Phase zwischen drei und vier, fünf Jahren, wenn sich Jungen und Mädchen als Vater und Mutter fantasieren und vor allem dann, wenn sie diese Fantasien wieder aufgeben, ist die Übernahme (Verinnerlichung) der elterlichen Normen und Werte ein wesentlicher Baustein der Gewissensbildung. Das Gewissen beurteilt jetzt die eigenen Handlungen, Wünsche und Impulse, bevor die Eltern strafend eingreifen müssen.

Entwicklungspsychologen, die sich auf Piaget berufen, beschreiben die Gewissensbildung in Abhängigkeit von der geistigen Entwicklung insgesamt. Bevor ein Kind allgemein gültige Prinzipien und Normen anerkennen und befolgen kann, muss es verallgemeinern können. Um diese allgemeinen Regeln sinnvoll zu befolgen, muss es aber auch Unwesentliches vom Wesentlichen trennen können. Und es muss abwägen können, was in einer ganz bestimmten Situation richtig und falsch ist. Ein Kind muss auch das egozentrische Weltbild verlassen haben, um über eigene und fremde, gute und böse Absichten nachdenken zu können. Und es muss in der Lage sein, darüber nachzudenken, wie sich andere fühlen. Erst dann kann es diese

Ein „schlechtes Gewissen“

Sich zu schämen, weil man etwas „Böses“ gemacht hat, ein schlechtes Gewissen zu haben, ist nicht angenehm. Viele Eltern versuchen deshalb, ihrem Kind, dieses Gefühl zu ersparen. Aber: Scham ist unvermeidbar auf dem Weg der moralischen Entwicklung. Wenn ein Mensch sich nicht schämt, wenn er einen (moralischen) Fehler gemacht hat, kann er – psychoanalytisch gesprochen – kein Über-Ich entwickeln. Nur die Angst vor diesem Gefühl, nicht die Angst vor Strafe, ist es letztlich – oder sollte es sein – , was uns hindert, das, was wir als moralisch verwerflich erkannt haben, zu tun.

Gefühle der anderen in seine Überlegungen, was gut und richtig ist und was nicht, einbeziehen.

Wie dem auch sei, das Gewissen und die Fähigkeit, ein moralisches Urteil zu fällen, sind das Ergebnis eines Prozesses, der damit beginnt, dass ein Kleinkind das Nein der Eltern gewissermaßen im Ohr hat, auch wenn die Eltern nicht da sind, und irgendwann endet, wenn das eigene Gewissen tatsächlich zur Richtschnur geworden ist: Selbstverantwortung und Selbstkontrolle treten nun an die Stelle der Kontrolle durch andere.

Aber: Kinder können

- sowohl ein zu schwaches Gewissen
- als auch ein zu strenges Gewissen entwickeln.

Im ersten Fall können sie sich auch als Erwachsene nicht ohne Strafandrohung und äußere Kontrolle an soziale Regeln halten. Im zweiten Fall gestehen sie sich vor Schuldgefühlen und schlechtem Gewissen kaum eigene Impulse, Bedürfnisse und Wünsche zu (geschweige denn wagen sie, solche zu formulieren oder gar durchzusetzen) und leben in der ständigen Angst, nicht das Richtige, das Gute zu tun. Beides zeigt, dass in diesem Prozess der Gewissensbildung irgendetwas falsch gelaufen ist.

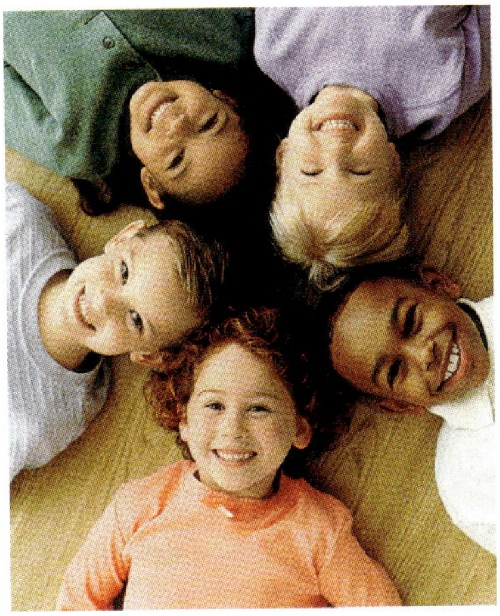

Ich und die anderen – wie sich die Beziehungen ändern

Ich und meine Freunde

Die Grundschuljahre sind die Jahre der Freundschaften. Ihr Charakter verändert sich jedoch während dieser Zeit nach und nach. Auch die Vorstellungen über Freundschaften wandeln sich in den Jahren zwischen fünf und zwölf.

Entwicklungspsychologen haben auch hier mehrere Stufen ausmachen können:

Für Vorschulkinder und Kinder bis etwa sieben Jahren spielt die Dauer einer Freundschaft kaum eine Rolle. „Wir spielen jetzt so schön miteinander, also sind wir Freunde." Ebenso schnell kann auch eine Freundschaft „gekündigt" werden. „Wenn du mir nicht das Fahrrad leihst, bist du nicht mehr meine Freundin!"

Für Kinder im Grundschulalter geht Freundschaft jedoch über diese kurzfristigen gemeinsamen Aktionen hinaus. Für Kinder dieses Alters zeichnet sich die Beziehung zu einem Freund im Gegensatz zu beliebigen Klassenkameraden etwa durch „Kooperation", gegenseitige Hilfe und Teilen aus.

Etwa ab zwölf Jahren – so haben Entwicklungspsychologen erfragt – werden Freundschaften als gegenseitiges Verstehen, die Möglichkeit zum Austausch von Gedanken und Gefühlen und als Hilfe bei Gefühlen von Einsamkeit, Traurigkeit und Angst beschrieben. Die Beziehungen zwischen den „besten Freunden" sind tiefer gehend, haben sehr viel mit gegenseitigem Vertrauen, gemeinsamen Interessen, aber auch gemeinsamen Ängsten und Hoffnungen zu tun und dauern längere Zeit an – manchmal ein ganzes Leben.

Schulkinder suchen sich meist Freunde im gleichen Alter und vom gleichen Geschlecht (was auch mit der neu entwickelten Geschlechtskonstanz, → Seite 59, zu tun hat). Dabei basieren Jungenfreundschaften eher auf gemeinsamen Aktivitäten, während in Mädchenfreundschaften eher das Sprechen über sich und andere wichtig ist. Für beide ist jedoch gegenseitiges Vertrauen die Grundlage der Freundschaft, und ein Vertrauensbruch ist ein schlimmes Verbrechen. Freunde tauschen Geheimnisse aus. Sei es ein Klatsch über Dritte (je schlechter man gemeinsam über andere sprechen kann, desto größeres gegenseitiges Vertrauen beweist man sich) oder sei es ein Gespräch über eigene Gefühle und Wünsche, die ganz geheim bleiben sollen.

Ist das peinlich!

Für Jungen wie Mädchen ist „Peinlichkeit" ein vorherrschendes Gefühl in diesen letzten Jahren der Kindheit. Es kann schrecklich peinlich sein, „falsch" (das heißt nicht wie die anderen) angezogen zu sein, sich „falsch" zu benehmen, überhaupt „falsche" Gefühle zu haben oder zu zeigen, zu viel oder zu wenig Aufmerksamkeit auf sich zu ziehen. Die Liste der Peinlichkeiten ließe sich ins Unendliche verlängern. Eine „zu große" Reisetasche für die Klassenfahrt, eine bunte Strumpfhose, die plötzlich furchtbar kindlich ist, ein liebevoll zubereitetes Pausenbrot und eine Flasche Tee, wenn alle anderen (!) Geld für den Pausenverkauf dabei haben ... Ein Gespräch mit dem besten Freund, der besten Freundin über eine solche Peinlichkeit kann ihr dann den Stachel nehmen.

Freunde verlieren

Was es für ein Kind in diesem Alter bedeutet, seinen besten Freund, seine beste Freundin zu verlieren, wird von Eltern und anderen Erwachsenen meist unterschätzt.

Freundschaften können auf vielfältige Weise zu Ende gehen:

- Vielleicht, weil die Freundschaft einen Umzug oder einen Schulwechsel nicht überdauert, oder
- aufgrund eines Auseinanderdriftens in der Entwicklung (das eine Mädchen spielt noch mit Puppen, das andere beginnt schon, mit Jungen herumzualbern und findet Puppen „babyhaft"), oder
- weil der eine plötzlich nicht mehr will und die Freundschaft „aufkündigt", oder
- weil ein Dritter, eine Dritte auftaucht und eine alte Freundschaft „zerstört".

In den meisten Fällen leiden Kinder unter dem Verlust des Freundes, der Freundin und erleben jeweils abhängig von der Situation Gefühle, die denen der Erwachsenen in vergleichbaren Situationen in nichts nachstehen. Trauer, Verlust und Verlassenheit, Eifersucht, Neid, Wut, Schuld und Kränkung müssen verarbeitet werden, und nicht wenige Kinder zeigen Symptome wie Schlaflosigkeit, Appetitlosigkeit, Gereiztheit oder Lustlosigkeit und oft auch einen Leistungsabfall in der Schule.

Gleichzeitig registrieren viele Eltern erstaunt, wie schnell Freundschaften auch sang- und klanglos beendet werden können, wenn sich das gemeinsame Umfeld langsam „auflöst". Dies kann zum Beispiel der Fall sein, wenn langjährige Grundschulfreunde nach dem Schulwechsel jeweils in neue Klassen und Gruppen integriert sind. Trotz aller „Treueschwüre" sind dann alte Verabredungen für viele Kinder eher Ballast und werden mehr und mehr vergessen.

Cliquen und Banden

Im frühen Schulalter werden auch Gruppen immer wichtiger. Es bilden sich jetzt „Banden", „Cliquen". Diese Banden unterscheiden sich natürlich noch von den späteren Jugendbanden und Jugendcliquen.

Im frühen Grundschulalter hat eine Bande keine festen Regeln, die Mitglieder wechseln schnell und häufig. Sie besteht meist aus gleichaltrigen Kindern desselben Geschlechts, die – so in den Jahren vor der Pubertät – gemeinsame Aktivitäten unternehmen, also zum Beispiel Rad fahren, Fußball oder Barbie spielen.

Später erst treten gemeinsame Interessen, über die diskutiert wird, oder gemeinsame Ideen in den Mittelpunkt. Gruppen älterer Kinder werden zunehmend strukturierter. Oft sind Aufnahmeprüfungen vorgesehen, und für Treffen werden komplizierte Rituale geplant. Aber auch solche Gruppen sind häufig nicht von langer Dauer und bestehen manchmal nur in der Fantasie einzelner oder werden gemeinsam als Projekt entworfen – vielleicht in Anlehnung an ein Kinderbuch wie „Kalle Blomquist" zum Beispiel oder „Die wilden Hühner" –, ohne jemals Realität zu werden.

Dennoch sind sie wichtig für die Entwicklung der Selbstständigkeit. Obwohl Ihr Kind noch über Jahre eine sehr enge Bindung an die Familie hat (und beispielsweise noch lange begeistert mit Ihnen zum Schwimmbad fährt oder einen Ausflug unternimmt), bereitet es jetzt schon seine Lösung vom Elternhaus vor. Kinder, die zum Beispiel nie wagten oder auch nicht die Erlaubnis bekämen, allein einzukaufen, schwimmen oder zum Sportplatz zu gehen, die vielleicht noch nie allein Bus gefahren sind, schaffen dies in der Gruppe. Natürlich gibt ihnen die Gruppe auch manchmal Mut zu Streichen oder zu besonders aufsässigem Verhalten gegenüber Nachbarn, Lehrern und Eltern. Aber auch das ist Teil einer „normalen Entwicklung" zu einem selbstständigen jungen Erwachsenen, und sollte im Einzelfall durchaus gerügt, aber nicht überbewertet werden.

Altersgenossen – „Peers" wie sie in der englischen Fachliteratur und zunehmend auch bei uns genannt werden – sind wichtige Übungspartner in der sozialen Entwicklung. Sie bieten die Möglichkeit des Beobachtungslernens (Kinder beobachten bei anderen, wie sie sich verhalten) und des Experimentierens. So zu sein wie die anderen (nicht wie die Eltern zum Beispiel), ist gerade im Grundschulalter für alle Kinder ein wichtiger Motor des Lernens in allen Bereichen. (Deshalb sind zum Beispiel Unterrichtsformen so effektiv, in denen Kinder nicht nur vom erwachsenen Lehrer, sondern auch in Kleingruppen mit- und voneinander lernen.)

Ich und meine Familie

Der Stellenwert der Familie verändert sich in der Grundschulzeit – und manchmal sogar schlagartig mit dem ersten Schultag! Der Lehrer, die Lehrerin scheint an Bedeutung die eigenen Eltern weit hinter sich gelassen zu haben. „Meine Lehrerin hat aber gesagt ..." wird zu einem ganz wichtigen Satz. Und wehe, Mutter oder Vater wagen, irgendeine Aussage des Lehrers zu relativieren! Das bedeutet nun nicht, dass Eltern tatsächlich unwichtig geworden sind. Sie verlieren nur allmählich die Allmacht und Allwissenheit, die ihnen ihr Kindergartenkind noch zugeschrieben hat. Dass der Lehrer, die Lehrerin erst einmal diese Position übernimmt, ist nur eine Übergangslösung – ein Schritt hin auf dem Weg zu immer mehr äußerer und innerer Autonomie, die eine wichtige Entwicklungsaufgabe des Grundschulalters ist.

Den Zuwachs an äußerer Selbstständigkeit zeigen sie natürlich erst einmal dadurch, dass sie den Schulweg ohne elterliche Begleitung schaffen, dass sie vielleicht einmal bummeln, einfach mit einem Freund nach der Schule mit nach Hause gehen (und hoffentlich sofort von dort zu Hause anrufen!), dass sie von ihrem eigenen Geld vielleicht auch gegen den Willen der Eltern auf dem Schulweg beim Bäcker Süßigkeiten kaufen, dafür das liebevoll bereitete Pausenbrot wieder mit nach Hause bringen und so weiter. Verabredungen treffen sie zunehmend selbstständig – wenn auch viele Kinder noch bis weit in die zweite Klasse einen Schubs von Vater und Mutter brauchen, um zum Telefonhörer zu greifen. Selbstständig sind sie in der Wahl ihrer Freunde und sie lassen sich immer weniger vorschreiben, welche Hose und welchen Pulli sie anziehen.

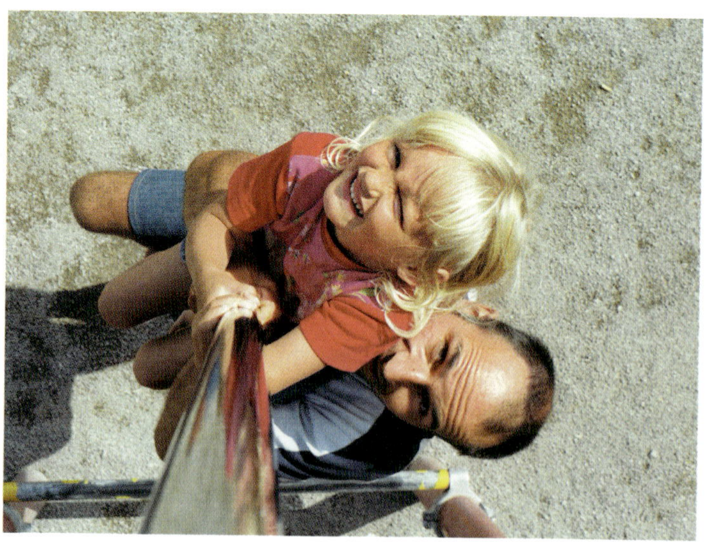

Emotional bleiben die Eltern natürlich nach wie vor die Hauptpersonen, obwohl sich die Beziehung wandelt. Vor allem Jungen scheinen sich ab dem neunten, zehnten Lebensjahr mit aller Macht von der engen Bindung an die Mutter lösen zu müssen, was sich nicht selten in ausgesprochen „macho-artigem" Gebaren zeigt (und möglicherweise denselben Grund hat wie die „frauenfeindlichen" Tendenzen, die Dritt- und Viertklässler in der Klasse und gemeinsam (!) mit ihren Freunden an den Tag legen). Väter gewinnen an Bedeutung. Ihnen gilt es nachzueifern. Es geht um die Identifikation mit dem eigenen männlichen Geschlecht. Bei Mädchen scheint dieser Prozess nicht einfach umgekehrt zu verlaufen. Auch sie wollen und müssen sich von der (kindlichen) Beziehung zur Mutter freistrampeln und brauchen sie dennoch als Identifikationsobjekt, was die Sache natürlich erschwert. Dazu kommen bei Mädchen nun schon die ersten Vorboten der Vorpubertät (→ Seite 26), was ziemlich irritieren kann – kurz: sie haben es mit der Übernahme der Geschlechtsrolle sehr viel schwerer als ihre männlichen „Kollegen".

Hilfe – sie will mich küssen!

Für einen neun-, zehnjährigen Jungen ist nichts peinlicher als in der Öffentlichkeit – und manchmal sind schon ältere Geschwister Öffentlichkeit! – von Mutter oder Vater mit einem Kosenamen gerufen oder gar umarmt und geküsst zu werden. Das heißt nicht, dass Kuscheln nicht doch angesagt ist. Aber nur ganz im Geheimen und auch nur dann, wenn man es selbst will! Also bitte auf keinen Fall „verpeinlichen"!

Auch die neuen Denkmöglichkeiten (→ Seite 32) verändern die Beziehung zu den Eltern. Die zunehmende Wirklichkeitsbezogenheit und Sachlichkeit macht ein Grundschulkind zu einem immer genaueren Beobachter seiner Umwelt – seine Eltern eingeschlossen, die es immer mehr auch an seinen rigiden moralischen und logischen Kriterien misst. Autorität behält nur, wer diesen Maßstäben genügt.

Alle Aussagen, Ver- und Gebote werden überprüft: Sind sie sinnvoll, gerecht, „logisch"? Warum gestern so und heute so? „Du hast aber gesagt, versprochen, ..." wird ein wichtiges Argument bei Auseinandersetzungen. Die Veränderung, Verbesserung seiner sozialen Einsicht (→ Seite 47) lässt ein Kind mit neun, zehn Jahren nun auch über die Motive, Gründe und Begründungen der Eltern nachsinnen und dabei merkt es, dass auch bei ihnen nicht alles Gold ist, was glänzt. Dabei möchte jedes Kind stolz auf seine Eltern sein. Viele Kinder „erfinden" sich ganze Familienromane, die oft der Wirklichkeit gar nicht entsprechen. Manche können mit diesen Fantasien spielerisch umgehen, andere flüchten so aus einer enttäuschenden Familienrealität. Manche verwenden auch solche „Lügenmärchen" über den Wohlstand und Einfluss, die Macht und das Können ihrer Eltern zur Aufbesserung ihres eigenen geringen Selbstwertgefühls und einer unbefriedigenden sozialen Position in der Hierarchie unter den Gleichaltrigen.

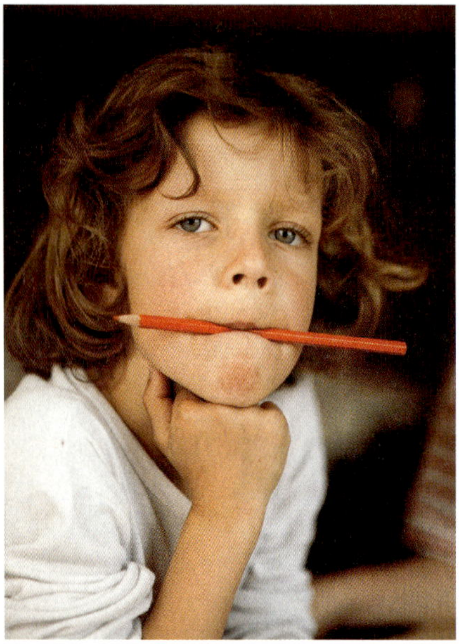

„Wer bin ich?“ Ein neues Selbstverständnis

Das Schulalter verändert nicht nur die Beziehung zu anderen grundlegend. Es verändert vor allem auch die Beziehung eines Kindes zu sich selbst. Schulkinder entwickeln ein neues Selbstkonzept und ein neues Selbstwertgefühl.

Unter Selbstverständnis oder Selbstkonzept verstehen Psychologen die Art und Weise, wie sich Menschen im Unterschied zu anderen, also als Individuen sehen. Dieses Selbstkonzept ist das Ergebnis eines langen Entwicklungsweges, der ganz früh beginnt, wenn Kinder sich zum Beispiel im Spiegel erkennen oder sich irgendwann im Kleinkindalter als Junge oder Mädchen identifizieren, und dessen Höhepunkt frühestens mit Ende des Jugendalters erreicht wird, der aber genau genommen nie abgeschlossen ist. Wichtige Veränderungen finden im Grundschulalter statt. Wie diese aussehen versuchen Entwicklungspsychologen durch Gespräche mit Kindern herauszubekommen: Sie fragen zum Beispiel: „Wie würdest du dich in deinem ganz privaten Tagebuch beschreiben?“ Oder: „Was müsstest du bei dir ändern, um wie dein bester Freund oder deine beste Freundin zu werden?” Oder sie zeigen Filme, über die sie anschließend mit Kindern unterschiedlichen Alters diskutieren.

Ihre Ergebnisse: Während für Kinder bis etwa zum siebten Lebensjahr konkrete, beobachtbare (zum Beispiel körperliche) Merkmale oder offensichtliche Lieblingsbeschäftigungen als ganz individuelle Kennzeichen im Vordergrund standen, beginnen sie nun verstärkt Merkmale zu nennen, die sich auf das Verhalten beziehen, um dann gegen Ende der Grundschulzeit zunehmend Gedanken und Gefühle als das zu begreifen, was sie zu dem macht, was sie sind.

Kinder zeigen nun, dass sie begonnen haben, über sich selbst nachzudenken. Sie unterscheiden zwischen psychischen und körperlichen Merkmalen, zwischen dem persönlichen subjektiven Selbst, ihrem Inneren, im Gegensatz zu äußeren Ereignissen. Und nach und nach beginnt ein Kind, bei sich bewusst zwischen „privatem“ und „öffentlichem“ Selbst zu unterscheiden: Es weiß, dass es eigene Gefühle und Gedanken geheim halten kann und darf (!) – und tut das auch. Kinder wissen nun, dass sie selbst ihre Gefühle besser kennen als andere. Vor allem die Eltern werden in dieser Beziehung nicht mehr als allwissend und allverstehend betrachtet.

Immer mehr gewinnt in ihnen die Einsicht Raum, dass sie unverwechselbar sind, und zwar nicht wegen äußerer Merkmale, sondern weil sie begreifen, dass ihre Gedanken und Gefühle anders sind als die aller anderen. Nun wissen sie, dass sie in ihrer Identität seit ihrer Geburt dieselben waren und es auch bleiben werden. Zu diesem neuen Selbstkonzept gehört auch die Geschlechtskonstanz: Ein Schulkind weiß, dass sein Geschlecht (unabhängig von äußeren veränderlichen Merkmalen wie lange Haare, Spielvorlieben, Bekleidung) so ist, wie es ist, und auch so bleiben wird.

„Was kann ich?" – Ein wesentlicher Bestandteil des Selbstbilds

Schon vor Schuleintritt ist es Kindern wichtig, gut, tüchtig zu sein. Und sie zeigen sich im Allgemeinen ziemlich optimistisch in ihrer Selbsteinschätzung, unabhängig davon, wie sie von anderen gesehen werden. Bei Schulkindern tritt zu diesem Tüchtigkeitsselbst noch ein wesentliches Merkmal hinzu. Sie definieren sich jetzt über den Erfolg ihrer Leistung und dessen Anerkennung, und zwar im Vergleich mit anderen.

Dieser Vergleich ergibt sich vornehmlich über die schulische Situation, ist also eng gebunden an schulische Leistungen, deren Rückmeldung durch Lehrer und Eltern und die Noten. Immer mehr an Bedeutung gewinnt aber auch die „Begabung", die in der Selbsteinschätzung dahinter liegt. Voraussetzung dafür ist die Unterscheidung von Leistungsfähigkeit, Anstrengung und tatsächlich erbrachter Leistung.

Dasselbe gilt jedoch auch außerhalb der Schule, zum Beispiel im Sport oder allgemeiner in der „Sportlichkeit". Kindergartenkinder und jüngere Schulkinder können beispielsweise von sich als hervorragende Schwimmer begeistert sein, sobald sie sich über Wasser halten und weil es ihnen Spaß macht, diese neue Fähigkeit auszuüben. Mit zunehmendem Alter jedoch geht es nicht nur um das „Dass des Schwimmens". Ob sie sich weiterhin als gute Schwimmer bezeichnen dürfen, hängt vom „Wie" ab, das möglicherweise in Sekunden gemessen wird, und sie müssen diese Fähigkeit an anderen messen, was ihr Fähigkeitsselbst sehr stark verändern wird. Vor allem solche Jungen, die sich selbst als ungeschickt, unsportlich einschätzen, haben oft ein sehr viel geringeres Selbstwertgefühl als Jungen, die beim Sport zum Beispiel immer als erste in die Mannschaft gewählt werden.

„Was ich kann" bestimmt das Selbstwertgefühl

Diesen letzten Aspekt hat der amerikanische Psychoanalytiker Erik H. Erikson hervorgehoben. Er beschrieb für jede Entwicklungsphase, die ein Mensch durchläuft, eine ganz bestimmte „Krise", deren positive Lösung Grundlage für eine gesunde Weiterentwicklung ist. Bekannt geworden ist vor allem sein Begriff des

Urvertrauens. Mit diesem bezeichnet er den gesunden Ausgang der Krise des ersten Lebensjahres, bei der es um die Entwicklung eines stabilen Sicherheitsbewusstseins gegenüber einem grundsätzlichen Misstrauen in die Welt geht.

Fürs Schulalter nennt Erikson nun die Entwicklung des Werksinns als wichtigen Baustein des Selbstverständnisses. Kinder dieses Alters wollen etwas unbedingt gut, perfekt machen. Sie wollen beweisen, dass sie sich anstrengen können und Ausdauer haben. Ihre wichtigste Erfahrung ist, dass sie durch die Leistung, durch ein gelungenes Werk Anerkennung gewinnen. Und sie sind enttäuscht von sich und unzufrieden, wenn sie ihr Ziel nicht erreichen. Das heißt: Das Selbstwertgefühl eines Kindes hängt jetzt mit seinem „Werk" zusammen, also mit dem, was es geleistet, gut gemacht und gelernt hat.

Ein gesundes Selbstwertgefühl ist also gerade in den Grundschuljahren eng gebunden an ein Gefühl der Leistungsfähigkeit, an das Bewusstsein der eigenen Kompetenz. Es ist gefährdet durch Misserfolge und Versagen, aber auch durch mangelnde Anerkennung und Bestätigung der Leistungen, die das Kind tatsächlich erbringen kann. Kinder, denen ein solches Gefühl der eigenen Leistungsfähigkeit versagt bleibt, setzen ihren Lebensweg fort mit einem alles lähmenden Minderwertigkeitsgefühl, das ihre gesamte weitere Entwicklung beeinträchtigt.

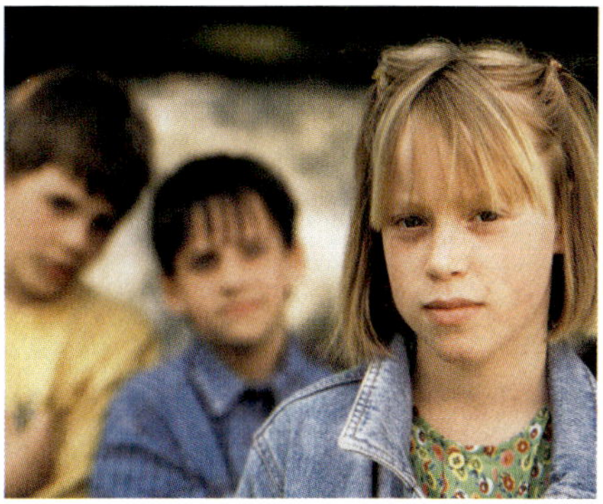

Die Pubertät schickt ihre Boten voraus

Das Ende der Kindheit: Ein Balanceakt – nicht nur für Ihr Kind

Die Jahre zwischen zehn und zwölf gleichen hin und wieder einer komplizierten Hochseilartistik, bei der links und rechts ein Absturz möglich ist. Für das Kind stellt sich das so dar: Auf der einen Seite ist es immer noch vollständig abhängig von seinen Eltern, auf der anderen Seite muss es in der Familie, in der Schule und unter Gleichaltrigen und Freunden Verantwortung für sich selbst übernehmen und so viel Kompetenz wie möglich erwerben, um irgendwann später auch Verantwortung in der Gesellschaft tragen zu können.

Diesem Balanceakt entspricht ein Balanceakt seiner Eltern. Zwar scheint durch die Schule und eine Vielzahl von Verabredungen mit Freunden ihre Bedeutung manchmal schon jetzt auf die einer Imbissstube oder eines Waschsalons reduziert zu werden, aber auch die Kinder, die ganz in ihren Aktivitäten außerhalb der Familie aufzugehen scheinen, brauchen die Eltern weiterhin als „sicheren Hafen", selbst wenn sie diesen immer weniger in Anspruch nehmen werden. Gerade ein Schulkind verliert gleichzeitig mit dem Zuwachs seiner Fähigkeiten und dem damit verbundenen Einblick in die Kompliziertheit des Lebens die großartige (kindliche) Vorstellung von sich selbst, eigentlich schon groß zu sein und alles allein managen zu können.

Ihre Rolle als Eltern

Sie als Eltern sind natürlich weiterhin bestrebt und verpflichtet, Ihr Kind vor körperlichen, seelischen und sozialen Gefahren zu schützen. Außerdem verlangt die Abhängigkeit Ihres Kindes, dass Sie auch jetzt noch die volle Verantwortung für Ihr Kind übernehmen (nicht umsonst wird es nicht vor seinem 14. Lebensjahr strafmündig). Und trotzdem müssen Sie Ihrem Kind erlauben, seine eigenen Fähigkeiten und Grenzen zu entdecken und auszutesten und aus seinen Fehlern und Missgeschicken zu lernen. Einem Schulkind muss Selbstständigkeit zugestanden werden, auch wenn dies in manchen Fällen mit einem Risiko verbunden ist.

Selbstständigkeit – und ihre Grenzen

Dieses Risiko richtig einzuschätzen und gegebenenfalls rechtzeitig einzugreifen, gelingt Eltern besser, wenn sie ihr Kind, seine Freunde und seine Umgebung kennen. Gespräche mit Nachbarn, Lehrern und vor allem mit Eltern anderer gleichaltriger Kinder sind eine große Hilfe bei den jeden Tag aufs Neue notwendigen Entscheidungen darüber, wie viel Selbstständigkeit und Risiko sie gerade jetzt ihrem Kind zugestehen und zumuten können. Zum Beispiel: Wenn Sie wissen, dass auch andere Kinder der Klasse schon einmal allein einen Stadtbummel machen durften, fällt es Ihnen sicher leichter, Ihr Kind losziehen zu lassen (Voraussetzung ist natürlich, dass Sie Ihr Kind gut genug kennen, um zu wissen, dass es sich im Straßenverkehr richtig verhält). Umgekehrt veranlasst Sie die Erzählung eines anderen Vaters über eine bestimmte Jugendclique, die es auf die Schätze der Kinder im Sportbeutel abgesehen hat, Ihrem Kind eben weniger Geld mitzugeben, da es dieser Gefahr noch nicht richtig begegnen kann.

Nähe und Distanz

Einem Balanceakt gleicht jedoch nicht nur die jeweils notwendige Entscheidung, wie viel Selbstverantwortung und Entscheidungsfreiheit einem Kind zugestanden werden kann und muss. Auch das Abschätzen, wie viel „Nähe" ein Kind nun möchte und braucht, gleicht oft einem artistischen Hochseilakt. Denn schon jetzt deuten sich die Probleme der nächsten Jahre an, die das Zusammenleben von Eltern und ihren jugendlichen Söhnen und Töchtern schwierig machen werden.

Am Ende der Kindheit werden Eltern für viele Kinder, ob sie es nun äußern oder nicht, in der Öffentlichkeit (das heißt, vor allem vor Freunden) „peinlich", und zwar nicht nur, wenn sie es wagen, in der Öffentlichkeit ihren Sohn zu küssen. Eltern müssen also auf folgende Situationen gefasst sein: Vater hat sich extra fürs Schulfest freigenommen und nun stellt er fest, die größtmöglichste Distanz zwischen ihm und seinem Kind scheint für dieses gerade noch erträglich. Oder: Die nette Idee, dem Sohn, der zum ersten Mal allein mit seinen Freunden im Schwimmbad ist, mit einem Picknickkorb für die ganze Clique ins Schwimmbad nachzufahren, wird gerade vom eigenen Kind nicht das geringste bisschen geschätzt. Im Gegenteil, es ist genervt, abweisend und hat überhaupt keine Lust auf Süßigkeiten, während seine Freunde begeistert zugreifen. Oder: Ein gemeinsamer Stadtbummel von Vater und Tochter mit anschließendem Besuch im Lieblings-Eiscafé kann ganz plötzlich mit Missstimmung und schlechter Laune enden, wenn die Tochter zwei Klassenkameradinnen entdeckt, die schon allein unterwegs sind.

Hinter dieser Peinlichkeit, die Ihnen Ihr Kind zuschreibt, steckt die eigene „Peinlichkeit", das heißt, die Scham, eben doch noch abhängig, schwach und kindlich zu sein (im Gegensatz zu seinen Freunden und Klassenkameraden – ob diese es nun tatsächlich sind oder nicht!) und somit auf Sie und Ihre Stärke angewiesen zu sein. Gleichzeitig fürchtet Ihr Kind nichts so sehr wie Ihre Unverlässlichkeit und Schwäche, also die Gefahr, nicht jederzeit wieder auf Sie zurückgreifen zu können.

Wie Sie selbst mit diesem Dilemma – einerseits höchst überflüssig, peinlich und hemmend, andererseits ungeheuer wichtig und unersetzbar zu sein – zurechtkommen, kann keiner vorhersagen. Jede Situation verlangt viel Fantasie, Humor und Erinnerungsvermögen, nämlich an die eigene Kindheit, in der Sie sicher dasselbe erlebt und gefühlt haben.

Machen Sie sich klar: Sie brauchen schon lange nicht mehr immer zur Stelle und zu Diensten zu sein oder sich jede Form abweisenden, mürrischen Verhaltens gefallen zu lassen. Was Sie aber auf jeden Fall – auch wenn es manchmal schwerfällt – vermeiden sollten, ist, „beleidigt" zu sein und mit Rückzug zu reagieren. Die „ruhigen Jahre" zwischen sechs und elf, zwölf bedeuten auch in dem Sinne eine „kritische Phase", als hier entschieden wird, wie Sie die folgenden turbulenten Jahre der Pubertät überstehen werden.

Noch einmal zu den Entwicklungsaufgaben

Und, was wichtig ist zu wissen: Wie stürmisch die Jahre der Pubertät, die viele Eltern fürchten, verlaufen werden, hängt wesentlich davon ab, wie Ihr Kind mit Ihrer Hilfe die Entwicklungsaufgaben der mittleren Kindheit gelöst hat.

Psychologen haben diese Entwicklungsaufgaben des Grundschulalters so formuliert:

Für die Zeit des Schulübergangs und das frühe Schulalter (5 bis 7 Jahre):

- sich mit der eigenen Geschlechtsrolle identifizieren
- einfache moralische Unterscheidungen treffen können
- altersentsprechend denken lernen
- in Gruppen spielen können

Für das Grundschulalter (8 bis 10/12 Jahre):

- im Team spielen und arbeiten können
- soziale Kompetenzen innerfamiliär und „draußen“ erwerben
- bereit sein, etwas leisten zu wollen und sich mit den schulischen Anforderungen identifizieren
- Selbstvertrauen aufbauen, diesem eigenen Anspruch auch genügen zu können
- sich die Kulturtechniken (Lesen, Rechnen, Schreiben) aneignen und Wissen ansammeln
- ein Selbstkonzept entwickeln, das innere Einstellungen und Gefühle enthält
- Sinn für Fairness und Gerechtigkeit entwickeln.

Dass diese Aufgaben, die – so anspruchsvoll formuliert – vielleicht wie ein zu strenger „Rahmenplan“ klingen, einfach Teil einer „ganz normalen“ Kindheit sind, haben wir gesehen. Sind sie einmal erledigt und abgehakt, kann es weitergehen auf dem Weg der Entwicklung, wo natürlich schon wieder ganz neue Meilensteine und Entwicklungsaufgaben warten!

Teil II Schule – ein neuer Lebensabschnitt für Kinder und Eltern

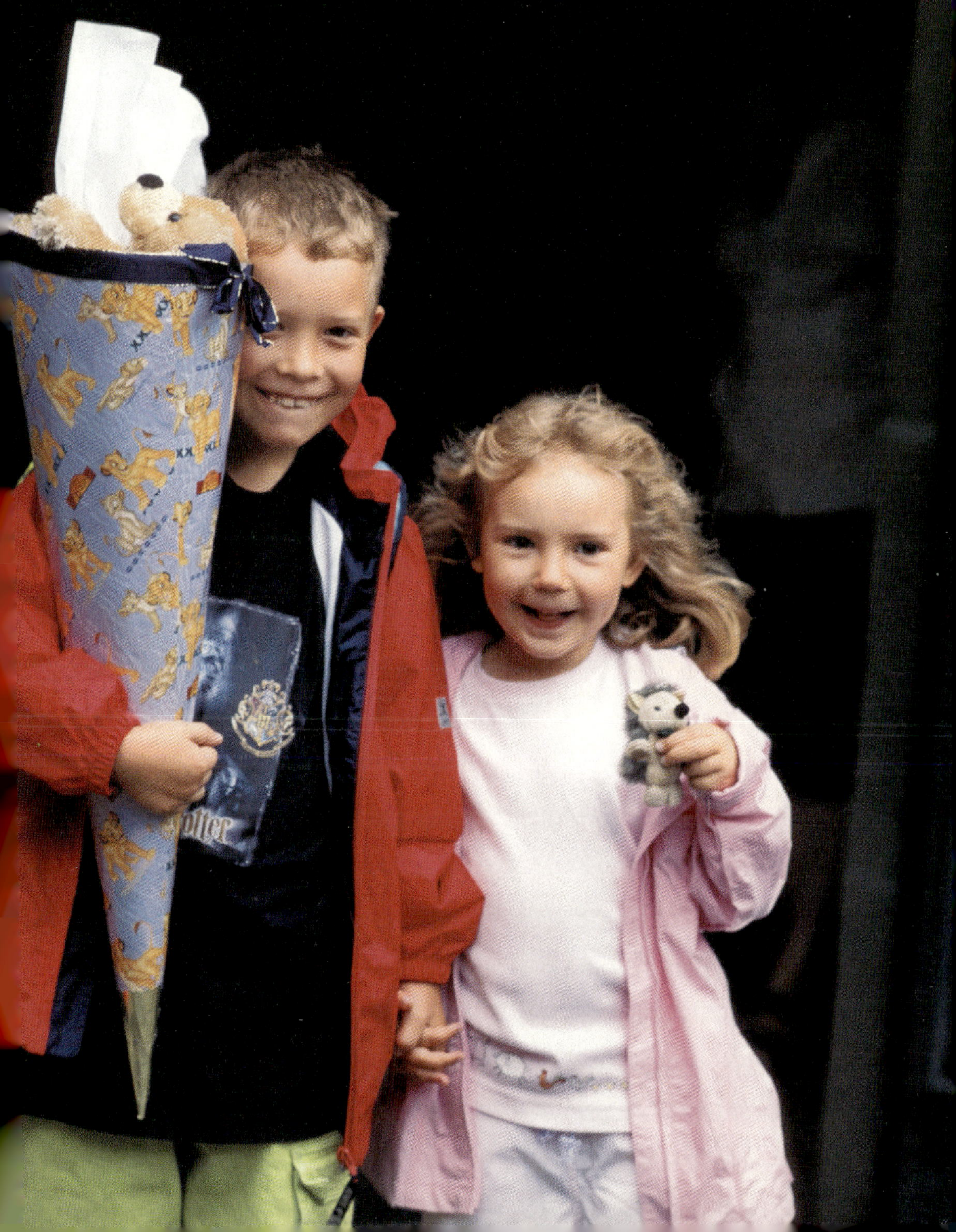

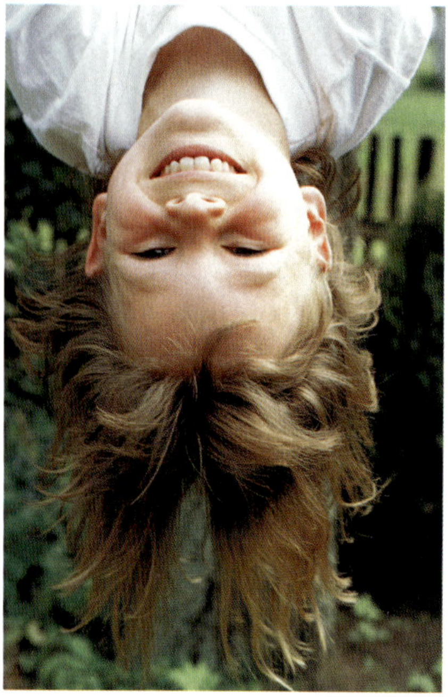

Auf, zu neuen Horizonten

Spätestens dann, wenn die etwas älteren Kindergartenfreunde eingeschult werden, wird Schule das große Thema für alle Kinder – und es bleibt über Jahre ein Dauerbrenner. Keine Familie kommt darum herum. Denn in Deutschland herrscht allgemeine Schulpflicht. Das heißt: Alle Kinder, die in Deutschland leben, müssen unabhängig von ihrer sozialen und nationalen Herkunft und unabhängig von ihrer körperlichen und geistigen Entwicklung die Schule besuchen – und zwar mindestens neun (in manchen Bundesländern zehn) Jahre, genau genommen sogar zwölf Jahre (bis zur Vollendung des 18. Lebensjahres), rechnet man die anschließende Teilzeit- oder Berufsschulpflicht dazu.

Schulpflicht

Schul„pflicht" ist eigentlich eher das Recht eines jeden Kindes auf Schule. Deshalb ist „schulpflichtig" genau genommen vor allem der Staat. Das heißt: Der Staat muss durch die Bereitstellung der

Die „Kulturhoheit"

Wie „Schule" von der Einschulung und deren Regelung, bis zu den unterschiedlichen „Abschlüssen" aussieht, regelt das Schulrecht, und davon gibt es in Deutschland 16 verschiedene, ebenso viele, wie es Bundesländer gibt. Dass diese „Kulturhoheit der Länder", die im Grundgesetz verankert ist, eine Vielfalt unterschiedlichster Strukturen schafft, führt erst einmal zu Verwirrung. Denn Länder-, nicht Bundesgesetze regeln die Einschulungspraxis und den Schulaufbau, die verschiedenen Schularten und die Leistungsdifferenzierung, die ihnen möglicherweise zugrunde liegt. Sie legen die Lernziele und Lehrpläne fest, die Anzahl der Schulstunden, die Wahl- und Pflichtfächer, die Sprachenabfolge, Inhalte und Didaktik der einzelnen Fächer, die Schulbücher und andere Lehr- und Lernmittel, die Rechte sowie Mitbestimmungs- und Mitsprachemöglichkeiten von Eltern und Schülern, kurz: das gesamte Schulwesen.

erforderlichen Einrichtungen allen schulpflichtigen Kindern den Besuch einer Schule ermöglichen. Der Staat: In der Bundesrepublik Deutschland sind es die einzelnen Länder und deren Schulgesetze, die diesen Bildungsauftrag des Staates regeln (→ Kasten Seite 66).

Die Kultusministerkonferenz (KMK)

Um die Unterschiede, auf die die einzelnen Länder ja oft sehr stolz sind, nicht zu groß werden zu lassen, wurde schon 1948 die „Ständige Konferenz der Kultusminister und Kultursenatoren der Länder in der Bundesrepublik Deutschland“ (KMK) gegründet. Sie soll durch ihre Beschlüsse, die einstimmig erfolgen müssen, und durch „Empfehlungen“ gewährleisten, dass alle Schüler in Deutschland eine vergleichbare „Beschulung“ erfahren. Ein wichtiger Schritt hin zu mehr Gemeinsamkeit war das Hamburger Abkommen 1964. Damals hatten sich alle (alten) Bundesländer zum Beispiel auf den Beginn der Schulpflicht und den 30. Juni als „Stichtag“, den Schuljahresbeginn, die Dauer der Ferien und die Notenstufen geeinigt. 1997 wurden von der KMK neue Stichtagsregelungen beschlossen, die seitdem bundesweit angewendet werden (→ Seite 69). Dennoch gibt es große länderspezifische Unterschiede, wie denn nun die Einschulungsphase ganz konkret aussieht.

Die Schulpflicht der Eltern

Spätestens zu Beginn des Jahres, in dem Ihr Kind bis zum Stichtag sechs Jahre alt wird, beginnt auch Ihre „Schulpflicht“. Sie selbst müssen Ihr Kind zum Schulbesuch anmelden. Wann und wo erfahren Sie durch die Zeitung, durch Anschläge an den Litfaßsäulen oder durch einen Brief der zuständigen Schulbehörde. Sollten Sie diese Anmeldung aus irgendeinem Grunde versäumen, machen Sie sich strafbar. Das ist in Ordnung. Denn Schulpflicht ist das Recht jedes Kindes auf Beschulung und nimmt somit die Eltern in die (Schul)Pflicht. Und die endet nicht mit der Anmeldung. Eine ganze Liste weiterer und weit reichender Verpflichtungen gehört außerdem dazu: Eltern müssen zum Beispiel für einen regelmäßigen und pünktlichen Schulbesuch sorgen. Sie müssen ihr Kind ordentlich gekleidet und angemessen sauber zur Schule schicken. Sie müssen es mit der erforderlichen Schulausrüstung ausstatten. Sie müssen ihr Kind anhalten, seine schulischen Aufgaben zu erledigen. Sie sind verpflichtet, ihr Kind bei Schulversäumnissen zu entschuldigen, bei Krankheiten krank zu melden (zum Kinderpflege-Krankengeld → Seite 250). Schulversäumnisse, die nicht krankheitsbedingt sind, müssen sie vorher beantragen. Und dann kommen Pflichten hinzu, die zwar nicht gesetzlich geregelt sind, die sich jedoch eigentlich von selbst verstehen: Eltern müssen Kontakt zu den Lehrern halten, Elternabende besuchen, Schulfeste mitgestalten und vielleicht auch einmal bei Ausflügen mitmachen. Kurz: Sie müssen zu Schulkindeltern werden.

Ein Stichtag und viele Kinder

Ein Stichtag regelt den Beginn der Schulpflicht. Das heißt: Wer bis zu diesem Tag – lange war dies für alle Bundesländer verbindlich der 30. Juni – sechs Jahre alt geworden ist, muss/darf nach den Sommerferien desselben Jahres in die Schule. In Deutschland ging man also davon aus, dass der sechste Geburtstag einen wichtigen Zeitpunkt markiert: Kinder sind jetzt fähig und bereit, in die Schule zu gehen (→ Seite 15).

Dass dem oft nicht so ist, bereitete schon früh Pädagogen, Politikern, Eltern und natürlich vor allem vielen Kindern Probleme. Denn die Erfahrung zeigt bis heute, dass an zahlreichen Grundschulen die bisherige Unterrichtspraxis in der Schulanfangsphase den individuellen Ansprüchen vieler Kinder nicht gerecht wird.

Kinder sind ganz unterschiedlich und bringen ganz verschiedene Lernvoraussetzungen mit:

- Sei es nun, weil einige Spät-, andere Frühentwickler sind,
- sei es, weil Kinder aus ganz unterschiedlichen Familien, sozialen Schichten oder Kulturen kommen,
- oder sei es einfach deswegen, weil einige bereits Kindergarten oder Kinderladen, andere aber bisher noch keine öffentliche Einrichtung besucht haben.

Deshalb wurde die strenge Stichtagsregelung schon bald nach der offiziellen Einführung gelockert:

- Kinder, die bis zu einem späteren Termin des Kalenderjahres sechs Jahre alt werden, können, wenn es ihre geistige und körperliche Entwicklung zulässt, vorzeitig eingeschult werden.
- Kinder können vom Schulbesuch ein Jahr zurückgestellt werden, wenn ein erfolgreicher Schulstart nicht erwartet wird.

Diese Änderungen führten dazu, dass für viele Kinder der Stichtag an Bedeutung verlor. Vor allem die Möglichkeit der Zurückstellung wurde immer häufiger in Anspruch genommen. In den 70er-, 80er- und 90er-Jahren stieg die Zahl der zurückgestellten Kinder in einzelnen Bundesländern auf bis zu 14 Prozent eines Einschulungsjahrgangs, was einen deutlichen Anstieg des Einschulungsalters mit sich brachte – und eine neue Diskussion auslöste: Wenn sich durchschnittlich 8 bis 10 Prozent der Kinder eines Jahrgangs angesichts einer bestehenden Schulorganisation nicht als schulfähig erweisen, dann sollte weniger über das Kind und seine Schulreife, sondern sowohl über die Schule, für die es noch nicht „reif" ist, als auch die Stichtagsregelung nachgedacht werden. Dass dieses „Nachdenken" dringend nötig wurde, verdeutlicht PISA noch einmal besonders.

Alle reden von PISA – wir auch

Was in Deutschland den viel zitierten PISA-Schock auslöste, war der weltweit größte Schülerleistungstest im Rahmen des **P**rogramme for **I**nternational **S**tudent **A**ssessment, einem Programm der OECD (der Organisation für wirtschaftliche Zusammenarbeit und Entwicklung) zur Erfassung der Leistungsfähigkeit der nachwachsenden Generation. Konkret: Im Jahr 2000 legten in 32 Industrienationen 180 000 15-jährige Schüler eine schriftliche Prüfung ab, die ihre mathematischen und naturwissenschaftlichen Fähigkeiten und vor allem ihre Lesekompetenz testete. 2001 veröffentlichte man die Ergebnisse. Deutschland erreichte nur die Note vier, das heißt: Seine Schüler bewegten sich in allen Disziplinen unter dem Durchschnitt.

Seither ist über Bildung und über mögliche Konsequenzen für das bundesdeutsche Bildungswesen viel gestritten worden. Man sucht nach Schuldigen und je nach politischer und pädagogischer Couleur stehen seitdem in der Kritik: der Kindergarten, die Grundschule, die weiterführenden Schulen, unser Schulsystem als Ganzes, die aktuelle Schulpolitik, die deutschen Lehrer, der deutsche Unterricht, das Elternhaus, die Schüler ... Und je nach politischer Sichtweise sind die Ergebnisse dieser Diskussion höchst unterschiedlich, wenn nicht gar widersprüchlich. Was PISA auf jeden Fall erreicht hat: Man kann heute eigentlich nicht über Schule sprechen, ohne auf die Forderung nach Veränderungen und Verbesserung zu stoßen. Deshalb werden auch Sie als Eltern nicht um dieses Thema herumkommen – und das gleich zu Beginn „Ihrer" Schullaufbahn!

PISA und der Stichtag

Im Einschulungsbereich hatte die Kultusministerkonferenz bereits Änderungen geplant. Doch erst PISA löste eine landesweite öffentliche Diskussion um die bestehende Einschulungspraxis aus. PISA testete 15-Jährige, unabhängig davon, welche Klassenstufe die Schüler besuchten. Da in vielen Ländern, die besser abschnitten, Kinder schon im Kindergarten lernen, außerdem früher eingeschult werden und deshalb auch mit 15 Jahren eine Klasse weiter sind, schien es konsequent, auch deutschen Kindern sehr viel früher schulische Lernerfahrungen zu ermöglichen.

Eine frühere schulische, vor allem sprachliche Förderung soll auch die zweite Scharte, die PISA dem deutschen Schulsystem schlug, auswetzen helfen: Denn PISA zeigte, dass gerade in Deutschland die Schere zwischen den Leistungen schlechter Schüler und denen der guten sehr viel weiter auseinander klafft als in vielen anderen Ländern – und schlecht schnitten vor allem Schüler ab, die zu Hause wenig oder gar nicht deutsch sprechen.

Die Folgen: Einzelne Bundesländer reagierten inzwischen mit neuen Gesetzen, die vor allem erst einmal die Stichtagsregelung betrifft. Früher war dies überall der 30. Juni, und nur in Ausnahmefällen konnten so genannte Kann-Kinder (die meist zwar nach dem Stichtag, aber bis zum 30. September geboren sind) auf besonderen Antrag und nur nach einer „bestandenen" Schuleingangsprüfung eingeschult werden. Heute ist in vielen Bundesländern der Stichtag selbst bis zu einem halben Jahr nach hinten verlegt worden. In Berlin beispielsweise ist ab 2005 der 31. Dezember Stichtag. Damit sind etwa ein Drittel der Kinder an ihrem ersten Schultag, der ja im August, spätestens September liegt, noch fünf Jahre alt. Geändert wurden in einigen Bundesländern auch die „Kann-Regelungen" der vor- oder vor-vorzeitigen Einschulung. In Bayern zum Beispiel kann sogar ein Kind, das gerade erst fünf geworden ist (also erst Ende des ersten Schuljahres sechs Jahre alt wird), eingeschult werden, es sei denn das schulpsychologische Gutachten, das dazu notwendig ist, spricht dagegen.

Die Entscheidung ist dadurch für Eltern nicht einfacher geworden. Denn sie sind es, die ihr Kind zur Schule anmelden müssen – sei es zum Termin, an dem es schulpflichtig wird, verspätet, vor- oder vor-vorzeitig.

Einschulung heute – Flexibilisierung in aller Munde

Spätestens mit den neuen Regelungen zur Einschulung ist der Begriff der Flexibilisierung in aller Munde. Im Großen und Ganzen gibt es drei verschiedene Ansätze, die in den einzelnen Bundesländern unterschiedlich favorisiert werden. Sie werden inzwischen in vielen Schulversuchen erprobt und immer mehr zum Schulalltag. Allen gemeinsam ist die Einsicht, dass Kind nicht gleich Kind ist.

Ansatz 1: Der Stichtag „sticht"

Die Grundschule und ihre Beschulungspflicht sind für alle da. Daher dürfen Kinder nicht schon von vornherein im Sinne einer verordneten Schulfähigkeit normiert und alle, die dieser Norm nicht entsprechen, aussortiert werden. Deshalb ist die Regelung, nicht schulbereite, schulreife, schulfähige Kinder zurückzustellen inzwischen von vielen Pädagogen kritisiert worden. Vielmehr muss – so die Forderung der heutigen Grundschulpädagogik – den unterschiedlichen Lernvoraussetzungen in der Schule Rechnung getragen werden. Pädagogen sprechen hier von einer Lernwegdifferenzierung innerhalb einer Klasse. Das heißt, die Schüler einer Klasse müssen ihrem Entwicklungsstand, ihrem Tempo und ihrer Leistungsfähigkeit entsprechend ganz unterschiedlich lernen können.

Tatsächlich hat sich in den letzten Jahren und Jahrzehnten in weiten Bereichen der Alltag an deutschen Schulen geändert. In vielen Klassen werden Anstrengungen unternommen, durch „binnendifferenzierten" Unterricht den individuellen Voraussetzungen der einzelnen Schüler einer Klasse gerecht zu werden. Kleingruppenarbeit, freies Arbeiten, Erfahrungen durch Experimente, Projektarbeit und Wochenplanunterricht (→ Seite 114) prägen immer mehr den Schulalltag. Der Bewegungsdrang, den Kinder mit sechs einfach noch haben, wird endlich berücksichtigt. Stundenlang stillsitzen und der Lehrerin da vorne zuhören gehört also glücklicherweise fast überall der Vergangenheit an.

Ansatz 2: Die Schulfähigkeit „sticht"

Im zweiten Ansatz wird von der Schulfähigkeit ausgegangen und das Alter verliert bei der Frage nach dem Zeitpunkt an Bedeutung. Schon 1997 hat die KMK (Kultusministerkonferenz) einen ersten Vorstoß in diese Richtung unternommen und eine zeitliche Ausdehnung der bis dahin geltenden Stichtagsregelungen beschlossen. Ziel dieser Veränderungen war es, diese für den Beginn der Schulpflicht flexibler zu gestalten, die vorzeitige Einschulung zu erleichtern und die Zurückstellung vom Schulbesuch zu erschweren.

Die nun empfohlene flexible Gestaltung der Einschulung wurde seitdem von Bundesland zu Bundesland unterschiedlich stark durchgesetzt. In allen Bundesländern gibt es „Kann-" und „Muss-Kinder", also solche Kinder, die aufgrund der Schulpflicht zur Schule müssen (und nur in besonderen Fällen vom Schulbesuch ein Jahr zurückgestellt werden können) und solche Kinder, die auf Antrag der Eltern und nach Überprüfung ihrer Schulfähigkeit schon eingeschult werden können, bevor sie im eigentlichen Sinn der Schulpflicht unterliegen.

Vor allem die Kann-Regelung ist in den letzten Jahren – in den einzelnen Bundesländern unterschiedlich stark – immer weiter ausgedehnt worden. Sie reicht zum Beispiel von einer „auf Antrag der Eltern regulären Einschulung" der Kinder, die zwischen Juli und September geboren sind, über die „vorzeitige Einschulung" (Geburtsdatum 1. Oktober bis 31. Dezember) bis zu einer „vor-vorzeitigen Einschulung" schon solcher Kinder, die noch nach dem 31. Dezember geboren sind und bis zum Ende der ersten Klasse sechs Jahre alt werden.

Ansatz 3: Mein ganz persönliches Lerntempo „sticht"

Flex mal zwei könnte man das heute von der KMK favorisierte Modell nennen, das unter dem Begriff der Optimierten Schuleingangsphase bekannt geworden ist. Die Organisation der Einschulungsphase wird dabei so weit flexibilisiert, dass Kinder unterschiedlichen Alters mit ganz unterschiedlichen Lernvoraussetzungen und Fähigkeiten zusammen unterrichtet werden, ohne an die bisher üblichen Klassenstufen gebunden zu sein.

Kernpunkte dieses Modells eines integrierten Schulanfangs für alle sind:

- Aufnahme aller schulpflichtigen Kinder, keine Zurückstellungen
- vorzeitige Schulaufnahme auch für jüngere Kinder auf Wunsch und Antrag der Eltern
- Erarbeitung der so genannten Schulfähigkeit im ersten Schuljahr
- altersgemischte Gruppen
- unterschiedliche Verweildauer in der Eingangsstufe (regulär zwei Jahre, möglich aber auch ein und drei Jahre)
- zusätzlicher Einsatz von Sonderpädagogen
- enge Kooperation mit den Kindergärten
- die Möglichkeit zweier Einschulungstermine im Jahr.

Inzwischen gibt es bundesweit in immer mehr Schulen so genannte jahrgangsgemischte Eingangsstufen, in denen entweder das letzte Kindergartenjahr (die Vorschule) und die erste Klasse (und manchmal auch noch die zweite Klasse) oder aber die ersten zwei/drei Klassen zusammengefasst werden. Das erste Modell erlaubt Kindern einen „sanften" Übergang vom Kindergarten in die Schule, wodurch sich viele Anfangsschwierigkeiten auffangen lassen und sehr viel früher eventuell notwendige Fördermaßnahmen für „Spätentwickler" möglich werden. Das andere Modell, das ebenfalls in einigen Ländern schon praktiziert wird und immer mehr auch zur Regel werden soll, macht es Kindern zwischen fünf (→ Seite 70) und sieben, acht Jahren möglich, gemeinsam zu lernen, ohne dass sie über einen Kamm geschoren werden.

In einer jahrgangsübergreifenden Eingangsstufe, die die erste und zweite Klasse (in manchen Schulen sogar die ersten drei oder gar vier Klassen) zusammenfasst, kann jedem Kind die individuell nötige Zeit eingeräumt werden, die es braucht, um sich die Inhalte und den Stoff zu erarbeiten, die zum Übertritt in die (je nach Versuch) dritte oder wie in manchen Schulen vierte/fünfte Klasse Voraussetzung sind. Kinder, die schon früh und sehr schnell lernen, werden nicht in ihrer Neugier, ihrem Lerneifer und ihrem persönlichen Tempo gebremst, da sie die Eingangsstufe in sehr viel schnellerer Zeit durchlaufen können.

Und Kinder mit Schwierigkeiten dürfen sich Zeit lassen, ohne zurückgestellt zu werden oder möglicherweise die erste Klasse wiederholen zu müssen. Sie erfahren dabei trotzdem die Förderung, die sie benötigen, und die oft bei einer reinen Zurückstellung, oder wenn sie eine Klasse wiederholen müssen, nicht gewährleistet ist.

Noch einmal: Schulreif – schulfähig – schulbereit

Überall in der Bundesrepublik herrscht also ein erfreulicher Reformeifer. Nur: Ein wirklich grundlegender Wandel steht noch aus. Und angesichts der Klassengrößen und der Anzahl von Lehrern, die den Kindern in der Einschulungsphase zur Verfügung stehen, wird er in naher Zukunft auch nicht allgemein durchsetzbar sein. Zudem kann noch immer nicht bei allen Kultusministerien, Schulämtern, Schulen, Lehrern, aber auch bei vielen Eltern so viel Reformwilligkeit vorausgesetzt werden, dass diese wirklich umfassende Reform der Einschulungsphase zur Regel werden kann.

Aber auch dort, wo die Flexibilität der Einschulung im Sinne einer Flexibilisierung des „Stichtags" möglich oder sogar erwünscht ist, kommen Eltern um die Frage nicht herum: Ist unser Kind schulfähig und schulbereit? Wichtig wird diese Frage vor allem dann, wenn es um eine vorzeitige Einschulung geht. Tatsächlich wird gerade in solchen Bundesländern, die inzwischen auf eine sehr frühe Einschulung setzen und damit Ansatz 2 favorisieren, jetzt wieder besonders großen Wert auf eine Schuleingangsuntersuchung gelegt, die klären soll, ob ein Kind den Anforderungen der Schule körperlich, geistig, emotional und sozial gewachsen sein wird.

Das heißt: Kinder müssen nach wie vor zur Einschulung bestimmte Voraussetzungen mitbringen, um nicht von Anfang an den Spaß am Lernen zu verlieren. Denn erfahrungsgemäß prägen die Lern- und Schulerfahrungen am Anfang die gesamte Schullaufbahn, und ein Kind, das die ersten Schulwochen und -monate als übergroße Anstrengung erlebt, wird Schule und schulisches Lernen lange – wenn nicht dauerhaft – als „unerfreuliche Angelegenheit" betrachten.

Körperliche Voraussetzungen: Nicht nur „den Ranzen tragen können"

„Wenn ein Kind in der Lage ist, seinen Schulranzen zu tragen, ist es schulreif." Dass es ganz so einfach nicht ist, haben wir gesehen (→ Seite 16). Dennoch sagt die körperliche Entwicklung sehr viel darüber aus, ob ein Kind dem Schulalltag, wie es ihn in der Regel antrifft, gewachsen sein wird. Auf eine körperliche Untersuchung durch den Arzt sollten Eltern also vor der Schulanmeldung nicht verzichten.

In vielen Bundesländern ist eine solche ärztliche Einschulungsuntersuchung Pflicht. Dafür ist der Schularzt zuständig. Sie können aber auch jederzeit zusätzlich einen Kinderarzt Ihrer Wahl aufsuchen.

Der Arzt untersucht Ihr Kind im Hinblick auf Größe, Gewicht, allgemeinen Entwicklungs- und Ernährungszustand. Wichtig ist auch die Feststellung des motorischen Entwicklungsstandes. Denn Experten gehen heute davon aus, dass Kinder, die zum Beispiel im Vergleich mit Gleichaltrigen auffällige Schwierigkeiten mit der motorischen Koordination (→ Seite 23) haben, später Gefahr laufen, beim Schreiben- und Rechnenlernen zu versagen. Dies gilt nicht nur für die dem Alter entsprechenden feinmotorischen Fähigkeiten, die ja zum Beispiel für das Schreibenlernen offensichtlich notwendig sind. Auch eine altersgemäße grobmotorische Geschicklichkeit, verbunden mit einer sicheren Gleichgewichtskoordination, einer guten Raumwahrnehmung und der Fähigkeit, Bewegungen auch gezielt zu planen, sind „Grundkenntnisse", die dem Erwerb des Lesens und Schreibens vorausgehen müssen. Vereinfacht gesagt: Wie kann ein Kind lesen lernen, das sich noch darauf konzentrieren muss, wie es sich auf dem Stuhl aufrecht halten kann? Oder: Wie kann ein Kind schreiben lernen, das Schwierigkeiten hat, Auge und Hand richtig zu koordinieren?

Aber auch Haltungsschäden, die der Arzt möglicherweise diagnostiziert, müssen jetzt erkannt werden, damit mit ihrer Behandlung durch geeignetes Bewegungstraining, durch Spiel und Sport bis hin zu krankengymnastischen Übungen möglichst noch vor Schuleintritt begonnen werden kann.

Ein unverzichtbarer Bestandteil der körperlichen Untersuchung sind Hör- und Sehtests. Hör- und Sehschwächen, die ein großes Handicap für die Schullaufbahn des Kindes bedeuten, können rechtzeitig entdeckt, behandelt oder gegebenenfalls korrigiert und durch geeignete Unterrichtsformen ausgeglichen werden.

Geistige Voraussetzungen: Genau wahrnehmen können

Wahrnehmen ist mehr als nur gut hören und sehen zu können. Ein Kind, das rechnen, lesen und schreiben lernen will, muss ganz spezifische Wahrnehmungsleistungen erbringen können, was nicht allein voraussetzt, dass Augen und Ohren körperlich intakt sind. Es muss hörend und sehend Details aus dem Ganzen isolieren können. Es muss zum – wie es Psychologen und Pädagogen nennen – teilinhaltlichen Erfassen von Gestalten fähig sein.

Ein Beispiel: Sie hören das A in Wörtern wie Abend und Anfang und in Mama. Damit haben Sie es aus dem Ganzen herausgehört und können es losgelöst vom Ganzen betrachten. Sie können auch die Unterschiede zwischen b und p als Laut – also mit dem Ohr – und als Schriftzeichen – mit dem Auge –, erkennen, können also auch kleinste Details unterscheiden. Damit besitzen Sie die fürs Lesen und Schreiben erforderliche „optische und akustische Differenzierungsfähigkeit".

Diese Fähigkeiten haben Sie wahrscheinlich um die Einschulungszeit erlangt. Im Allgemeinen wird die optische vor der akustischen Unterscheidungsfähigkeit erworben. Beide bilden die Voraussetzung, „synthetisch", also von einzelnen Buchstaben her zusammensetzend, lesen und schreiben zu lernen. Kinder, die Schwierigkeiten mit dieser unterscheidenden Wahrnehmung haben, müssen in der Einschulungsphase intensiv gefördert werden.

Ein Kind, das in der Schule klarkommen will, muss aber auch zum Beispiel einer Vorlage, die es abzuzeichnen gilt, die wesentlichen Details in ihrer Beziehung zum Ganzen entnehmen können, um sie möglichst getreu nachzuahmen. Psychologen nennen diese Fähigkeit die „Entnahmefähigkeit". Die Entwicklung dieser Fähigkeit können Sie zum Beispiel beobachten, wenn Sie Ihrem Kind ein Haus aus Bausteinen vorbauen und es auffordern, dieses nachzubauen. Mit vier Jahren hat Ihr Kind vielleicht einen Blick auf Ihr Bauwerk geworfen, sein Nachbild dann aber höchst kreativ und eigenwillig selbst entwickelt. Mit fünf, sechs Jahren bemüht es sich, Ihr Modell möglichst detailgetreu nachzubauen, wozu es auch während des Bauprozesses ständig das, was es selbst baut, mit seiner Vorlage vergleicht.

Sowohl die „Entnahmefähigkeit" als auch das „teilinhaltliche Erfassen" von Details bekannter und konkreter Gegenstände bereitet Sechsjährigen meist keine Schwierigkeit mehr. Bei abstrakten Gestalten (also geschriebenen Wörtern und Buchstaben) sind viele Kinder zum Zeitpunkt des Schuleintritts allerdings noch unsicher.

Sprachliche Voraussetzungen: Sprechen und verstehen können

Keiner wird bezweifeln, dass Sprechen- und Verstehen-Können zu den wichtigsten Grundvoraussetzungen für einen erfolgreichen Schulstart gehören. Beides ist ja nicht nur grundlegend fürs Schreiben- und Lesenlernen. Alles, was in der Schule passiert, vom Verstehen dessen, was der Lehrer erzählt, bis hin zur Kontaktaufnahme mit dem Banknachbarn, basiert darauf.

Um mit Erfolg und Spaß den Schulalltag meistern und am Unterricht teilnehmen zu können, ist es also wichtig, dass ein Kind in der Lage ist, sich mitzuteilen und andere zu verstehen. Wichtig ist auch, dass es durch Reimen, Singen und Silben-Klatschen die Fähigkeit erworben hat, die lautlichen Merkmale einer Sprache zu erkennen und darüber „nachzudenken". Was so kompliziert klingt, ist nichts anderes als das, was einem Vorschulkind schon lange Spaß macht und wozu es hoffentlich zu Hause und im Kindergarten viel Gelegenheit hatte: Zu singen und zu reimen und sich im Rhythmus von Singspielen zu bewegen. Denn wer Reime wie: „Eine kleine Mickymaus zog sich mal die Hose aus" oder

Lieder wie: „Dree Chenesen met dem Kentrebess“ oder „Auf der Mauer auf der Lauer sitzt 'ne kleine Wanze“ aufgesagt und gesungen hat, hat das Wesen unserer Lautschrift begriffen und damit die wesentlichen Grundlagen fürs Schreiben- und Lesenlernen zur Verfügung. Nun kann es weitergehen!

Emotionale und soziale Voraussetzungen: Ein Schulkind werden können und wollen

Die Schule ist zuallererst ein neuer sozialer Raum mit ganz bestimmten sozialen Anforderungen. Deshalb sollte ein Kind bereit sein, aus seinen vertrauten sozialen Beziehungen herauszutreten, was sich darin zeigt, dass es ihm keine Schwierigkeiten mehr macht, neue Kontakte zu knüpfen (es kann Freunde finden und Freundschaften schließen) und neue Vertrauensverhältnisse aufzubauen (der Lehrer, die Lehrerin soll für Ihr Kind eine ganz wichtige Person werden können, zu der es Vertrauen haben kann).

Es muss sich als Teil einer Gruppe fühlen können, das heißt, sich persönlich angesprochen fühlen, auch wenn die Lehrerin zu der ganzen Klasse spricht. Und es sollte Spaß an einer aktiven Teilnahme in der Gruppe haben und „dazugehören“ wollen.

Diese sozialen Fähigkeiten sind natürlich nicht von der emotionalen Entwicklung zu trennen. Denn im neuen sozialen Raum der Schule zurechtzukommen setzt voraus, dass man allein sein kann, ohne sich verlassen zu fühlen, und unter vielen sein kann, ohne „sich selbst zu verlieren“.

Zu diesen grundlegenden emotionalen Voraussetzungen braucht ein Kind aber noch weitere, die nur auf den ersten Blick „schulspezifisch“ sind. Ganz wichtig sind Anstrengungsbereitschaft, Ausdauer und die Fähigkeit zu Aufmerksamkeit und Konzentration. Diese Fähigkeiten hat es im Allgemeinen schon beim Spielen, Malen, Basteln, Turnen und Klettern gezeigt. Nun muss es sich anstrengen, auch wenn nicht sofortiger Erfolg oder gar eine Belohnung in Aussicht steht. Es muss sich auf eine Aufgabe konzentrieren können und genügend Ausdauer beweisen, diese auch fertig zu stellen. Ganz allgemein sollte es neugierig sein, Fragen stellen und Interesse zeigen, etwas Neues zu erfahren und zu lernen. Und was ganz wichtig ist: Es soll Lust darauf haben, in die Schule zu gehen. Es soll Lust darauf haben, rechnen, lesen, schreiben zu lernen, auf neue Freunde und (!) neue Autoritäten und Lust darauf haben, „groß“ zu werden.

Eigentlich ist diese „Lust“ die wichtigste emotionale und soziale Voraussetzung für einen guten Start. Sie ist mit dem Begriff der Schulbereitschaft angesprochen.

Schulreifetests

Schulreife- oder Schulfähigkeitstest sollen den Stand dieses Entwicklungsprozesses vom Kleinkind zum Schulkind prüfen. Als Einschulungstests sind sie in den letzten Jahren eher in Verruf geraten. Dennoch sind manche Eltern und Schulleiter immer noch von ihrer Aussagekraft über die zukünftige Schullaufbahn überzeugt. Zweifelsfrei können Tests Aussagen über die untersuchten Fähigkeiten machen. Durch ausgeklügelte „Denksportaufgaben" beispielsweise, die je nach Test für einzelne Kinder, für eine Gruppe, für Kindergartenkinder oder für die Untersuchung vor der Einschulung oder erst für den Unterricht innerhalb der ersten Wochen entwickelt wurden, können Kinder ihren geistigen Entwicklungsstand beweisen.

Aus einem der ersten „Schulreifetests", dem „Kern'schen Grundleistungstest", stammt folgende Aufgabe: Ein Kind betrachtet einige Zeit folgende Figur und zeichnet sie dann aus dem Gedächtnis nach:

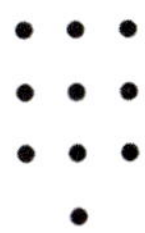

Beim Betrachten erfasst es die äußere Form, aber auch Anzahl und Anordnung der einzelnen Punkte. Es zeigt damit die Fähigkeit „differenzierenden Wahrnehmens", es kann das Wahrgenommene erinnern und mit dem Stift wiedergeben.

Kleinere Kinder, die diese Fähigkeiten noch nicht besitzen, zeichnen vielleicht

so: oder so: oder auch so:

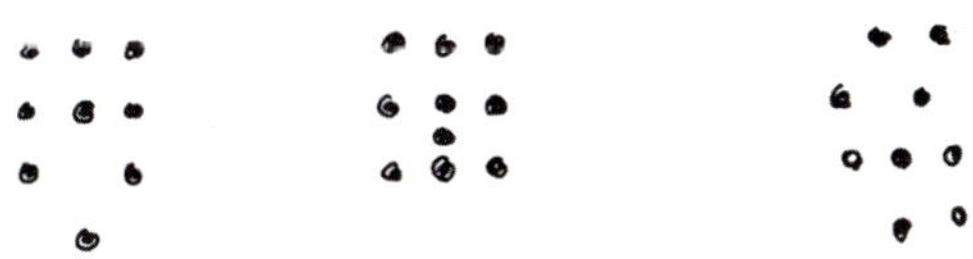

Aus: Helga Gürtler: Schule des Lebens, Ravensburger Buchverlag, 1992

Aber auch der „soziale, motivationale und emotionale" Entwicklungsstand des Kindes kann getestet werden. Das Kieler Einschulungsverfahren zum Beispiel sieht ein Unterrichtsspiel mit einer Gruppe von sechs Kindern vor und betont die Beobachtung der Kinder in der Gruppe.

Tests in der Kritik

Kritiker der Schulreifetests weisen mit Recht darauf hin, dass unterschiedliche Tests verschiedene Aspekte von Schulreife ganz unterschiedlich gewichten und deshalb zu ganz verschiedenen Empfehlungen kommen können, wie nun bei einem Kind mit der Einschulung zu verfahren sei. Die meisten – so ein Kritikpunkt – sind an der (leicht trainierbaren) visuellen Wahrnehmung orientiert, die aber wenig Aussagekraft über die spezifischen fürs Lesen und Schreiben notwendigen Wahrnehmungsleistungen besitzt. Zudem zeigte sich auch in vielen bisherigen Bewährungskontrollen einzelner Tests, wie wenig sicher die Prognosen durch einen Schulfähigkeitstest für die weitere Schullaufbahn sind. Die Gründe hierfür liegen nicht nur beim Test selbst. Schulanfänger mit ähnlichen Testpunktwerten besitzen in verschiedenen Schulen und manchmal sogar in Parallelklassen derselben Schule ganz unterschiedliche Erfolgschancen.

Schulreifetests – unsicher im unteren Skalenbereich

Vor allem im unteren Skalenbereich, also wenn es wirklich darum geht, ob ein Kind als schul- oder als nicht schulfähig beurteilt wird, liefern Schulreifetests besonders unsichere Ergebnisse. Nur bei 53 Prozent der Kinder, die als nicht schulfähig eingestuft wurden, entsprach die ungünstige Prognose tatsächlich einem späteren schulischen Misserfolg. Die Erfolgsprognosen waren hingegen wesentlich aussagekräftiger: Kinder, denen die Schulfähigkeit bescheinigt wurde, hatten in 89 Prozent der Fälle keine Probleme in den ersten beiden Schuljahren.

Ein Hauptargument gegen Tests zur Feststellung der Schulfähigkeit betrifft jedoch die Testsituation selbst. Denn wie ausgefeilt diese Tests auch sind – ihr Ergebnis bezieht sich immer auf einen bestimmten Tag, eine bestimmte Stunde und eine bestimmte Verfassung eines Kindes. Wenn ein Kind vor Angst nicht einmal mehr seine Adresse weiß, wenn es gerade heute keine Lust hat, auf einem Bein zu hüpfen, wenn ihm der Mann oder die Frau da eher komisch vorkommt, so misst der Test etwas anderes als er vorgibt: nämlich, wie ein Kind in einer einmaligen aufregenden Situation reagiert, aber nicht mehr.

Schulreifetests sinnvoll einsetzen

Sinnvoll ist es, Einschulungstests dazu zu verwenden, um mögliche Störungen oder Entwicklungsrückstände zu erkennen. Sie liefern zum Beispiel Informationen darüber, in welchen Bereichen ein Kind eventuell gezielte Förderung braucht. Vor allem solche Tests, die schon im Vorschulalter, also etwa im Kindergarten, eingesetzt werden, können helfen, vielleicht schon vor der Einschulung und unabhängig von ihr geeignete Förder- und Hilfsmaßnahmen in die Wege zu leiten.

Im „Duisburger Vorschul- und Einschulungstest" zum Beispiel können bei Kindern zwischen vier und sieben Jahren allgemeine und spezielle Schwächen erkannt werden, sodass früh mit ausgleichenden individuellen Fördermaßnahmen begonnen werden kann. Auch im Bereich der Sprachentwicklung haben solche vorschulischen Tests einen Sinn. Die für diesen Bereich am häufigsten verwendeten Tests (der Lautbildungstest und der Lautunterscheidungstest, beide für Vorschulkinder) liefern schon Hinweise, die ein gezieltes Training der Fähigkeiten ermöglichen, die gemäß Testergebnis noch nicht altersentsprechend entwickelt sind.

Schulfähigkeitstests können auch Anhaltspunkte für die Gestaltung des Anfangsunterrichts geben. Sie können also, wenn die Schule sich damit richtig auseinander setzt, eine wesentliche Voraussetzung für optimalen, weil dem Kind angemessenen und angepassten Unterricht darstellen.

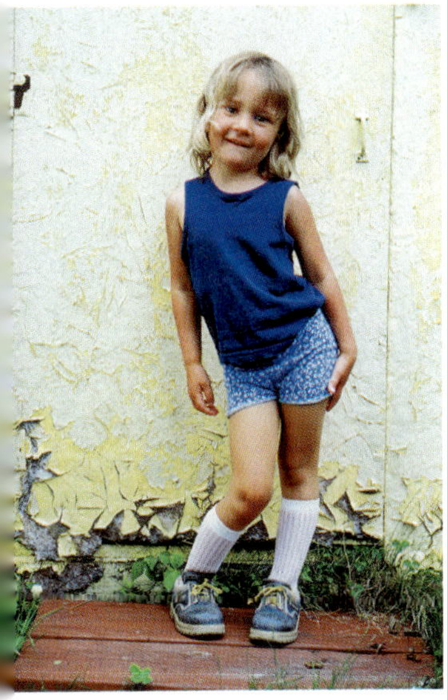

Ist unser Kind schulreif? Entscheidungshilfen für die Eltern

Die immer flexiblere Kann-Regelung (→ Seite 71) macht es Eltern nicht leicht. Denn heute sind sie ja nicht nur dann angesprochen, wenn ihr Kind „um den Stichtag herum" sechs Jahre alt wird. Vielmehr geht es inzwischen in vielen Bundesländern um fast zwei Jahre möglicher Einschulungstermine. Zurückgestellte Kinder sind an ihrem ersten Schultag vielleicht schon acht Jahre und treffen auf Kinder, die erst im Laufe des ersten Schuljahres sechs Jahre alt werden, also im Winter, wenn es um die Frage der Einschulung geht, noch vierjährig sind. Auch wenn gerade bei Zurückstellungen, aber auch bei „vor-vorzeitigen Einschulungen" in der Regel die Schulleitung der infrage kommenden Schule die letzte Entscheidung trifft – die Verantwortung für die erforderlichen Schritte zur Einschulung liegt bei den Eltern. Sie sind es, die den Antrag auf eine vorzeitige Einschulung oder Zurückstellung einreichen müssen.

Wer kann mich beraten?

1. Der Kinderarzt

Die neunte der kostenlosen Vorsorgeuntersuchungen, die U 9, dient dazu, noch vor der Schulanmeldung genau abzuklären, ob Ihr Kind sich bis dahin gesund entwickelt hat. Sollten Sie – wie leider viele Eltern – diese letzte Vorsorgeuntersuchung, die zwischen dem 60. und 64. Monat Ihres Kindes stattfinden sollte, vergessen haben, holen Sie sie nach! Auch jetzt noch kann Ihr Kinderarzt mögliche Entwicklungsverzögerungen und Krankheiten erkennen und mit Ihnen Fördermöglichkeiten besprechen.

Besonders wichtig ist die U 9, wenn Sie eine vorzeitige Einschulung Ihres Kindes wünschen. Denn bei der U 9 geht es ja genau darum: Hat ein Kind in den ersten fünf Jahren seines Lebens, im Elternhaus und im Kindergarten, die körperlichen und geistigen, die sozialen, emotionalen, sprachlichen Fähigkeiten erwerben und entwickeln können, die es braucht, um ein Schulkind zu werden. Ihr Kinderarzt wird mit Ihnen anhand der dort vorgegebenen Themenbereiche abklären, ob Ihr Kind die „Meilensteine" (→ Seite 13) auf seinem Entwicklungsweg passiert hat, die es vor der Einschulung hinter sich lassen muss – und wenn nicht: wie und wodurch es die Förderung erhalten kann, die es braucht. Dabei ist er wesentlich auf Sie und Ihre Informationen angewiesen. Bereiten Sie sich also vor auf den Termin und beobachten Sie Ihr Kind.

Fragen, die Sie sich also noch einmal stellen sollten

- **Zur motorischen Entwicklung**
Kann sich unser Kind sicher und gewandt bewegen? Kann es von einem Hocker herunterspringen? Kann es Dreirad fahren, oder hat es Schwierigkeiten, gleichzeitig zu treten und zu steuern? Kann es Bälle fangen? Hat es Schwierigkeiten beim Treppensteigen? Wie hält es den Stift?
- **Zur Hand-Augen-Koordination**
Wie und was malt unser Kind? Sind Gegenstände zu erkennen? Kann es mit einer Schere umgehen? Bastelt es gern? Kann es ein vorgezeichnetes Bild ausmalen, ohne allzu sehr überzumalen?
- **Zur Konzentrationsfähigkeit**
Hört unser Kind beim Vorlesen und Erklären zu? Kann es Bilderbücher mit Ausdauer betrachten? Richtet es seine Aufmerksamkeit auch auf Details eines Bildes? Kann es ausdauernd über einen längeren Zeitraum auch allein spielen (etwa 20 bis 30 Minuten)?
- **Zur sprachlichen Entwicklung**
Spricht unser Kind deutlich ohne zu nuscheln, zu stottern oder zu stammeln? Spricht es „richtig", das heißt in ganzen Sätzen ohne grobe grammatische Fehler (verwendet es Einzahl und Mehrzahl, Vergangenheit und Gegenwart)? Kann es eine altersgemäße Geschichte, die ihm vorgelesen oder erzählt wird, verstehen und noch einmal – mit Anfang, Handlung und Schluss – erzählen? Kann es ein Gespräch im Zusammenhang wiedergeben? Kann es verständlich erzählen, was es heute früh im Kindergarten erlebt hat?
- **Zum Verhalten**
Kann unser Kind Anregungen, Anforderungen annehmen oder verweigert es diese meist? Ist unser Kind auffällig schüchtern, scheu und ängstlich anderen Personen, aber auch Tieren, neuen Situationen und Räumen gegenüber? Ist es auf Rituale im täglichen Ablauf angewiesen? Kann es sich auch ohne uns in fremden Situationen bewegen?
Ist unser Kind auffällig aggressiv gegenüber anderen Kindern? Wie kann es Frustrationen verkraften?
- **Zur sozialen Integration**
Geht unser Kind gern in den Kindergarten? Wie verläuft der Abschied? Ist unser Kind im Kindergarten integriert oder isoliert? Hat es bestimmte Freunde? Kann es sich an gemeinsamen Spielen beteiligen, die das Beachten von Regeln erfordern? Kann es diese Regeln verstehen, akzeptieren und einhalten? Kann es die Gefühle anderer verstehen und darauf eingehen?

2. Die Erzieherinnen und Erzieher des Kindergartens

Vor allem für die Beantwortung der letzten Fragen sind Sie auf die Beobachtung der Erzieher Ihres Kindes aus dem Kindergarten angewiesen. Nur sie können eigentlich beurteilen, wie sich Ihr Kind in einem Raum außerhalb der Familie bewegt. Nur seine Erzieherin, die es ja nun schon lange kennt, konnte verfolgen, wie es immer besser gelernt hat, auch ohne Sie auszukommen und Kontakte zu schließen. Sie weiß, ob und wie es in einer Gruppe klarkommt und sie weiß, wie es auf altersentsprechende Aufgaben, zum Beispiel das inzwischen häufig belächelte Basteln, reagiert. Sie konnte beobachten, ob Ihr Kind die Arbeitsanleitungen versteht, ob es seine Arbeit konzentriert und mit Eifer erledigen kann, dabei auch die nötige Ausdauerbereitschaft zeigt, sie fertig zu stellen und dann stolz auf sein Werk sein kann. Deshalb ist ein Gespräch mit den Erziehern durch nichts zu ersetzen. Keiner kann so gut wie diese verlässliche Aussagen machen über die Schulbereitschaft Ihres Kindes, die ja vor allem die emotionale und soziale Entwicklung meint.

Beobachtung kontra Test

Um das Problem, das eine einmalige Testsituation bedeutet, auszuschalten, wurden zum Beispiel vom Staatsinstitut für Frühpädagogik in München zwei Beobachtungsbögen zum einen zur Erfassung von Entwicklungsrückständen und Verhaltensauffälligkeiten bei Kindergartenkindern (BEK) zum anderen zur Erfassung von Sprachverhalten und Interesse an Sprache bei Migrantenkindern (SISMIK) entwickelt. Sie erleichtern das Gespräch der Erzieherinnen mit den Eltern und die Wahl der möglicherweise notwendigen Fördermaßnahmen.

3. Die „Schule"

Fragen an die zukünftige Schule Ihres Kindes sind nicht weniger wichtig. Deshalb: Versuchen Sie, möglichst viel über diese in Erfahrung zu bringen. Nur so können Sie sich ein Bild von den zu erwartenden Lern- und Entwicklungsbedingungen Ihres Kindes machen. Vielleicht gibt es eine Broschüre oder eine Homepage, durch die sich „Ihre" Schule vorstellt. Besuchen Sie schon das diesjährige Schulfest oder den Tag der offenen Tür. Vielleicht können Sie dabei bereits Kontakt zu den Lehrkräften oder anderen Schulkindeltern aufnehmen. Vielleicht erfahren Sie im Gespräch mit „alten" Eltern oder auch schon den Lehrern, welche Form des Eingangsunterrichts (→ Seite 70) praktiziert wird, wie viel „Schulfähigkeit" von einem Schulneuling in dieser Schule erwartet wird. Fragen Sie danach, was mit Kindern geschieht, die langsamer lernen. Erfahren Sie qualifizierte Förderung? Sie werden sich sicher auch die Schule, den Pausenhof anschauen. Kann sich ein kleineres Kind dort wohl fühlen? Wie groß sind die Klassen, wie weit ist der Schulweg?

Und nicht zuletzt: Wer sind seine Klassenkameraden? Gibt es schon Hinweise auf die zukünftige Altersstruktur der Klasse, das heißt, wird Ihr Kind das einzige „Kleine", das einzige „Große" sein? Kommen seine Freunde aus dem Kindergarten oder vom

Spielplatz mit ihm in dieselbe Schule? Wird es Nachbarskinder treffen, mit denen es bald seinen Schulweg gemeinsam bewältigen kann?

4. Die Familie

Auch sich selbst als Familie sollten Sie einige Fragen stellen: Welche Rahmenbedingungen bieten wir unserem Kind zur Zeit seines Schulstarts, beziehungsweise – wenn wir uns gegen eine frühere Einschulung entscheiden oder sogar eine Zurückstellung ins Auge fassen müssen – in dem Jahr, das wir ihm noch „gönnen“? Was ändert sich durch eine frühere Einschulung im Lebensrhythmus unseres Kindes? Wie ändern sich zum Beispiel Schlaf-, Aufsteh- und Essenszeiten? Was wird in unserem Alltag als Familie anders? Sind wir darauf vorbereitet? Wer sorgt für eine verlässliche Betreuung? Welche Unterstützung, welche Anregung, welche Erfahrungen können wir unserem Kind bieten? Dazu gehört auch die Frage: In welcher familiären Situation wird unser Kind die Einschulung gerade zu diesem Zeitpunkt meistern müssen? Schwere Krankheiten, Streit, Trennungen, die Familie belastende berufliche Veränderungen sind Stressfaktoren, die ein Kind nicht so einfach wegsteckt und die einen unbeschwerten Start unmöglich machen. Und als wichtigste Frage überhaupt: Warum möchten wir eigentlich unser Kind früher, beziehungsweise später einschulen?

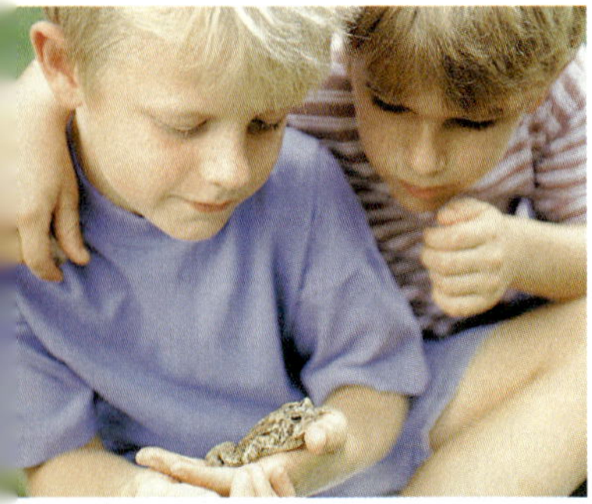

Lieber noch ein Jahr spielen lassen ...

Von etwa 1980 bis ins Jahr 2000 stieg das Einschulungsalter stetig an – und nicht nur deswegen, weil rund 10 Prozent der Kinder eines Jahrgangs wegen mangelnder Schulfähigkeit zurückgestellt wurden. Auch viele Eltern neigten dazu, lieber abzuwarten und ihrem Kind eine längere „Schonfrist“ vor dem Beginn des „Ernst des Lebens“ einzuräumen. Viele Gründe mögen dafür eine Rolle gespielt haben. Sicher gehörten auch gesellschaftliche dazu: Frühe Einschulung war in dieser Zeit, wenn überhaupt möglich, eher die Ausnahme und galt als elitär. Auch der Unterricht setzte weit mehr auf ältere Schüler und deren Schulfähigkeiten, die sie im Vorfeld (zu Hause und im Kindergarten) erworben hatten. Inzwischen hat man – siehe die geplanten und stattfindenden Reformen – die Messlatte für Schulanfänger um einiges tiefer gehängt. Immer mehr setzt sich die Einsicht durch, dass ein großer Teil der damals geforderten Schulfähigkeit auch erst in der Schule erworben wird.

Trotzdem gibt es Eltern, die ihrem sechsjährigen Kind die Schule und alles was dazugehört, noch nicht zutrauen oder nicht zumuten wollen. Vielleicht haben diese Eltern selbst schlechte Erfahrungen mit der Schule gemacht und wollen diese ihrem Kind ersparen. Vielleicht fällt ihnen die Trennung von ihrem Kind so schwer, dass sie es noch nicht loslassen können. Vielleicht sind sie jedoch auch ausgesprochen ehrgeizig. Sie wollen mit der Einschulung warten, bis ihr Kind besonders aufnahmebereit ist, damit es dann umso bessere Leistungen erbringen kann.

Für manche Kinder mag das Abwarten vielleicht sinnvoll sein – eben für diejenigen, deren Schulfähigkeit infrage steht. Für alle anderen Kinder jedoch kann eine verspätete Einschulung negative Auswirkungen haben. Denn dem Kind werden Entwicklungsanreize vorenthalten, die gerade jetzt altersgemäß sind. In einem solchen Fall übertragen Eltern ihre eigenen Ängste, Wünsche, Fantasien und Hoffnungen auf das Leben der Kinder, für die der Schuleintritt eben auch das ist: Der Beginn eines selbstständigen Lebens, in dem sie sich immer eigenständiger mit ihrer Umwelt auseinander setzen müssen, können und auch wollen!

... oder früher einschulen?

Die Zahl der Eltern, die ihr Kind früh und immer früher einschulen wollen, steigt jedoch gerade in den letzten zwei, drei Jahren stetig. Die Früheinschulung hat inzwischen auch ihr Elite-Image für besonders begabte Kinder oder besonders ehrgeizige Eltern verloren – sicher auch eine Folge des „PISA-Schocks".

Tatsächlich gibt es Kinder, denen es im Kindergarten langweilig wird. Sie haben ohne spezielles Training schon lange begonnen, sich Buchstaben und Zahlen herauszusuchen, fangen vielleicht sogar schon an zu lesen und spielen begeistert Monopoly, wobei sie ohne weiteres mit großen Geldmengen umgehen können. Eltern solcher Kinder machen sich mit Recht Gedanken, ob ihr Kind durch ein weiteres Jahr im Kindergarten nicht unterfordert ist, was bekanntlich ebenso negative Wirkungen haben kann wie eine ständige Überforderung. Sie können sich dabei auf die neuen Ergebnisse der Hirnforschung berufen, die die große Bedeutung von Lernprozessen gerade im Vorschulalter untermauern. Auch die Entwicklungspsychologie betont, dass Kinder im Vorschulalter eine nie geahnte und leider oft nicht weit ins Grundschulalter andauernde Lernbegeisterung, Neugier und eine riesige Lernkapazität aufweisen.

Aber auch bei diesen hochmotivierten Kindern ist eine kinderärztliche oder schulpsychologische Beratung sinnvoll und in der Regel Bedingung. Wichtig ist diese Untersuchung vor allem deshalb, weil der Schulalltag nicht nur intellektuelle Fähigkeiten voraussetzt. Ein Kind, das vielleicht schon lesen und rechnen kann, muss auch körperlich in der Lage sein, einen langen Schultag durchzustehen, und es muss emotional und sozial mit Sechs- bis Siebenjährigen mithalten können. Versuchen Sie einmal sich auszumalen, wie der Altersunterschied zu den Klassenkameraden, der ja bis zu zwei Jahren betragen kann, in einigen Jahren, zum Beispiel bei Eintritt in die Pubertät, aussehen wird. Für manche Kinder ist es nicht leicht zu verkraften, immer die Kleinsten und Kindlichsten zu sein, auch wenn sie leistungsmäßig und intellektuell sehr wohl mit den anderen mithalten können.

Studien, die nachdenklich machen

Einer ganz neuen, groß angelegten britischen Studie zufolge, die Emotionen, Sozialverhalten und Freundschaften von mehr als 10 000 Kindern untersuchte, sind es vor allem die Jüngsten einer Klasse, die an psychischen Problemen leiden – und zwar nicht nur aus Sicht der Eltern und Lehrer. Dies ergab auch die Befragung der Schülerinnen und Schüler selbst.

Eine deutsche Untersuchung zeigte, dass unter den Schülern, die im Laufe ihrer Schulkarriere – in den meisten Fällen schon in den ersten vier Jahren – einmal ein Jahr wiederholen mussten, die Anzahl der Frühstarter dreimal so hoch war wie die der normal eingeschulten Kinder. Diese Frühstarter sind dann, wenn sie die Schule einmal verlassen, nicht jünger als ihre altersgemäß eingeschulten Klassenkameraden, mussten aber die Kränkung, die ja ein Wiederholen-Müssen im Allgemeinen mit sich bringt, verkraften.

Nicht „schulfähig“ – was nun?

Trotz des rückläufigen Trends bei der Anzahl der vom Schulbesuch zurückgestellten Kinder werden doch jedes Jahr nicht wenige Sechsjährige entweder als nicht schulfähig oder nur bedingt schulfähig eingestuft. Bestehen berechtigte Zweifel an der Schulfähigkeit eines dem Alter nach schulpflichtigen Kindes, gilt es herauszufinden, welche Schwierigkeiten es hat und warum es sie hat.

Sprechen Sie auf jeden Fall mit dem Rektor, dem Lehrer, den Erziehern im Kindergarten, also mit denjenigen, die Zweifel an der Schulfähigkeit geäußert haben. Sinnvoll ist in manchen Fällen auch eine schulpsychologische Einzeluntersuchung, die Hinweise dafür liefern kann, ob es sich um Verzögerungen im Bereich des Denkens oder der Motorik, um eine noch zu kindliche Arbeitshaltung oder um Schwierigkeiten im zwischenmenschlichen Bereich handelt.

Besonders wichtig ist es nun, die Erfahrung und das Wissen der Erzieher des Kindergartens, Schulkindergartens oder der Vorschule zu nutzen. Sie kennen Ihr Kind mindestens ein Jahr und können es bei vielen Gelegenheiten beobachten, sei es bei der Bewegung, bei sozialen Auseinandersetzungen, sei es beim Basteln, Malen oder Bauen. Dadurch dass sie täglich mit Ihrem Kind zusammen sind und auch mit vielen anderen gleichaltrigen Kindern Erfahrung haben, können sie am besten beurteilen, wo Ihr Kind noch Schwierigkeiten hat und ob es auf einem Gebiet besondere Hilfe braucht. Gehen Sie diesem Hinweis nach! Verlieren Sie nicht kostbare Zeit in der Hoffnung, das Problem „werde sich schon auswachsen".

Gemeinsam mit den Erziehern können Sie gezielt die Problembereiche Ihres Kindes ausfindig machen, und dann eventuell weitere Hilfen in Anspruch nehmen.

- Dies kann zum Beispiel der Fall sein, wenn Ihr Kind im Gegensatz zu anderen nicht in der Lage ist, stillzusitzen, sich auf eine Aufgabe zu konzentrieren, Ausdauer zu beweisen oder sich an Regeln und Ordnungen zu halten (→ Seite 136).
- Das kann aber auch notwendig sein, wenn Ihr Kind in seiner Bewegungssicherheit und Bewegungsfreude eingeschränkt ist, wenn es im Allgemeinen tollpatschig oder in einzelnen Bewegungsabläufen besonders ungeschickt ist.
- Ihr Kind braucht auch Hilfe, wenn ihm altersgemäßes Sprechen noch schwer fällt, wenn es immer noch deutliche Fehler in Grammatik oder Aussprache macht.

Ebenso wichtig ist eine weitere kinderärztliche Untersuchung. Vielleicht hat schon die U9 (→ Seite 13) eine Entwicklungsverzögerung in einem oder mehreren Bereichen vermuten lassen oder ein „Risiko" für die bevorstehende Schullaufbahn Ihres Kindes erkennen lassen. Beim erneuten Termin wird sich der Kinderarzt noch einmal einen Überblick über die bisherige körperliche und psychische Entwicklung Ihres Kindes verschaffen. Hat er den Eindruck, dass die Probleme Ihres Kindes eher im Bereich der Bewegung und ihrer Koordination liegen, wird er seine Empfehlungen nach dem Schweregrad der Beeinträchtigung richten. Da er durch die vielen Kinder, die er täglich sieht, einen guten Vergleichsmaßstab hat, kann er meist auch ohne aufwendige Tests den Stand der motorischen Entwicklung beurteilen. Zum Beispiel stellt er vergleichend fest, wie Ihr Kind den Einbeinstand beherrscht, ob wacklig oder mit sicherer Gleichgewichtskontrolle.

Er kann meist auch abwägen, ob die Unsicherheit vielleicht nur auf extremen Bewegungsmangel (wegen beengter Wohnverhältnisse, schwieriger Nachbarn, häufigem Kranksein, aber auch fehlender Spielmöglichkeiten ohne Kindergartenplatz) zurückzuführen ist. Hier kann dann manchmal der Rat ausreichen, dem wenig geübten Kind mehr Spiel- und Auslaufmöglichkeiten zu verschaffen oder ihm eine Kinderturngruppe, eine Gymnastik- oder Tanzgruppe schmackhaft zu machen, in der es spielerisch mit anderen zusammen ein sicheres Körpergefühl, ein neues Verständnis für seine eigenen Bewegungsabläufe und die Rhythmik seiner Bewegungen lernen wird.

Manchmal ist jedoch auch eine eingehende entwicklungsneurologische Untersuchung notwendig.

Werden dabei weiter reichende Störungen der Bewegungskoordination, der Gleichgewichtskontrolle, der Hand-Augen-Koordination deutlich, überweist der Kinderarzt meist an Physiotherapeuten (Krankengymnasten, Bewegungstherapeuten) oder Ergotherapeuten (Beschäftigungstherapeuten).

Bei schwerwiegenderen Problemen der Sprache und des Sprechens wird der Kinderarzt einen Logopäden hinzuziehen. Diese können entscheiden, ob die Sprach- und Sprechprobleme Ausdruck einer Entwicklungsverzögerung sind oder ob sie organische Ursachen haben (etwa Störungen im Zusammenspiel der Muskeln und Nerven oder organische Fehlbildungen der Sprechwerkzeuge oder des Gehörs). Sie können auch klären, ob sie auf psychische Konflikte oder auf Probleme der motorischen Koordination hinweisen. Logopäden untersuchen die Sprache Ihres Kindes genau und werden dann mit Ihnen ihre Befunde besprechen und vielleicht eine entsprechende Therapie oder gezielte Übungen vorschlagen. Nicht immer wird es nötig sein, dass logopädische Fachkräfte diese Therapie selbst durchführen. Oft reicht es aus, wenn sie Ratschläge und Empfehlungen ausarbeiten, die Sie dann verwenden können.

Nie jedoch wird der Kinderarzt eventuelle körperliche Auffälligkeiten losgelöst von der gesamten Persönlichkeit Ihres Kindes betrachten können. Ausgangspunkt und Grundlage der weiteren Beratung und Empfehlung wird also das Gespräch mit Ihnen sein. Sie sind es, der dem Arzt die entscheidenden Hinweise geben kann. Wie erleben Sie Ihr Kind? Was fällt Ihnen auf? Worauf wurden Sie von Erziehern beispielsweise hingewiesen? Und nicht nur diese Information braucht Ihr Kinderarzt, um Ihrem Kind zu helfen. Für seine weitere Vorgehensweise – sei es, dass er selbst eine bestimmte Behandlung vorschlägt, sei es, dass er Sie und Ihr Kind an andere Fachleute weiterverweist – muss er sich ein Bild vom Leben Ihres Kindes in der Familie machen können. Verstehen Sie sich also selbst als Mitarbeiter und vermitteln Sie diese Einstellung auch Ihrem Kind. Denn es soll ja nicht „Gegenstand" irgendwelcher Maßnahmen werden, sondern aktiv daran beteiligt sein.

TIPP

Das Jahr nicht verschenken!

Um welches Problem es sich auch handelt – nie sollte dieses „geschenkte Jahr" einfach „ausgesessen" werden! Gerade Spätentwickler brauchen jetzt viele Anregungen und Möglichkeiten, mit anderen Kindern zusammen zu sein, zu spielen, sich zu bewegen und auf die ihnen gemäße Art zu lernen. Denn das Ziel, Kinder vor schulischen Misserfolgen zu bewahren, wird in den meisten Fällen durch die Zurückstellung allein nicht erreicht.

Noch einmal: Schulfähigkeit als Entwicklungsaufgabe

Dass Entwicklungsaufgaben immer ein Zusammenspiel sind zwischen Reifung, Entwicklung und Anforderungen, die die Gesellschaft stellt, wird an den Beispielen Schulfähigkeit und Schulbereitschaft besonders deutlich. Denn genau genommen geht es dabei darum, ob ein Kind aller Voraussicht nach die Aufgaben erfüllen kann, die „seine" Schule, in die es eingeschult wird, an es stellen wird, und ob es sich an das soziale Leben „seiner" Schule anpassen kann. Und Eltern (und Schulärzte, Rektoren und Lehrer), die sich fragen, ob ein Kind schulfähig und schulbereit ist, tun eigentlich nichts anderes, als sich zu überlegen: Hat es die vielen „Meilensteine" (→ Seite 13), die man passieren muss, um ein Schulkind werden zu können, schon hinter sich gelassen? Und hat es die Entwicklungsaufgaben des Vorschulalters gemeistert, damit es die nächste große Entwicklungsaufgabe des Schulbeginns in Angriff nehmen kann?

Welche Schule für unser Kind?

Grundsätzlich hat jedes Kind in Deutschland seine Schule. Denn jede Grundschule hat ein festgelegtes Einzugsgebiet. Dieses wurde meist so gewählt, dass für alle Kinder ein zumutbarer Schulweg möglich ist. Natürlich spielen auch statistische Gründe bei den Grenzziehungen eine Rolle (zum Beispiel: Wie viele Kinder welchen Alters leben in einem Einzugsgebiet?). Eltern und Kinder haben deshalb im Allgemeinen wenig Möglichkeiten, eine Schule auszuwählen. Dennoch können im Einzelfall Kinder auf Antrag (meist bei der zuständigen Schule – informieren Sie sich bei Ihrem Schulamt) auch in eine andere Schule eingeschult werden. Häufige Anlässe für solche Anträge sind der Arbeitsort der Eltern, der Wohnort der Großeltern oder Tagesmütter, die die Kinder nach der Schule betreuen, oder auch enge Bindungen zu Kindergartenfreunden.

Ein weiterer Grund für Eltern, eine andere Schule vorzuziehen, ist, dass sie die zuständige Schule nicht für gut genug halten. Sei es aus baulichen Gründen, wegen eines ungünstigen Schulwegs oder weil die Schule – warum auch immer – keinen guten Ruf hat.

Tatsächlich sind gute bauliche Voraussetzungen der Schulräume, der gesamten Anlage mit Pausenhof und Spielmöglichkeiten, aber auch die Klassengröße, die ein Kind erwartet, von großer Bedeutung für einen gelungenen Schulstart. Auch der Schulweg, den ein Kind nun viele Male gehen wird, kann zu Recht die Wahl einer Schule beeinflussen. Haben Sie dagegen nur ganz allgemein gehört, gerade Ihre Schule habe einen „schlechten Ruf", empfiehlt es sich grundsätzlich, den „Ruf" nie losgelöst vom „Rufer" zu registrieren und selbst noch einmal kritisch zu überprüfen. Zum Beispiel, der Ruf, eine Schule leide an ihrem großen Ausländeranteil: Sind Sie sicher, dass Sie wissen, was damit gemeint ist? Wer definiert dieses „Leiden"? Ein anderer Ruf kann sein, sie sei zu leistungsorientiert, oder umgekehrt, sie bringe den Kindern nichts bei: Wie und durch wen kam dieser Ruf zustande? Können Sie wirklich davon ausgehen, dass Ihre Erwartungen an den Schulalltag Ihres Kindes unbedingt den Vorstellungen anderer Eltern, die den Ruf verbreiten, entsprechen?

Schule ist nicht gleich Schule

Einige Schulen bieten mittlerweile andere Unterrichtsformen beziehungsweise eine von den Regelschulen abweichende Organisation des Schulalltags an. Gerade jetzt, wo in allen Bundesländern neue Modelle der Einschulungsphase erprobt werden, können sich auch Schulen innerhalb einer Gemeinde oder sogar Klassen innerhalb einer Schule grundsätzlich in ihrer Gestaltung des Erstunterrichts unterscheiden, seien sie nun Modellschulen oder einfach Schulen, deren Schulleiter und das Kollegium pädagogisch andere Wege des Grundschulunterrichts gehen.

PISA und die Ganztagsschule

Die PISA-Studie weist nach, dass in der Bundesrepublik stärker als in anderen Ländern der Bildungserfolg von der sozialen Herkunft abhängt. Schüler, die von zu Hause nicht gefördert werden, lernen einfach weniger, wenn dies in der Schule nicht ausgeglichen wird.

Die Ganztagsschule, die in vielen der Länder, die bei PISA besser abgeschnitten haben als Deutschland, die Regel ist, scheint hier die Lösung zu sein. Sie soll die Förderung der gefährdeten Schüler auch am Nachmittag, den sie ansonsten vielleicht zum Beispiel vor dem Fernseher verbringen würden, sichern. Unter anderem auch deshalb will die Bundesregierung jetzt ein Programm „Zukunft, Bildung und Betreuung" für vier Milliarden Euro auflegen. Damit sollen bis 2007 insgesamt 10 000 Schulen baulich so verändert werden, dass sie als Ganztagsschulen nutzbar sind.

Auch viele Bundesländer weiten – immer unter Berufung auf PISA – jetzt ihr Angebot an „Ganztagsschulen" aus – ganz im Trend der bundesdeutschen Bildungspolitik seit 2001. Leider entpuppten sich bisher jedoch zahlreiche dieser vielversprechenden Projekte als Mogelpackung. Denn: Anders als in vielen anderen erfolgreicheren Ländern Europas scheint bei uns trotz des Etiketts Ganztagsschule häufig eher eine Ganztagsbetreuung gemeint. Diese kann zwar die Vereinbarkeit von Beruf und Familie erleichtern. Über deren spezifische Fördereffekte bestehen jedoch reichlich Zweifel.

Hierzu gehören auch Schulen, die Kinder mit Behinderungen (meist körperlichen, in selteneren Fällen auch geistigen Behinderungen) in den normalen Schulalltag integrieren und auf diese Weise sowohl den behinderten als auch den nichtbehinderten Kindern gemeinsame Lernerfahrungen ermöglichen. Viele Eltern haben inzwischen erkannt, dass nicht nur Kinder mit Behinderungen von dieser Integration profitieren. Unabhängig vom sozialen Lernen, das Kindern mit und ohne Handicap hier ermöglicht wird, bietet auch die gute Ausstattung und der günstige Lehrer/Schüler-Schlüssel an solchen Schulen allen Kindern die Chance, gut zu lernen.

Es gibt auch Schulen, die schon in den ersten Jahren verstärkt auf musischem Gebiet arbeiten, und solche, die ausdrücklich einen anderen Umgang mit Hausaufgaben, Zensuren und Rahmenplänen pflegen oder grundsätzlich einem bestimmten pädagogischen Konzept verpflichtet sind. Und es gibt immer mehr auch Schulen, die entweder als Ganztagsschule im eigentlichen Sinn, als Ganztagsgrundschule in offener Form, als verlässliche Halbtagsschule (→ Seite 95) konzipiert sind oder wahlweise einen Mittagstisch mit anschließender (Hausaufgaben)-Betreuung anbieten.

Ganztagsschulen und ihre Qualitätsunterschiede

Vor allem berufstätige Eltern lassen die Versprechen von Bund und Ländern, den Ausbau von Ganztagsschulen voranzutreiben, hoffen. Denn die in Deutschland immer noch vorherrschende Organisationsform der Halbtagsschule, die vielerorts nicht einmal „verlässlich" ist (dies der Fachausdruck für eine Halbtagsschule, die wenigstens die Betreuung am Vormittag garantiert), in Verbindung mit einem Mangel an Hort- und Kitaplätzen macht es Eltern ganz schön schwer, Beruf und Familie ohne großen finanziellen und organisatorischen Aufwand zu vereinbaren.

Eltern eines Schulanfängers heute können immer noch von sehr viel Glück reden, wenn sie die Möglichkeit haben, ihr Kind in einer Ganztagsschule anzumelden. Und nicht immer entspricht dann das, was geboten wird, dem, was der Begriff der Ganztagsschule eigentlich verspricht. Denn nicht jede Schule mit Essensausgabe, Unterricht und Freizeitaktivität am Nachmittag verdient diesen Namen, vor allem, wenn man damit Chancengleichheit und Förderung im Sinne von PISA (→ Kasten links) erreichen will. Der Ganztagsschulverband e. V. hat deshalb klare Kriterien dafür aufgestellt, wie eine echte Ganztagsschule auszusehen hat:

- Die Schule sollte an mindestens vier Wochentagen mindestens sieben volle Stunden Lern- und Freizeit-Angebote machen.

- Vormittag und Nachmittag sollten ein gemeinsames Konzept aufweisen.
- Erweiterte Lernangebote und individuelle Fördermaßnahmen, Hausaufgaben und Freizeitaktivitäten sind in die Konzeption mit eingebunden.
- Es gibt täglich ein warmes Essen.
- Es stehen geeignete Räume in ausreichender Zahl für den Ganztagsbetrieb zur Verfügung.
- Die dafür notwendige personelle und finanzielle Ausstattung ist gesichert.
- Alternative Unterrichtsformen, wie zum Beispiel Projektarbeit werden ermöglicht. Soziales Lernen wird begünstigt.
- Alle Angebote werden von der Schule verantwortet.

Neben dieser „echten" Ganztagsschule, gibt es jedoch viele weitere Organisationsformen und schulische Betreuungsmöglichkeiten, die je nach Bundesland unterschiedlich strukturiert werden. Man unterscheidet hier zum Beispiel

- „Ganztagsschule in gebundener Form": Sie entspricht ungefähr dem, was der Ganztagsschulverband fordert: Schulische Angebote und Freizeitaktivitäten sind über den ganzen Tag verteilt, die Teilnahme ist für alle Schüler verpflichtend.
- Offene Ganztagsschule: Die verpflichtenden Schulfächer sind auf den Vormittag beschränkt. Es gibt offene Ganztagsschulen, die jeden Tag Nachmittags- und Hausaufgabenbetreuung anbieten und solche, die nur an einigen Tagen in der Woche eines dieser genannten erweiterten Angebote zur Verfügung stellen. (Übrigens: Die Kriterien der Kultusministerkonferenz für Ganztagsschulen verlangen auch nur an mindestens drei Tagen in der Woche die Öffnung für mindestens sieben Stunden!)

TIPPS

Passt? Wackelt? Und hat Luft?

- Fragen Sie bei der Anmeldung Ihres Kindes genau nach, was sich denn hinter dem jeweiligen Etikett Ihrer Schule verbirgt. – Oft sind Schulen, die sich nun plötzlich vollmundig zur Ganztagsschule erklärt haben, baulich dafür gar nicht geeignet. Es fehlt an Auslauf- und an Rückzugsmöglichkeiten für die Kinder. Und auch der Personalschlüssel wurde mit der Umetikettierung kaum verändert.
- Klären Sie aber auch, was für Sie und Ihr Kind eigentlich am besten ist. Nicht jede Familie profitiert von einer gebundenen Ganztagsschulorganisation. Manche Kinder und Familien legen Wert auf mehr Flexibilität. Musikstunden, der Sportverein und spontane Verabredungen mit Freunden haben einen hohen Stellenwert – und sind, da nicht beide Eltern ganztägig beruflich außer Haus sind, auch gut zu organisieren. In diesem Fall sind offene Formen, die mehr Freiraum bieten, vielleicht besser. Achten Sie aber auch hier darauf, dass alles stimmt, die Organisation, die Räume, das Essen und das Personal.

Die Qual der Wahl?

Ganztagsschule oder nicht, jahrgangsübergreifender Unterricht oder nicht? – Solche Unterschiede können natürlich ein wichtiges Kriterium dafür sein, eine andere als die zuständige Schule vorzuziehen. Leider – aber unter organisatorischen Aspekten einleuchtend – ist dies nicht so einfach. Eltern, die ihr Kind nicht auf „seine" Schule schicken wollen, müssen unter Angaben von individuellen Gründen, also Gründen, die nicht auch viele andere Kinder für sich in Anspruch nehmen können, einen Antrag bei der zuständigen Schulbehörde stellen. Gründe, die sich aus der gewählten oder abgelehnten Schule selbst ergeben, werden im Allgemeinen nicht anerkannt.

Wahlmöglichkeiten an Ihrer Schule

Manche Eltern haben auch die Wahl zwischen unterschiedlichen Organisationsformen an ihrer Schule. Beispielsweise wird in der einen Klasse jahrgangsübergreifender Unterricht praktiziert, während dies in der Parallelklasse nicht so ist. Erkundigen Sie sich daher, welche Möglichkeiten es an Ihrer Schule gibt, und stellen Sie in solchen Fällen auch ruhig Fragen nach dem Konzept. Klingt es plausibel? Wie lange ist es an der Schule schon eingeführt? Zwar muss es nicht von Nachteil sein, wenn Ihr Kind zum ersten Jahrgang eines Modellversuchs gehört. Wenn das Konzept und die Organisation des Schulalltags aber noch nicht bis zu Ende durchdacht sind, kann es zu Anlaufschwierigkeiten kommen.

„Freie Schulen"

Die Einschränkung der Schulwahl gilt nicht, wenn Eltern ihr Kind in einer so genannten freien Schule anmelden wollen. Der Begriff der freien Schule bezieht sich auf die Trägerschaft. Freie Schulen sind nicht-staatliche Schulen und gelten entweder als Ersatz- oder Ergänzungsschule. Ob eine Schule als (genehmigte) Ersatz- oder (anerkannte) Ergänzungsschule zu beurteilen ist, hängt vom Gesetz des jeweiligen Bundeslandes ab, dem die Schule unterliegt. Im Allgemeinen unterscheiden sich Ersatzschulen von staatlichen Schulen nur durch ihren Träger, in den meisten Fällen eine der beiden Großkirchen. Sie sind dem staatlichen Schulsystem in den Lehrplänen angeglichen. Da sie vom Staat bezuschusst werden, sind sie kostenlos wie andere Schulen auch.

Ergänzungsschulen dagegen haben meist eine andere pädagogische Grundlage als staatliche Regelschulen. Lehrpläne, Schulorganisation und Schulalltag unterscheiden sich. In der Regel wird ein Schulgeld verlangt, was meist zu einer sozialen Auslese führt.

Die einflussreichsten Ergänzungsschulen sind heute die Waldorf-Schulen, die Montessori-Schulen und Jena-Plan-Schulen. Interessierte Eltern erhalten sowohl von den jeweiligen Kultusministerien als auch von den Gesellschaften selbst detaillierte Auskünfte (Service → Seite 296).

Plädoyer für die Schule „um die Ecke"

Bei allen berechtigten Überlegungen, die vielleicht eine andere Schule als die zuständige als besser und geeigneter erscheinen lassen, vergessen Sie eines nicht: Ihr Kind will Freunde haben. Im Regelfall – also wenn Ihr Kind in „seine" Schule eingeschult wird – werden seine Kindergartenfreunde mit ihm eingeschult. Seine zukünftigen Klassenkameraden wohnen dann auch im Umkreis der Schule, sozusagen um die Ecke. Es kann also Verabredungen jederzeit ohne große Probleme planen und Treffen selbstständig organisieren. Soll Ihr Kind aber eine „besondere" Schule besuchen, wird es zunehmend den Kontakt zu seinen alten Freunden und zum Wohngebiet verlieren und sicher größere Schwierigkeiten haben, auf eigene Faust neue Freunde zu gewinnen. Für gegenseitige Besuche wird es lange auf Ihre tätige Mithilfe als Chauffeur angewiesen sein. Und Wegzeiten sind oft „verlorene Zeiten".

Vorbereitung auf die ersten Wochen

Kinder sollen sich auf die Schule freuen können. Am leichtesten wird es für sie natürlich, wenn auch Sie das Gefühl vermitteln können, dass für Ihr Kind ein aufregender, manchmal anstrengender, aber grundsätzlich spannender und damit auch erfreulicher neuer Lebensabschnitt beginnt. Wenn Sie sicher sind, dass die Schule Ihrem Kind Spaß machen und dass es Schwierigkeiten, die sicher nicht ausbleiben werden, meistern wird, fällt ihm der Start wesentlich leichter!

Vielleicht macht es Ihrem Kind Spaß, ganz speziell für die Schule eine neue Jeans oder ein neues T-Shirt mit Ihnen einzukaufen. Auch das Besorgen der ersten Schulutensilien mit anschließendem Eis- oder Pizzaessen kann die Aufregung vor dem großen Tag angenehmer machen. (Kaufen Sie jedoch nicht zu viel. Den meisten Lehrern ist es lieber, wenn sie durch detaillierte Einkaufszettel die Qualität der Stifte, des Papiers und so weiter sicherstellen können.)

Ganz besonders hilfreich ist es, wenn Ihr Kind schon vor dem ersten Schultag die Schule und den Schulhof kennen lernen und sich so eine Vorstellung von dem machen kann, was auf es zukommt. In vielen Schulen ist es auch üblich geworden, die Kindergartengruppen des Einzugsgebiets zu Schnupperbesuchen einzuladen, bei denen die Kindergartenkinder am Unterricht der Grundschule teilnehmen dürfen. Auch das gemeinsame „Training" des Schulwegs vor Schulbeginn (→ Seite 94) kann die Aufregung vor dem ersten Schulalltag mindern.

Der Schulranzen

Ein großes Ereignis ist der Kauf des Schulranzens. Kinder haben meist eine ganz genaue Vorstellung von dem, was gerade „in" ist. Und mit seinem Schulranzen zufrieden zu sein, hilft sicher, die Angst vor all dem Neuen zu bewältigen. Machen Sie also ruhig Zugeständnisse an den Geschmack Ihres Kindes. Aber vergessen Sie nicht die Funktion: Der Schulranzen muss einiges aushalten, also stabil sein. Er muss passen und vor allem, er muss „tragbar" sein, um Haltungsschäden und späteren Rückenschmerzen vorzubeugen. Nehmen Sie Ihr Kind mit zum Einkauf. Es muss seinen Schulranzen wie ein Kleidungsstück anprobieren können. Richtig sitzt er, wenn die Ranzenbreite der Schulterbreite des Kindes entspricht. Er sollte dicht am Körper zu tragen sein (die lose hängenden Bagpacks kommen früh genug), verstellbare Gurte und etwa 1,5 Kilogramm Eigengewicht haben. Im gepackten Zustand sollte er – so Kinderärzte und Orthopäden – nicht mehr als 10 Prozent des Körpergewichts Ihres Kindes auf die Waage bringen. Das ist eine ganze Menge, wird aber leider häufig überschritten. Möglichst viele Reflektoren vorne und an beiden Seiten sind ein Muss! Sie können ruhig noch einige dazu kleben!

Der Arbeitsplatz

Ein gemeinsames Planen des zukünftigen Arbeitsplatzes wird Ihrem Kind die Vorstellung, nun bald Hausaufgaben erledigen zu müssen, attraktiv machen. Experten empfehlen einen Arbeitsplatz, der ganz für Ihr Kind reserviert ist. Ruhe und Abgeschiedenheit von der Hektik des allgemeinen Familienlebens inklusive Fernsehen sollten gewährleistet sein. Vorteilhaft (auch aus ökonomischen Gründen) sind Kinderschreibtische, die in der Höhe mitwachsen und deren Arbeitsplatte sich ohne größere Anstrengung schräg stellen lässt. Dazu gehören verstellbare Kinderschreib-

Bei Mama geht's am besten

Wundern Sie sich aber nicht, wenn Ihr Kind dann, wenn es einmal in der Schule ist, trotz hervorragend getesteten Schreibtischs und „Kinderchefsessels" am liebsten bei Ihnen in der Küche seine Hausaufgaben erledigen will oder gar auf dem Boden liegend seine ersten Rechenaufgaben löst. Wichtiger als das Drumherum ist, dass Ihr Kind mit Eifer, Konzentration und Spaß seine Aufgaben fertig stellt. Dass es in den 15 bis 20 Minuten, die es im ersten Jahr maximal für die Erledigung seiner Hausarbeiten benötigen sollte, Haltungsschäden entwickelt, ist unwahrscheinlich, vor allem, wenn es dann genügend Auslauf hat, um seinem Bewegungsdrang gerecht zu werden.

tischstühle, die Ihrem Kind ein bequemes Sitzen erlauben: Die Füße müssen voll auf dem Boden stehen, die Oberschenkel sollten waagerecht auf der Sitzfläche aufliegen können, die Unterschenkel möglichst senkrecht stehen (beim Kauf unbedingt Probe sitzen). Für das Arbeiten an seinem Schreibtisch braucht Ihr Kind auch das richtige Licht und Platz in einem Regal, wo es seine Schulutensilien ordentlich verwahren kann. Mit Stolz wird es dann schon lange vor dem ersten Schultag seine selbstgewählten „Schularbeiten" anfertigen, die Sie dann auch entsprechend würdigen!

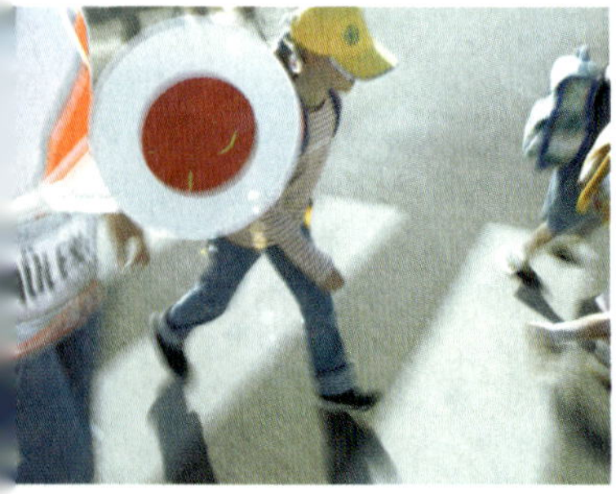

Der Schulweg

Die ersten Tage, Wochen oder auch Monate werden Sie Ihr Kind vielleicht noch begleiten auf seinem neuen Weg in die Schule. Aber irgendwann ist es dann so weit: Ihr Kind wird allein zur Schule gehen!

Vielleicht haben Sie Glück. Sie wohnen in einer ruhigen Wohngegend und haben die Schule gewissermaßen vor der Nase gleich neben dem Kindergarten und Ihr Kind kennt den Weg schon lange. Wenn nicht, gehört es jetzt zu Ihren „Schulaufgaben", mit Ihrem Kind den Schulweg zu trainieren. Das ist nicht so einfach! Denn es bedeutet mehr, als nur ein paar Mal den kürzesten Weg zur Schule mit ihm zu gehen und dabei darauf zu vertrauen, dass schon alles klappen werde. Ihr Kind soll verkehrstüchtig werden. Es muss wissen, was es tut, welche Gefahren drohen, und was es auf jeden Fall vermeiden muss.

Ein paar Tipps zur ersten „Trainingsstunde":

- Wählen Sie nicht den kürzesten Weg, sondern den sichersten! Vermeiden Sie also schlecht einsehbare Ausfahrten, ampellose Kreuzungen, Parkplätze, aus denen rückwärts ausgefahren wird ...
- Üben Sie den Weg unter realistischen Bedingungen, morgens um 7.30 Uhr, wenn alle – Schüler und Berufstätige – unterwegs sind und jeder hetzt und drängelt.
- Gehen Sie einmal in die Hocke! Was sehen Sie? Sehr viel weniger als mit Ihren stolzen 1,60 oder 1,90 Metern. Sie merken, wie schwer es ist, aus dieser Perspektive den absoluten Überblick zu wahren.

Und nun versetzen Sie sich in einen Autofahrer. Wie gut, glauben Sie, sind Sie in dieser Größe für ihn zu sehen?

Gemeinsam sind wir stark

Ihr Kind wird dem ersten Schultag mit größerer Gelassenheit entgegensehen können, wenn es schon einige Kinder kennt – ein paar sogar aus seiner Kindergartengruppe –, die mit ihm eingeschult werden. Vielleicht kennen Sie auch Kinder aus der Nachbarschaft, die schon länger dieselbe Schule besuchen. Auch wenn es Ihnen nicht leicht fallen sollte, sprechen Sie doch einfach diese Kinder und/oder deren Mütter an. Vielleicht freut sich ein Zweitklässler, wenn er nun den Schulweg nicht mehr allein gehen muss, sondern morgens von dem Neuling aus derselben Straße abgeholt wird.

Aber bedenken Sie: Auch das beste Training kann aus Ihrem Schulanfänger keinen umsichtigen erwachsenen Verkehrsteilnehmer machen. Schulanfänger haben nun einmal noch große Schwierigkeiten, Entfernungen und Geschwindigkeit richtig einzuschätzen. Sie erkennen Gefahren häufig zu spät und reagieren sehr viel langsamer als ältere Kinder, Jugendliche und Erwachsene. Immer noch fällt es ihnen schwer, Geräusche schnell und sicher zu unterscheiden, zuzuordnen und zu orten. Ihre Ablenkbarkeit ist sehr viel größer, und sie haben einen unbändigen Bewegungsdrang, der sie immer wieder einfach losrennen lässt, wenn ihnen danach ist. Auch haben sie manchmal noch Probleme, von sich und ihrer Perspektive abzusehen. Sie können sich dann einfach nicht vorstellen, dass anderes aus einem anderen Blickwinkel anders aussieht und andere sich anders verhalten als sie. Zum Beispiel ist es für sie schwierig, einzusehen, dass ein Autofahrer „grün" hat, wenn ihre Ampel auf rot steht, und dass ein Auto nicht wie sie sofort zum Stehen kommen kann.

Vorbereitung ist das A und O

Auch Eltern müssen sich auf den Schulanfang vorbereiten. Schulpflicht bedeutet nicht nur für Ihr Kind, dass es nun täglich pünktlich (und möglichst ausgeschlafen) zum Unterricht zu erscheinen hat. Für manche Familien, vor allem für jene, bei denen ein Elternteil nicht ganztags berufstätig ist, ist das pünktliche, gemeinsame Fertigsein – und damit auch die obligatorische Regelmäßigkeit – eine Umstellung. Aber auch für berufstätige Eltern ist der morgendliche Schulbeginn ein neuer Termin, den sie nun unabhängig davon, wann sie selbst zur Arbeit müssen, einzuhalten haben.

Zudem ist mit Beginn der Schule eine regelmäßige Betreuung Ihres Kindes meist nicht mehr gewährleistet. Die Halbtagsschule hat keine Betreuungspflicht. Die Eltern müssen zwar in den ersten Jahren vor ausfallenden Stunden und Stundenplanänderungen benachrichtigt werden, dennoch gibt es genügend Situationen, in denen Flexibilität gefordert ist. Planerische Geschicklichkeit wird von Ihnen verlangt bei Schulfesten, Ausflügen, bei Unterrichtsausfall wegen „hitzefrei", fehlender Lehrkräfte oder Konferenzen, aber auch wenn Ihr Kind sich in der Schule plötzlich unwohl fühlt und nach Hause gebracht werden muss. Und selbst wenn alles planmäßig läuft: Die Stundenpläne deutscher Schulen sehen trotz vollmundig angekündigter „verlässlicher Halbtagsschule" oder gar flächendeckender Ganztagsschulen oft täglich verschiedene Anfangs- und Schlusszeiten vor, was auch Teilzeitarbeit zum organisatorischen Problem werden lassen kann. Dazu kommt, dass die jährlichen „Öffnungszeiten" der Schulen wesentlich kürzer sind als die des Kindergartens. Jedes Schulkind hat mindestens zwölf Wochen Ferien im Jahr.

Auch wenn einer von Ihnen nicht voll oder gar nicht berufstätig ist, sollten Sie sich am besten schon vor dem Schulstart darum kümmern, wer das Schulkind in Notfällen, die manchmal zur Regel werden, in Ihrer Abwesenheit mitbetreut. Gibt es Großeltern in der Nähe oder eine Nachbarin, die einspringen kann? Auf jeden Fall müssen Ihr Kind und die Schule wissen, an wen sie sich wenden können, wenn Sie nicht erreichbar sind.

Wenn Ihr Kind aber zum Beispiel regelmäßig nach Ihnen das Haus verlassen muss oder vor Ihnen von der Schule zurückkommt, genügt die Nachbarin, die „im Notfall" erreichbar ist, nicht. Hier müssen prinzipielle Betreuungsabsprachen getroffen werden. Ein sechsjähriges Kind ist überfordert, wenn es allein aufstehen, frühstücken und die Wohnung verlassen oder in eine leere Wohnung zurückkehren muss. Für berufstätige Eltern, deren Arbeitszeiten mit den Öffnungszeiten der Schule nicht zu vereinbaren sind, sind Hortplätze, Schülerläden, Tagesmütter oder feste Absprachen mit Eltern von Klassenkameraden und Nachbarn ein Muss.

Vielleicht konnten Sie ja schon im Kindergarten gemeinsam mit anderen Eltern, deren Kind auch eingeschult wird, planen, ob und wann Ihr Kind regelmäßig in ihrer Familie zu Mittag essen, spielen und Hausarbeiten machen kann. Im Gegenzug sind Sie sicher bereit, das Kind dieser Familie entweder an anderen Wochentagen, an denen Sie Zeit haben, oder am Wochenende mitzubetreuen. Für Ihr Kind bedeuten solche Absprachen meist einen erfreulichen Zuwachs an Kontakt mit Gleichaltrigen, von dem vor allem Einzelkinder nur profitieren können.

Elternabende

In vielen Schulen ist es inzwischen üblich geworden, weit im Vorfeld des ersten Schultags (vielleicht sogar schon zur Zeit der Anmeldung) Elternabende durchzuführen. Die beste Vorbereitung ist Ihre Teilnahme an diesen Elternabenden. Hier erfahren und spüren Sie selbst, was auf Ihr Kind zukommt. Sie betreten die Schule, das Klassenzimmer und treffen auf die Lehrer und Schulleiter, die für Ihr Kind in Zukunft zu ganz wichtigen Personen werden. Nicht zuletzt deswegen erleben viele Eltern diese ersten Elternabende auch mit besonderer Aufregung, die an die Spannung des ersten Schultags herankommt. Denn unabhängig von pädagogischen Konzepten ist es die Persönlichkeit des Lehrers oder – fast immer bei Schulanfängern – der Lehrerin, die maßgeblich entscheidet, wie Ihr Kind den Schulstart und das erste Schuljahr erlebt. Meist haben Sie als Eltern keinen Einfluss darauf, welche Lehrerin Ihr Kind unterrichten wird. Sie können aber – wie auch schon im Kindergarten – auf jeden Fall von sich aus bereits bei diesen ersten Elternabenden oder dann zumindest in den ersten Wochen den Kontakt zu ihr suchen. Im Gespräch zwischen Ihnen und der Lehrerin wird sich sicher die notwendige gegenseitige Sympathie oder doch zumindest Achtung herstellen lassen, die Sie brauchen, um Ihr Kind vertrauensvoll in die Schule schicken zu können. Das ist wichtig, denn auch das Schulkind braucht Ihre Zuversicht im Hintergrund, um selbst Vertrauen in seine Lehrer entwickeln zu können.

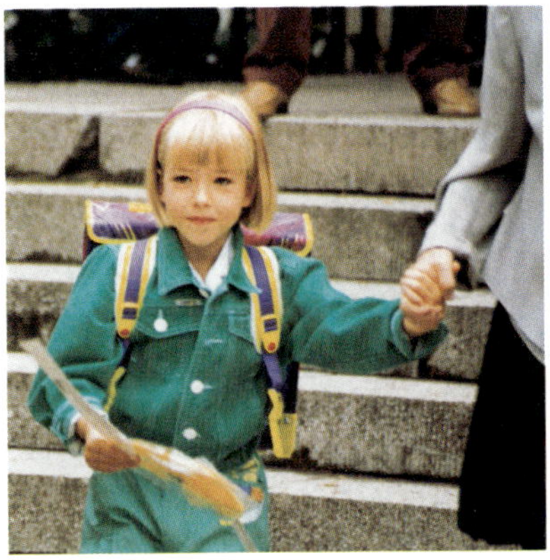

Der erste Tag – endlich geht es los!

In allen Schulen wird der erste Schultag festlich begangen. Meist organisieren Schulleitung, Lehrer und die „Großen" der zweiten Klasse eine große Feier mit Theater, Musik und Ansprachen in der Aula oder der Turnhalle der Schule, bevor dann der aufregende Schritt weg von Mutter und Vater ins Klassenzimmer stattfindet. Auch wenn Ihr Kind sich seit Monaten auf diesen Moment gefreut hat: Wundern Sie sich nicht, wenn es jetzt alles andere als glücklich aussieht. Es ist kein Zeichen von mangelnder Schulreife, wenn es sogar ein paar Tränen gibt. Schulanfänger wissen sehr wohl, dass der Schulanfang etwas ganz Besonderes ist, weil nun ein neuer Lebensabschnitt beginnt – und Neues kann auch Angst machen.

In manchen Bundesländern wird der erste Tag für ABC-Schützen immer auf einen Samstag gelegt, um wirklich allen Eltern die Teilnahme an diesem Ereignis zu ermöglichen. Sollte dies in Ihrer Schule nicht so sein, so sollten Sie unbedingt versuchen, einen Urlaubstag zu bekommen. Ihr Kind braucht die Begleitung beider Eltern bei diesem wichtigen Schritt. Sicher freut es sich auch, wenn die Großeltern und Paten oder enge Freunde der Familie den Tag mit ihm feiern.

Die Schultüte darf natürlich auch nicht fehlen. Dass sie eingeführt wurde, um Kindern den Beginn des Ernst des Lebens zu versüßen, müssen Sie nicht ständig betonen: Mit der Schule beginnt zwar viel Ernst, aber auch viel Spaß – und sicher enthält die Tüte Ihres Kindes nicht nur Süßes. Besondere Stifte oder Utensilien für den Schreibtisch, lustige Strümpfe, vielleicht ein Kinderwecker, der ihm das selbstständige Aufwachen ermöglicht, ein kleines Kuscheltier oder ein Gutschein für einen gemeinsamen Ausflug mit anschließendem Besuch eines der heißgeliebten Fastfood-Restaurants, die Sie sonst immer meiden ... Sie haben sicher reichlich Ideen, ohne deswegen in einen Süßigkeiten- und Konsumrausch zu verfallen.

Eine Schwelle – nicht nur für Kinder

Der Schuleintritt bedeutet für alle Kinder eine Schwellensituation zwischen zwei Lebensaltern: Kindergarten, Vorklassen und Schulkindergärten stehen im Dienste eines „begleitenden Übergangs". Auch jahrgangsgemischte Eingangsstufen und ein am Kind orientierter Erstunterricht können den Übergang erleichtern.

Und trotzdem: Der erste Schultag markiert einen neuen Lebensabschnitt. Denn auch wenn Ihr Kind schon lange einen Kindergarten besucht hat, so macht es mit dem Eintritt in die Schule doch einen gewaltigen Schritt vorwärts. Auf juristischer Ebene sieht das so aus: Es verlässt Ihren „ausschließlichen Erziehungsanspruch", denn: „Der staatliche Erziehungsauftrag in der Schule, von dem Artikel 7 Absatz 1 Grundgesetz ausgeht, ist in seinem Bereich dem elterlichen Erziehungsrecht nicht nach-, sondern gleichgeordnet (Urteil des Bundesverfassungsgerichts vom 14. März 1972). Was vielleicht wie juristischer Überbau klingt und in dieser Form natürlich relativ neu ist, ist nur eine Ausformulierung der Tatsache, dass Ihr Kind sich von Ihnen lösen muss und darf – und Sie es loslassen müssen.

Bei aller Notwendigkeit, durch aktive Elternmitarbeit Einfluss zu nehmen auf das Geschehen in der Schule, dürfen Sie nicht vergessen: Ihr Kind soll und will in der Schule ohne Sie zurechtkommen. Es will seinen eigenen Platz dort finden, seine eigenen Beziehungen knüpfen und seine eigenen Erfolge und Misserfolge erleben. Die Schwellensituation betrifft also weniger die schulischen Leistungsanforderungen, die, wie die entsprechenden Statistiken und Erfahrungen bestätigen, innerhalb eines Kulturkreises, eines Landes, von Schule zu Schule, von Klasse zu Klasse durchaus unterschiedlich sind; sie betrifft diesen Schritt weg von Ihnen – und der geht überall über eine Schwelle. Vielen Eltern fällt dieser Schritt nicht leicht. Er fällt Ihnen leichter, wenn Sie Vertrauen haben, sowohl in Ihr Kind – es wird allein zurechtkommen – als auch in Ihre Schule.

Erster Schultag

„Und was geschah, als die Lehrerin „Anne Hacke" rief? Anne stand auf, ging allein an den ganzen Leuten vorbei, allein auf die Bühne, und allein gab sie der Lehrerin die Hand. Einmal hat sie sich umgeschaut unterwegs. Und ich saß da, und mir zitterte die Unterlippe, aber geheult habe ich erst nachts, als ich aufwachte und wieder daran denken musste. Steht das Kind auf und geht allein weg von uns, dachte ich – das ist schön und schwer zugleich. Erziehen heißt, dachte ich noch, Kinder in Unabhängigkeit und Selbstständigkeit zu führen, und davon haben wir wieder ein Stück geschafft ..."

Aus: Axel Hacke: Der kleine Erziehungsberater, Verlag Antje Kunstmann

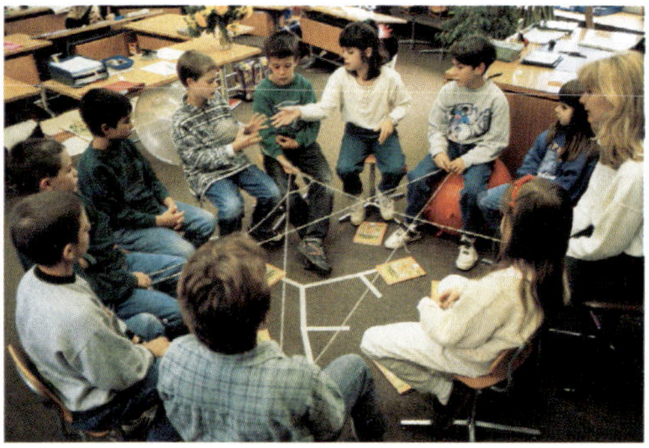

In der Schule

Lernen – nicht nur was auf dem Stundenplan steht

Nun ist Ihr Kind also ein Schulkind – und ist es eigentlich doch noch nicht so ganz. Denn ein richtiges Schulkind wird man nicht von heute auf morgen. Machen Sie sich einmal klar, was gerade am Anfang alles zur Bewältigung eines Schulalltags gehört:

Ein Schulanfänger – also Ihr Kind – muss sich den Raum „erarbeiten", das Schulgebäude, den Weg zum Klassenzimmer, das Zimmer, die Sitzordnung, den Pausenhof. (Haben Sie beim ersten Elternabend das Klassenzimmer gleich gefunden?)

Es muss das soziale Umfeld, die Klasse – den Lehrer, die vielen „großen" Kinder auf dem Pausenhof – kennen und darin leben lernen. (Erinnern Sie sich an die Unsicherheit beim ersten Elternabend: Neben wen haben Sie sich gesetzt? Wie gingen Sie mit Ihrem Nachbarn um, bevor der Lehrer die neue Situation für alle etwas aufgelockert hat? Gab es jemanden, der alle anderen „totquatschen" konnte? Von wem ließen Sie sich beeindrucken?)

Es muss die Zeit als strukturierenden Faktor erkennen und lernen, sie für sich zu ordnen. (Wie lange kommt Ihnen ein Schulvormittag vor? Können Sie gleich planen, was Sie alles in diese Zeit unterbringen?)

Es muss einsehen lernen, dass sich ein Schultag aus Arbeits- und Spielangeboten zusammensetzt, die es wahrnehmen muss, auch wenn es auf etwas ganz anderes Lust hat. (Das haben Sie wahrscheinlich in der Zwischenzeit gelernt – oder mussten Sie nicht doch während des Elternabends Ihrem Banknachbarn, vielleicht Ihrem Ehepartner, etwas ganz Wichtiges zuflüstern oder in Gedanken Ihren morgigen Tag durchgehen anstatt aufzupassen?)

Und es wird lernen müssen, dass ganz dringende Bedürfnisse wie Hunger, Durst und der Gang zur Toilette nicht mehr ohne ausdrückliche Erlaubnis sofort befriedigt werden dürfen.

Der „Übergang" als Entwicklungsaufgabe

Wie jeder Übergang im Leben erfordert also der Übergang vom Kindergartenkind zum Schulkind auch die Bewältigung einer ganzen Reihe von Anforderungen – Entwicklungsaufgaben! –, die für jedes Kind anstrengend sind, und die nicht von heute auf morgen zu schaffen ist.

Zur Schule zu gehen bedeutet einfach etwas ganz anderes als der tägliche Kindergartenbesuch. Auch wenn Ihr Kind bisher immer regelmäßig in den Kindergarten oder in eine andere Einrichtung gegangen ist, muss es jetzt begreifen, dass es der Schulpflicht unterliegt, seine Eltern und natürlich es selbst also nicht mehr (spontan) entscheiden können, ob und wann es zur Schule darf beziehungsweise muss.

Es muss jetzt auch grundsätzlich lernen, sich an vereinbarte allgemeine Regeln zu halten. In der Schule wird von ihm oft verlangt, zur selben Zeit wie all die anderen das Gleiche zu tun. Dadurch wird es weit mehr als im Kindergarten in seiner individuellen Bewegungsfreiheit und Zeitplanung beschränkt, ob es nun Lust hat oder nicht.

Wenn alle zur selben Zeit das Gleiche tun, entsteht schnell Konkurrenzdruck, auch wenn diesem in den ersten Grundschuljahren (hoffentlich) entgegengewirkt wird. Ihr Kind wird sich am Arbeitstempo und der Leistung der anderen messen und muss damit zurechtkommen, eben nicht immer der Schnellste und Beste zu sein. Trotzdem muss es weitermachen (ein Würfelspiel hätte es vielleicht schon wütend abgebrochen), da es ja nicht darauf ankommt, der Beste zu sein, sondern seine Sache zu Ende zu bringen und gut zu machen. Für diese Leistung wird es eine Bewertung erhalten, auch wenn diese im ersten Jahr (in vielen Bundesländern und Schulen auch darüber hinaus) noch keine Noten sind. Sicher kennt Ihr Kind die Begutachtung dessen, was es gemacht hat, von zu Hause oder vom Kindergarten. Was nun verstärkt in den Vordergrund tritt, ist die Erfahrung, dass seine Leistung im Vergleich zu anderen und nicht nur an seiner Anstrengung und an seinen eigenen Lernfortschritten gemessen und gewürdigt wird.

Mit der Schule hängt aber auch ein Zuwachs an Selbstverantwortung zusammen.

Entwicklungsaufgaben, die jetzt anstehen

- Anweisungen aufnehmen und behalten können
- Vorgegebene oder selbstgewählte Aufgaben planvoll bearbeiten und zu Ende führen
- Das Arbeitsergebnis mit dem angestrebten Ziel vergleichen und gegebenenfalls korrigieren können
- Sich Ergebnisse erarbeiten können, das heißt, Anstrengung und Energie auch dann aufwenden, wenn sich das gewünschte Resultat nicht sofort einstellt
- Frustrationen bei der schulischen Arbeit ertragen können
- Aktuelle Bedürfnisse zugunsten der schulischen Anforderung aufschieben können
- Von einer Tätigkeit zu einer anderen auf Anforderung umschalten können
- Sich trotz vieler Außenreize konzentrieren können
- Pünktlich sein
- Sich die gegebene Zeit richtig einteilen können

Ihr Kind muss nach und nach selbst für seine Pünktlichkeit zum Unterrichtsbeginn sorgen (dazu gehört zum Beispiel, selbst ein Zeitgefühl zu entwickeln und die Dauer des Schulwegs abhängig vom Gehtempo abschätzen zu können, → Seite 44). Es wird lernen müssen, sich für seine Schulutensilien verantwortlich zu fühlen und mit der Zeit selbst seinen Stundenplan im Kopf zu haben (zum Beispiel an den Turnbeutel zu denken, wenn auf dem Stundenplan Sport steht, → Seite 37).

Wenn Ihr Kind also in den ersten Wochen erschöpft ist, wundern Sie sich nicht. Ermöglichen Sie ihm eine Ruhepause nach Schulschluss. Es hat einen anstrengenden Vormittag hinter sich, auch wenn es seinen ehrgeizigen Eltern in seinen Heften vielleicht noch keine Ergebnisse vorweisen kann!

Andere Kinder – anderer Unterricht

Viele Eltern gehen von ihren eigenen – erinnerten! – Schulerfahrungen aus und sind nun erstaunt, wie der Grundschulalltag ihres Kindes aussieht. Tatsächlich hat sich viel getan – und zwar nicht nur in der Schule!

Der Arbeitskreis Grundschule, der Grundschulverband e. V., in dem sich Grundschulen, Lehrer und Wissenschaftler sowie viele weitere an der Grundschule interessierte Personen und Institutionen zusammengeschlossen haben, hat schon 1989 in einem „Manifest“ auf Unterschiede zwischen den Kindern, die jetzt in die Schule kommen, und denjenigen ihrer Eltern- und Großelterngeneration hingewiesen. Genannt seien nur die wichtigsten:

Kinder wachsen zum einen heute in einer Welt auf, in der weniger Freiräume für eigene aktive und kreative Spiel- und Lernmöglichkeiten übrig geblieben sind. Statt dessen ist ihre Freizeit oft von technischen Medien bestimmt, die sie, häufig auch durch die Eltern gefördert, „konsumieren“. Mit Kassetten, CDs, Videospielen und vor allem durchs Fernsehen leben Kinder sehr viel mehr als früher ein „Leben aus zweiter Hand“.

Zum anderen werden die meisten Kinder in veränderten Familienstrukturen groß. Einelternfamilien, Stieffamilien und Familien mit nur einem Kind bedeuten andere Erfahrungen als die „traditionelle“ Familie mit mehreren Geschwistern und mehreren Generationen unter einem Dach.

In fast allen Grundschulen leben und lernen Kinder verschiedenster sozialer und nationaler Herkunft miteinander, und sie bringen ganz unterschiedliche Lernvoraussetzungen mit.

Aus diesem Wissen heraus hat der Arbeitskreis Grundschule e. V. einen Forderungskatalog aufgestellt, in dem die neuen Aufgaben der Grundschule formuliert werden:

- Alle Kinder müssen lernen können, konstruktiv und selbstverantwortlich ihren Unterricht mitzugestalten.
- Sie sollen die Schule als Ort sozialen Lebens für sich verwenden können, wo sie gemeinsame Erfahrungen machen, wo gleichzeitig der kulturellen und individuellen Vielfalt ihrer Lebensumstände, Verhaltensweisen, Leistungsmöglichkeiten und Lernvoraussetzungen Rechnung getragen wird.
- Viele Kinder brauchen „Unterricht" bei der Entwicklung ihrer körperlichen – sinnlichen und motorischen – Möglichkeiten, der Aktivität und Spontaneität. Die Schule muss also stärker als bisher Raum und Zeit zu selbstgeplanten Aktivitäten bieten, damit alle Kinder lernen, ihre Sinne zu gebrauchen, eigene Schwerpunkte zu setzen und eigene Werke zu schaffen.

Sicher sind nicht alle dieser Forderungen bisher ganz erfüllbar geworden. Ihnen wird jedoch auffallen, dass viele kleine Schritte schon getan sind, um der veränderten Welt und der veränderten Kindheit auch in der Schule gerecht zu werden. Es geht also in der Schule anders zu als zu Ihrer Zeit. Und das ist gut so!

Schreiben und lesen lernen

Alle Schulanfänger setzen Lesen und Schreiben mit Schule gleich. Der erste Schultag ist vorbei, und nun – so erwartet es jedes Kind (und viele Eltern) – wird es endlich richtig lesen, schreiben und rechnen lernen. Viele Kinder (und Eltern) sind enttäuscht, dass es nun nicht gleich „los" geht.

Aber: Wer lesen kann, kann sich kaum noch vorstellen, wie viele Einzelleistungen dafür die Voraussetzung sind. Dabei geht es vor allem um drei große Erkenntnisse:

- Es gibt Wörter.
- Wörter bestehen aus einzelnen lautlichen Teilen und lassen sich in diese zerlegen.
- Jedem Laut sind (in unserem Schriftsystem) ein oder mehrere Zeichen zugeordnet.

Diese Erkenntnisse sind gleichermaßen für das Lesen wie für das Schreiben grundlegend. Sie werden in verschiedenen Etappen erworben, und alle Kinder, die schreiben und lesen lernen, machen diese verschiedenen Entwicklungsschritte nacheinander, seien sie nun „Spontanschreiber und -leser" (also Kinder, die sich selbst das Lesen und Schreiben beibringen), normal lernende Kinder oder lese- und rechtschreibschwache Kinder. Unterschiede betreffen die Zeit, die Kinder für eine Stufe benötigen.

Auch Ihr Kind steht – wie jedes Kind – zum Schulbeginn auf einer ganz bestimmten Stufe einer Entwicklung, an deren Anfang das Kritzeln als „Schreiben“ und an deren Ende die Fähigkeit steht, Wörter und Sätze vollständig und richtig schriftlich wiederzugeben.

Schritt für Schritt

Wahrscheinlich hat Ihr Kind, schon bevor es in die Schule kam, mit Begeisterung seinen Namen geschrieben. Es weiß vielleicht auch bereits, dass Schriftzeichen eine (lautliche) Bedeutung haben, die sich grundsätzlich von der Bedeutung von Bildern unterscheidet, und dass ihre (lautliche) Zusammensetzung ein Wort ergibt, das wiederum im Zusammenhang eines Satzes steht. Damit hat es die ersten Stufen schon hinter sich: Es hat (in diesem Modell die Stufe 0) vielleicht mit drei Jahren das Schreiben von Erwachsenen nachgeahmt. Es kann (dies die Stufe 1) einzelne Buchstaben „schreiben“, und – was viel wichtiger ist – es weiß, dass sich Wörter aus Buchstaben zusammensetzen. Im Lauf der ersten Klasse wird es nun voraussichtlich die folgenden Stufen durchlaufen.

- Stufe 2: Erste Ansätze einer lautorientierten Schrift werden erkennbar. Das Kind schreibt zum Beispiel den Anfangsbuchstaben eines Wortes richtig (oder manchmal auch einen zweiten oder dritten, wenn dieser bei der Aussprache besonders hervortritt) und setzt dann wahllos weitere Buchstaben dazu.
- Stufe 3: Wörter werden skelettartig wiedergegeben: also etwa „I H S“ für „Ich heiße“, was als halbphonetische Schreibweise bezeichnet wird.
- Stufe 4: Ihr Kind schreibt jetzt Buchstaben für alle zu hörenden Laute (natürlich so, wie es selbst spricht und hört). Man spricht dann vom phonetischen Verschriften.
- Stufe 5: Die ersten Rechtschreibregeln werden beachtet und auch verallgemeinert. Zum Beispiel: Ihr Kind schreibt nicht mehr Buta, sondern Butter – dann aber vielleicht auch Oper anstatt Opa (phonetische Umschrift und erste Verwendung orthographischer Muster).
- Stufe 6: Jetzt haben Kinder begriffen, worauf es beim „Rechtschreiben“ ankommt und sind sogar oft übereifrig in der Anwendung von eben gelernten Rechtschreibregeln. Sie werden sich wundern wie viele Dehnungs-H’s Sie plötzlich in einem Text Ihres Kindes finden werden.

Unter Anspannung und Stress (bei besonders langen und schwierigen Wörtern und Sätzen, unter Zeit- und Leistungsdruck, aber auch bei psychischen und emotionalen Problemen ganz anderer Art) und bei nachlassender Konzentration ist jedoch auch ein Zurückfallen auf frühere Stufen möglich.

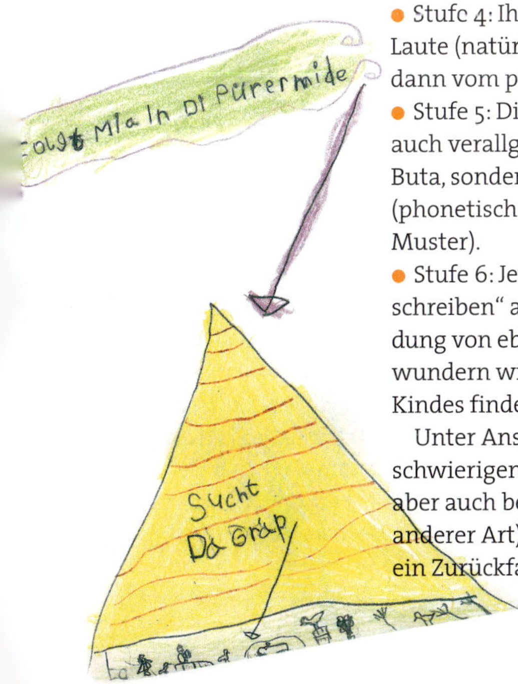

Diesen Stufen entsprechen – so die Anhänger dieses Entwicklungsmodells – im Großen und Ganzen ähnliche Entwicklungsschritte im Leselernprozess. Die Kinder beginnen mit dem „Als-ob-Lesen", „lesen" also schon im Kindergartenalter ganz eifrig aus der Zeitung vor. Auf der nächsten Stufe „lesen" sie dann zum Beispiel Markennamen und Schilder (das heißt: sie erkennen sie an Merkmalen, die sie manchmal gar nicht benennen können). Einen Schritt weiter sind sie dann in der Lage, in diesen bekannten Wörtern einzelne Zeichen herauszulösen und sie als Verschriftung von Lauten zu begreifen. (Dabei kommt es häufig zu Verwechslungen – zum Beispiel Telefon/Toilette: beides wird am „Tisch-Buchstaben", dem Buchstaben, der wie ein Tisch aussieht, erkannt). Jetzt können sie mit dem buchstabenweisen Erlesen von Wörtern beginnen und begreifen nach und nach auch die Bedeutung des Erlesenen. Noch erfordert das Erlesen eines Wortes jedoch so viel Aufmerksamkeit, dass sie nicht gleichzeitig überlegen können, wie der Satz wohl weitergeht (die Grundlage für flüssiges Lesen).

Aber: Übung macht den Meister, und wenn Sie Glück haben und Ihrem Kind die Begeisterung an Geschichten, Texten und Büchern vermitteln können, entwickelt es sich allmählich zu einer richtigen Leseratte.

Laut lesen?

Immer stärker wird heute von Experten Kritik am traditionellen Leseunterricht geübt, bei dem Schüler ihren Text laut dem Lehrer und der Klasse vorlesen. Kein kompetenter Leser wird – so die Begründung – in diesem Sinne einen Text „lesen", indem er gewissermaßen am Wort und Buchstaben klebend einen schriftlichen Text sprachlich zusammensetzt („rekodiert"). Lesen ist Sinnerfassung (Dekodierung), die für viele Schüler gerade durch die Aufgabe, „schön vorzulesen", verhindert wird. Denn dann richten sie beim Vorlesen ihre Aufmerksamkeit auf die Vermeidung von Fehlern anstatt auf den Sinn des Textes. Zudem vergällt ihnen die Angst vor der Blamage, in der Klasse nicht richtig vorgelesen zu haben, vielleicht den Spaß am Lesen überhaupt. Außerdem: Da Lesen im Alltag fast nur als stilles Lesen vorkommt, ist die Fähigkeit, ausdrucksstark vorlesen zu können, zweitrangig.

… in der richtigen Reihenfolge

Wichtig für Eltern und Lehrer ist die Erkenntnis, dass ein Kind nur dann richtig schreiben und lesen lernt, wenn sein jeweiliger Entwicklungsstand berücksichtigt wird. Dies gilt sowohl für den Unterricht in der Schule als auch für die Unterstützung durch die Eltern zu Hause. Es verspricht wenig Erfolg, einem Kind, das Stufe 2 noch nicht erreicht hat, Rechtschreibregeln beizubringen. Ein Grundsatz sowohl von Lehrern als auch von „fördernden" und manchmal auch sehr ehrgeizigen Eltern sollte die möglichst optimale Entsprechung von „Lernangebot" und „Aneignungsstufe" sein – dies gilt ja nicht nur fürs Schreiben- und Lesenlernen! Nur so können Kinder aktiv das Angebot für sich verwenden und selbstständig (re)konstruieren. Viele Lehrer verzichten aus diesem Grund heute auf den konsequenten Gebrauch einer Fibel, die einen gleichschrittigen Fortgang für alle vorgibt.

Lesen durch Schreiben

In manchen Klassen wird das Selbstschreiben als Einstieg ins Lesenlernen oder begleitend dazu betont und praktiziert. Kinder, die jeden Laut von Anfang an mithilfe einer Anlaut- oder Buchstabentabelle zur Verfügung haben – an der Wand hängt zum Beispiel ein „Buchstabenhufeisen“, das zu jedem Buchstaben ein durch den Anfangsbuchstaben passendes Wort im Bild darstellt –, können bald kleine Briefe an ihre Klassenkameraden schreiben, die diese wiederum mit großem Eifer zu entziffern suchen. Die Kinder diktieren sich selbst Wörter und Sätze und spielen mit Buchstabenkärtchen oder beginnen mit Buchstaben-Stempeln zu drucken. Erfindungsreiche Lehrer wissen eine Vielzahl von Möglichkeiten, Kinder zum freien Schreiben und Lesen zu motivieren, ohne dass Sie als Eltern das am Vorwärtskommen in einer Fibel kontrollieren können. Sie werden sich wundern, wie früh Ihr Kind dann in der Klasse eigene Bücher (Rätselsammlungen, Spielebücher, Berichte über Klassenfeste und Ausflüge) herstellen kann – und dies alles, bevor es in einem letzten großen Schritt die Stufen 5 und 6 (→ Seite 103) erreicht hat.

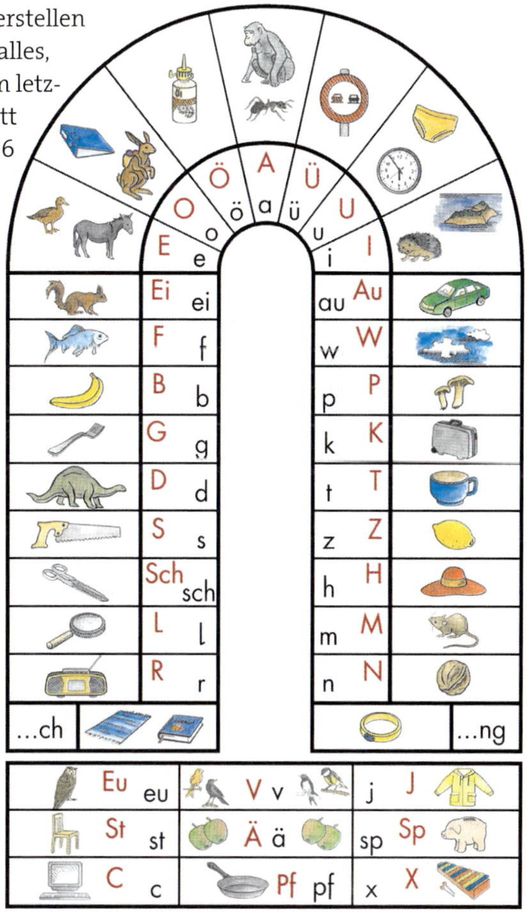

Beispiel für eine Buchstabentabelle
Quelle: Dr. Jürgen Reichen, Heinevetter-Verlag Hamburg ©

Eltern helfen beim Lesen- und Schreibenlernen

Wenn Kinder in einer Umgebung aufgewachsen sind, in der Sprechen und Lesen eine Bedeutung haben, wenn sie selbst mit ihren Eltern Spaß an Bilderbüchern und Vorlesebüchern gewonnen haben, ist ein wesentlicher Schritt schon getan. Viele von ihnen verfügen auf diese Weise bereits in der Einschulungszeit über einen ersten Begriff von Lauten, vom „Wort" und beginnen nun spontanes Interesse an Sprache als Gegenstand der Betrachtung zu entwickeln. Dies ist die Hauptsache!

Haben Sie als Eltern dennoch Befürchtungen, Ihr Kind werde Schwierigkeiten mit dem Lesen und Schreiben haben, halten Sie sich bitte mit dem sturen Lese- und Schreibtraining zurück. Wichtig ist vor allem, dass Ihr Kind Spaß am Lesen und Schreiben bekommt oder – noch viel besser – behält. Auch wenn Ihr Kind laut Lehrplan schon in der ersten Klasse ein guter Vorleser werden soll, motiviert das Vorlesen-Lassen eines neuen und dadurch spannenden Textes sicher mehr als das sture Einüben des Hausaufgabentextes. Lassen Sie Ihr Kind ein Bilderbuch mit wenig Text auswählen, aus dem es „vorlesen" möchte. Nehmen Sie es mit dem Buch auf den Schoß, damit auch Sie den Text verfolgen können, und Ihr Kind wird schon nach wenigen Monaten lesen, wenn Sie kommentarlos einfach selbstverständlich die Laute, Wörter, Satzteile, bei denen es stockt, vervollständigen. Auf diese Weise ermöglichen Sie ihm die für jeden Leseanfänger großartige Erfahrung, die Unterschrift unter einem Bild gelesen und auf diese Weise ein ganzes Buch „geschafft" zu haben. Das bringt Ihr Kind weiter, als wenn es für Ihre kritischen Ohren den Hausaufgabentext wieder und wieder liest – und dabei eher auswendig aufsagen als lesen lernt. Vielen Kindern macht auch das Zusammensuchen der Buchstaben auf der PC-Tastatur großen Spaß.

Lesekönig ist ...

... wem sich der Sinn folgenden Textes, der einige Zeit in mehreren Varianten im Internet kursierte, ohne Schwierigkeit auftut: „Gmäeß eneir Sutide eneir elgnihcesn Uvinisterät ist es nchit witihcg, in wlecehr Rneflogheie die Bstachuebn in eneim Wrot snid, das ezniige, was wcthiig ist, ist dsas der estre und der leztte Bstabchue an der ritihcegn Pstoiion sehten. Der Rset knan ttoaelr Bsinöldn sien, todztերm knan man ihn onhe Pemoblre lseen. Das legit daarn, dsas wir nihct jeedn Bstachuebn enzelin leesn, snderon das Wrot als Gnaezs."

Diese angebliche Studie hat es zwar so nie gegeben, aber wenn Sie den Text lesen = verstehen konnten, dann haben Sie bewiesen: Sie können lesen: Sie sind Lesekönig! Es war aber sehr viel Training nötig, bis Sie so weit waren.

Noch mehr können Sie dazu beitragen, wenn Sie ihm die Erkenntnis ermöglichen, dass es Schrift zur Kommunikation verwenden kann. Hat Ihr Kind ein „Buchstabenhufeisen" oder ein „Buchstabenhaus" zur Verfügung, wird es Ihnen vielleicht bald kleine Notizzettel mit Nachrichten hinterlassen können oder Ihre Frage, die Sie ihm in Druckbuchstaben geschrieben auf den Schreibtisch gelegt haben, begeistert beantworten.

Lesekompetenz = Leselust

Lesen macht Spaß – wer gerne fern guckt, und damit beweist, dass er Spaß an Geschichten und Information hat, müsste ja eigentlich ebenso großen Spaß beim Lesen haben. Denn worin unterscheiden sich die Welten, die sich beim Lesen/Hören/Sehen eines Mediums sei es nun das Buch oder der Fernsehapparat auftun?

Nun: Lesen ist für Anfänger mit sehr viel mehr Anstrengung verbunden. Bis man sich mühsam durch einen Text gequält hat, geht viel der gewünschten Spannung und des anfänglichen Interesses verloren. Die Folge: Man geht zum Fernseher und drückt auf einen Knopf. Umgekehrt: Wer sich erst einmal durch die Anfangsschwierigkeiten durchgekämpft hat, kann sich durchs Lesen die (Medien)Welt erschließen. Das heißt: Wenn Sie Ihrem Kind den Spaß am Lesen ermöglichen wollen, führen Sie es ein in die Welt der Bücher und lesen Sie mit ihm! Lesen, lesen und noch mal (gemeinsam) lesen hilft die Anfangsschwierigkeiten zu überwinden. Nur Übung macht den Meister.

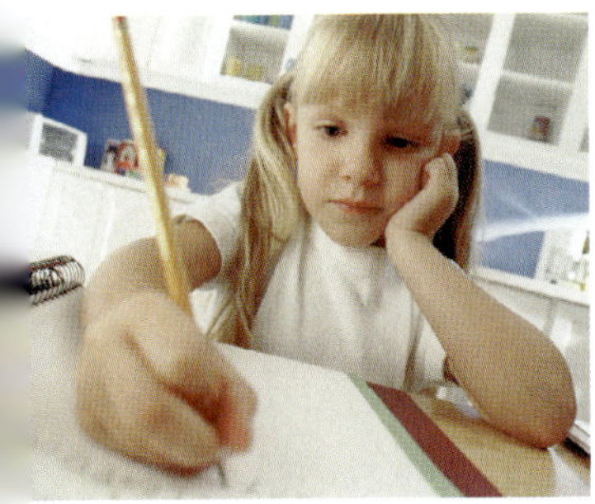

Die Schönschrift

In manchen Bundesländern wundern sich die Eltern. Wie um Himmels willen soll denn mein Kind heute schreiben? Wer weiß schon, dass in Deutschland seit 1973 über die richtige Ausgangsschrift fürs Schreibenlernen diskutiert wird und dass verschiedene Schriften gelehrt werden, die jeweils unterschiedliche Bewegungsabläufe voraussetzen? Nicht alle Kinder beginnen mit der Druckschrift, und auch bei der Schreibschrift scheiden sich die Geister (Länder, Schulen oder manchmal sogar Klassen). Zur Diskussion stehen die lateinische Ausgangsschrift (wurde traditionell in der alten Bundesrepublik verwendet), die Schulausgangsschrift (die Erstschreibschrift der ehemaligen DDR) und zunehmend die vereinfachte Ausgangsschrift.

Mimi im Haus Peter und Uli am Seil.

Lateinische Ausgangsschrift, aus der „Deutschen Normschrift" entwickelt und 1953 verbindlich eingeführt.

Mimi im Haus Peter und Uli am Seil

Schulausgangsschrift, 1968 in der ehemaligen DDR eingeführt.

Mimi im Haus Peter und Uli am Seil

Die vereinfachte Ausgangsschrift ist eine Lateinschrift, die durch Umstrukturierung aus der Lateinischen Ausgangsschrift entwickelt wurde.

Mimi im Haus Peter und Uli am Seil

Druckschrift Hamburg – in mehreren Bundesländern ist die Druckschrift als Erstschrift vorgeschrieben bzw. zugelassen.

Welche Schrift Ihr Kind auch gelehrt bekommt: Versuchen Sie nicht, in die dort geforderten Bewegungsabläufe beim Kind und Strukturen auf dem Blatt einzugreifen! Es ist wichtig, dass Ihr Kind genau die Bewegung und genau den Schwung hat, der ihm in der Schule beigebracht wird. Eine Korrektur – und sei es nur ein Tipp, wie es scheinbar besser geht – wird es darin nur stören. Lassen Sie sich einfach vormachen, wie Ihr Kind schreibt und Bewegungen übt. Das heißt natürlich nicht, dass Sie nun eine andere Schrift lernen müssen. Sie schreiben so, wie Sie können – nur besonders leserlich und deutlich –, wenn Sie sich mit Ihrem Kind schriftlich austauschen. Auch für Ihr Kind ist ja ein individueller, flüssiger, lesbarer Schreibstil das Ziel und nicht irgendeine Ausgangsschrift, die, wie der Name schon sagt, nur den Ausgang dafür bildet, dass ein Kind – und dies meist schon Ende der zweiten Klasse –, seine eigene Schrift entwickelt.

Rechts oder links?

In Mitteleuropa sind es etwa 10 Prozent der Bevölkerung, die die linke Hand benutzt, um zu schreiben, zu malen oder um einen Ball zu werfen. Lediglich 2 Prozent aller Menschen können beide Hände gleich gut benutzen und der große Rest ist eindeutig mit der rechten Hand stärker und geschickter. Wieso das so ist, darüber sind sich die Wissenschaftler noch nicht einig. Diese Rechtshändigkeit scheint in der Evolution einzigartig zu sein und nur beim Menschen vorzukommen. Im Tierreich gibt es eine solche Vorliebe für rechts nicht. Linkshändigkeit deshalb als „unnormal" und veränderungsbedürftig anzusehen war deshalb lange die Grundlage erzieherischer Bemühungen von Eltern. Auch in der Schule erzog man die Linkshänder kurzerhand um. Für viele Kinder war das mit großen Schwierigkeiten verbunden, weil die rechte Hand einfach nicht so wollte wie die linke. Diese Zeit ist nun lange vorbei. Inzwischen weiß man: Ein Linkshänder wird nie zum Rechtshänder, denn die Umstellung der angeborenen Fähigkeit betrifft nicht nur die Hand. Sie ist ein

„Eingriff ins Gehirn"

In einer Studie der Technischen Universität in München wurde die Gehirnaktivität von Rechtshändern, Linkshändern und umgeschulten Linkshändern miteinander verglichen. Wenn Rechtshänder schrieben, war Aktivität in deren linker Hirnhälfte zu beobachten, wenn Linkshänder schrieben in der rechten Hirnhälfte. Betrachtete man nun die Gehirnaktivität von umgeschulten Linkshändern, zeigten sich Aktivitäten in beiden Hirnhälften. Das Gehirn lernt also nie ganz um. Ein Teil der Steuerung verbleibt – trotz Umschulung – in der Gehirnhälfte, die ursprünglich für die Steuerung der linken Hand verantwortlich war, das heißt in der rechten Gehirnhälfte.

Eingriff ins Gehirn, dem für die „Händigkeit" verantwortlichen Organ, ohne dass dadurch die angeborene dominante Gehirnhälfte tatsächlich umgestellt werden könnte. Manche Forscher vermuten deshalb, dass eine Umerziehung nicht ohne negative „Nebenwirkungen" bleiben kann und bringen Gedächtnisstörungen, Konzentrationsprobleme und sogar Schwierigkeiten mit dem Rechnen, Lesen und Schreiben damit in Verbindung.

Auf jeden Fall kann es keinem Kind gut tun, ständig zu erfahren angeblich „nicht richtig" zu sein und umtrainiert zu werden. Also: Ist Ihr Kind Linkshänder, helfen Sie ihm, indem Sie den Lehrer bitten, Ihrem Kind die Haltung beim Schreiben und Zeichnen beizubringen, mit der es am besten zurechtkommt, und besorgen Sie ihm die Schulutensilien, die eigens für den Gebrauch von Linkshändern entworfen sind.

Mathematik

Wahrscheinlich wird Ihnen auch der Mathematikunterricht Ihres Kindes erst einmal spanisch vorkommen, sei es, weil Sie noch stur „Kästchen für Kästchen" gerechnet und geübt haben, oder sei es, weil Sie – dies vor allem in den 70er-Jahren – auf der Grundlage der Mengenlehre die ersten Erfahrungen mit Mathematik gemacht haben. Ein wesentliches Stichwort des modernen Mathematikunterrichts ist das „aktiv entdeckende Lernen". Wundern Sie sich also nicht, wenn Ihr Kind scheinbar „nur" spielt, wenn es „nur" damit beschäftigt ist, auszuschneiden, zu kleben oder puzzleartige Figuren zu legen. Denn für den Lernprozess, so wie er heute verstanden wird, sind Materialien, die helfen, „Rechnen in den Kopf zu bringen", unentbehrlich.

Solche Materialien sind aber nicht einfach Puzzles oder Dominos, die dazu da sind, Rechenergebnisse zu kontrollieren. Rechenketten, Bausteine, Stäbe, der gute alte Abakus, Rechenschiffchen (Busse, Autos, in denen immer fünf Personen sitzen ...) lassen Ihr Kind entdecken, was es heißt, dass 3 + 4 = 4 + 3 eine Gleichung ist, dass man bei 3 + 4 den Fünfer überschreiten muss, weil im Schiffchen mit fünf Plätzen ja kein Platz mehr für weitere vier Personen ist, wenn schon drei drin sitzen, und dass 23 sich nicht ohne Rest durch 5 teilen lässt. Aussteigen, einsteigen, umsteigen, ein Schiff, viele Schiffe ... spielend lernen auch Kinder, die mit Zahlen erst einmal nicht so viel anfangen können, diese im Kopf zu strukturieren. Aus Handlungen werden Vorstellungsbilder, und neue Einsichten können auf bereits erworbenes Wissen bezogen werden. Kinder entwickeln – „sogar in Mathematik", ist man versucht zu sagen – Eigenaktivität, bestimmen ihr Tempo, und die in die-

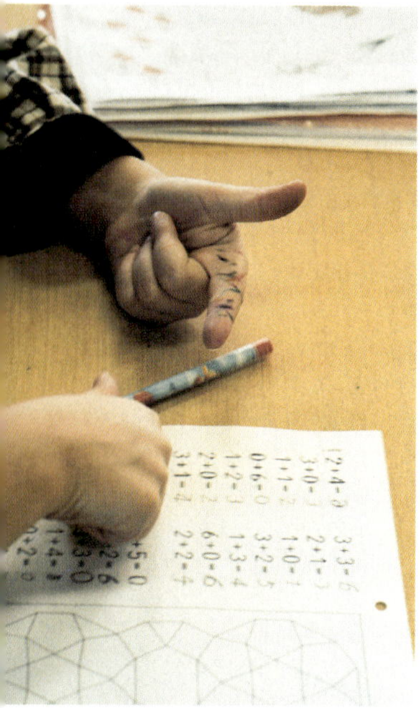

sem Fach besonders häufige Angst vor Fehlern wird weitgehend vermieden. Eigentlich alle Kinderspiele können mit Zahlbegriffen verbunden werden. Und beim Spielen und Handeln wird auch deutlich, dass es beim Rechnen immer um mehr geht als um das Rechnen. Der soziale Aspekt kommt ins Blickfeld: Ein Kind, das vier Bausteine hat, kann einen höheren Turm bauen als ein anderes mit nur drei Steinen. Einer rennt, weil er schneller ist, in derselben Zeit weiter als der andere. Beim Addieren bekommt jemand mehr Spielpunkte. Subtrahieren hat mit Abgeben zu tun. Teilen können bedeutet, nicht den ganzen Kuchen allein zu essen, sondern jedem gleich viel davon auf den Teller zu legen.

Natürlich lernt Ihr Kind auch das Einmaleins, es lernt weiterhin addieren, subtrahieren, multiplizieren und dividieren, und es betreibt immer noch in Sachaufgaben des Rechenbuchs „angewandte Arithmetik", durch die es seine Erfahrungen mit Größen und Zahlen strategisch einsetzt.

Auch Üben ist neben dem Erfassen des Zahlenraumes nach wie vor wichtig. Denn wenn ich das Einmaleins auswendig kann, habe ich mehr Ressourcen frei, um mich später auf die Aufgabenstellung, etwa einer Textaufgabe, zu konzentrieren. Üben muss dabei nicht stures Pauken bedeuten. Auch beim Kniffel-Spielen werden die Anfänge des Einmaleins geübt.

Und all die anderen Fächer?

Inzwischen ist es üblich geworden, in den ersten ein, zwei Schuljahren den Hauptunterricht nicht in einzelne Fächer wie Deutsch, Mathematik, Musik und so weiter zu unterteilen. Man spricht dann von fächerübergreifendem Lernen, das am ehesten der „ganzheitlichen" Weltsicht der Kinder entspricht, in der einzelne Phänomene, Fragen und Probleme ja auch nicht nach Fächern gegliedert sind. Aber auch in den folgenden Klassen werden durch Querverbindungen zwischen den Fächern inhaltliche Zusammenhänge hergestellt und deutlich gemacht. Viele Themen werden in „Projekten" sogar klassen- oder jahrgangsübergreifend behandelt. Diese Projekte können „China" heißen oder „Holzspielzeuge selber basteln", sie können „Zirkus" heißen oder „Was ist Wasser?". Diese Art des Unterrichts erlaubt, solche Themen aus den unterschiedlichsten Blickwinkeln zu erarbeiten.

Im Grunde sind sie jedoch alle noch da – die Fächer, die wir schon aus unserer Schulzeit kennen: Es gibt Sport, Heimat- und Sachkundeunterricht, Musik und Religion oder Ethik. Kinder malen, basteln, handwerken und handarbeiten, was unserem Werk-, Kunst- und Handarbeitsunterricht von früher entspricht.

Einige Fächer stehen schon von Anfang an unabhängig von diesem „vorfachlichen Unterricht“ oder Grundunterricht auf dem Stundenplan (meist Sport und Religion). Andere, wie zum Beispiel Musik oder Mathematik, werden nach und nach herausgenommen und dann bis zum Ende der Grundschulzeit einzeln als Fachunterricht weitergeführt.

Neu sind die Fremdsprachen in der Grundschule. In den meisten Bundesländern tauchen sie – im Allgemeinen Englisch, in manchen Schulen aber auch Französisch, Italienisch, Russisch oder Dänisch – ab der dritten Klasse im Stundenplan auf. In einigen Bundesländern wird Englisch sogar schon ab der ersten Klasse unterrichtet.

Fremdsprachen

In 13 von 16 Bundesländern begann mit dem Schuljahr 2003/2004 obligatorisch in allen Grundschulen der Fremdsprachenunterricht von der dritten Klasse an. In vielen Bundesländern wurden Vorformen dieses Unterrichts schon lange erprobt. In Baden-Württemberg lernen Kinder bereits in der ersten Klasse Englisch oder Französisch. Sachsen, Sachsen-Anhalt und Schleswig-Holstein wollen 2005 mit dem flächendeckenden Fremdsprachenunterricht in der Grundschule beginnen. Um eine Fremdsprache – meist Englisch – kommt also kein Grundschüler mehr herum.

Dabei geht es nicht allein um die Sprache. Ebenso wichtig ist es, durch Fremdsprachen Fremdes vertrauter zu machen – und zwar so, wie es meist den ersten vier Jahren der Grundschule vorbehalten bleibt – nämlich durch Lieder, Tänze, Reime und Spiele, durch Bezug zum Alltag der Kinder hier und dort im fremden Land, in „Aktionseinheiten“ wie Rollenspielen, Sketchen und szenischen Gestaltungen alltäglicher Situationen. Aber sprachliche Ziele gibt es natürlich auch. Sie liegen schwerpunktmäßig im Verstehen und Sprechen. Kinder sollen sich einhören und die Scheu verlieren, sich auch in einer anderen Sprache auszudrücken. Deshalb wurde bisher in den meisten Bundesländern noch auf die systematische Schulung von Lesen, Schreiben und Grammatik einer Fremdsprache in den ersten vier Schuljahren verzichtet. Zunehmend wird nun jedoch auch „ergebnisorientiert“ gearbeitet, um einen nahtlosen Anschluss in der weiterführenden Schule zu garantieren.

Denglisch

Wer meint, Kinder seien mit dem frühen Fremdsprachenunterricht überfordert, vergisst: Ihr Alltag heute ist sowieso von Fremdwörtern gespickt, und zwar nicht wie früher als Ausnahme, sondern in vielen Bereichen als Regel. Hören Sie Kindern und Jugendlichen einfach einmal zu, wenn sie sich mit Gleichaltrigen unterhalten! Denglisch (zusammengezogen aus „Deutsch“ und „Englisch“) lässt grüßen!

Einigkeit herrscht weiterhin darüber, dass im Vordergrund das Verstehen und Sich-Verständigen steht und nicht die grammatische Korrektheit. Und was ganz wichtig ist und als Lernziel in allen Bundesländern gleichermaßen ganz oben rangiert: Kindern sollen Erlebnisse in der fremden Sprache vermittelt werden, die jedem Kind deutlich machen: Es lohnt sich, eine Sprache systematisch zu lernen!

Soziales Lernen

Soziales Lernen passiert im Grunde überall da, wo mehrere Menschen zusammen sind. Dass heute diesem Thema in der Schule sehr viel mehr Bedeutung zukommt als früher, hat mit der schon oben beschriebenen veränderten Kindheit zu tun. Erinnern wir uns an unsere Kindheit: Man traf sich morgens auf dem Schulweg. Am Nachmittag wurde nach den Hausaufgaben bei gutem Wetter draußen, auf dem Hof, auf der Straße, gespielt, wo sich nach und nach die Kinder, die in der Gegend wohnten, einfanden. Man überlegte gemeinsam, was man spielen wollte, wo, mit wem und mit wem auf keinen Fall. Auf diese Weise fanden automatisch eine Vielzahl sozialer Prozesse statt, die ohne Mitwirkung von Erwachsenen erprobt und eingeübt werden konnten.

Man lernte

- eine soziale Situation zu planen,
- sich auf andere Kinder einzustellen,
- mit seiner Rolle im sozialen Gefüge klarzukommen und sie eventuell zu verbessern,
- die eigene Meinung zu behaupten,
- sich aktiv an der Aufrechterhaltung und Weiterentwicklung der sozialen Situation zu beteiligen,
- gewinnen und verlieren können.

Und heute? Es gibt weniger Kinder, weniger öffentlichen Raum für sie, und viele Eltern machen sich Sorgen um die Sicherheit ihrer Kinder „draußen so ganz allein“. Kinder verabreden sich eher, wenn sie denn Zeit finden angesichts ihrer häufig viel zu vollen Terminkalender, schon lange im Voraus mit einer Freundin, einem Freund. Dann spielt man in der privaten Wohnung oder im Garten – meist zu zweit in einer Beziehung, in der die Rollen ziemlich klar verteilt sind. Bestimmte Formen sozialer Auseinandersetzung sind nicht mehr erforderlich. Die Wahl des Spielpartners für die Zeit nach der Schule beschränkt sich häufig auf Kinder desselben sozialen Milieus.

Andere soziale Situationen stellen sich bei organisierten Freizeitveranstaltungen (Sportvereine, Musikschulen, Bastelkurse), an denen viele Kinder teilnehmen, ein. Hier sind die sozialen Beziehungen meist bestimmt durch die Vorgaben der Veranstaltung, also zum Beispiel die Regeln des Fußballspiels, die Aufgabe der Basteltätigkeit und so weiter. Auch hier ist also soziales Lernen nur in eingeschränktem Maße möglich.

Deshalb hat die Schule sehr viel mehr als früher eine wichtige Aufgabe: Hier treffen sich Kinder über Jahre hinweg, müssen sich vor allem in den Pausen, vor und nach der Schule, aber durchaus auch während des Unterrichts, ihre soziale Position in der Gruppe erarbeiten, lernen, wie man mit Freunden und solchen, die man nicht mag, umgeht, und möglicherweise die Erfahrung verkraften, dass sie vielleicht nicht zu den Beliebten, Mächtigen, Coolen gehören. Für Schulanfänger bedeuten diese Aufgaben meist sehr viel Anstrengung und mehr „Stress" als das fachliche Lernen, das eindeutig strukturiert und vorgegeben ist.

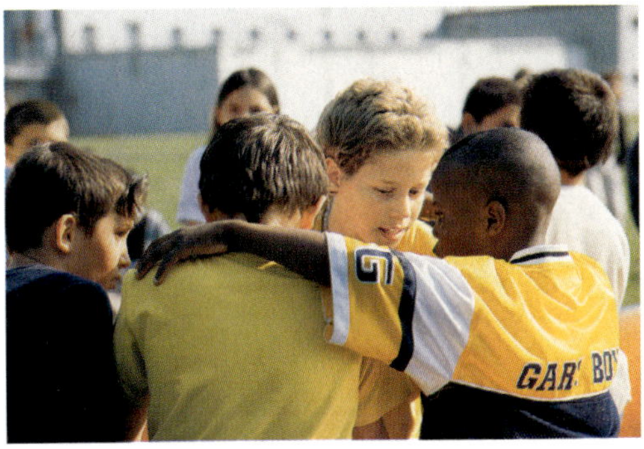

Schulfreunde

Die Schule ermöglicht Kontakte zu Gleichaltrigen, und zwar in einem Umfang wie er außerhalb der Schule häufig nicht (mehr) stattfindet. Freunde sind heute deshalb meist Schulfreunde. Und sie sind unverzichtbar! Denn mit einem Freund an der Seite fühlen sich Kinder stärker, Anstrengungen fallen ihnen leichter. Der „Schul-(Leistungs)stress" (→ Seite 160) ist leichter zu ertragen. Der soziale Stress, den Schule sowohl in der Beziehung zum Lehrer als auch in der Beziehung zu den anderen ja auch bedeutet, wird auf ein Minimum reduziert. Enge freundschaftliche Beziehungen in der Klasse sind deshalb (hoffentlich!) auch ein Lernziel, das Lehrer verfolgen. Sie wissen sehr wohl, wie wichtig diese soziale und emotionale Basis auch für schulisches Lernen ist. Auch die Arbeit im Team ist mit dem, den man mag, immer sehr viel effektiver, was nicht bedeutet, dass man nicht auch lernen sollte, mit anderen zu kooperieren. Ein spielerischer und handlungsorientierter Unterricht, der vielfältige soziale Kontakte mit sich bringt, fördert die Freundschaftsfähigkeit und schafft Freundschaften. Kinder entdecken, wenn sie zusammen an einer Aufgabe arbeiten, Gemeinsamkeiten, stellen fest, dass Klassenkameraden, mit denen sie sonst nicht so viel zu tun haben, ja doch ganz nett sind, und haben, wenn sie gut zusammenarbeiten, ein freundschaftsförderndes Erfolgserlebnis. Und dies steigert wiederum die Effektivität der gemeinsamen Arbeit.

Ein Beispiel: Wochenplanarbeit

Für Eltern fast unvorstellbar: Kinder dürfen selbst bestimmen, was sie wann und wie lernen ... – nun, so einfach ist es nicht. Aber die in vielen Schulen und Klassen heute übliche Wochenplanarbeit erlaubt Kindern sehr viel mehr Freiraum und Selbstverantwortung. Sie können selbst entscheiden, wann und wie sie ihr Pensum, das am Anfang einer Woche für diese Woche in einem schriftlichen Plan, oft in tabellarischer Form, festgelegt wird, erledigen. Dieses Pensum enthält meist fachbezogene und fächerübergreifende Pflicht-, Wahlpflicht- und Zusatzaufgaben. Wie sie diese erledigen ist auch häufig den Schülern selbst überlassen. Sie entscheiden, wann sie eher still alleine arbeiten und welche Bereiche besser in Partner- oder Gruppenarbeit zu erledigen sind, und sie können ganz individuell nach ihren eigenen Konzentrations- und Entspannungsphasen vorgehen. Sie übernehmen also – auch wenn am Anfang noch sehr viel Hilfe und Unterstützung notwendig ist – allmählich selbst die Verantwortung und machen damit einen großen Schritt in Richtung Selbstständigkeit.

Das Lernen lernen

Auch das Lernen will gelernt sein. Zuerst geht es einmal darum, dass ein Schulkind nicht einfach so „keine Lust" mehr haben darf. Bei Misserfolgserlebnissen darf es auch nicht so schnell einfach aufgeben. Es muss sich anstrengen, auch wenn keine unmittelbare Belohnung winkt, und es muss die Spanne zwischen Anstrengung und Erfolg aushalten können. Zu diesen Grundlagen, die sehr eng mit der sozialen und emotionalen Entwicklung zusammenhängen, kommen nun viele Dinge hinzu:

- Spezifisch schulische Lern- und Arbeitstechniken.
- Eine gute Zeitplanung.
- Und genügend Selbsterkenntnis, wann und wie man am besten lernt und wodurch man viel zu sehr abgelenkt wird.

Auch auf diesem Gebiet haben Experten in den letzten Jahren zahlreiche neue Ideen gehabt, die nach und nach Eingang in den Schulalltag finden. Kinder lernen mit einer Vielzahl von Techniken, alle Sinne beim Lernen zu nutzen. Durch vielfältige Gestaltung des Lernprozesses beginnen sie zu erkennen, wie gerade sie selbst am besten begreifen und Lerninhalte behalten. Über die Arbeit nach selbst- oder zumindest mitgestalteten Tages- und Wochenplänen finden sie ihr eigenes Arbeitstempo und lernen, ihren Möglichkeiten entsprechend erfolgreich zu planen.

Lernkanäle

Zum Lernen brauchen wir unsere Sinnesorgane, dazu gehören neben Augen und Ohren auch Geruchs-, Geschmacks- und „Muskelsinn". Über die Sinnesorgane, die bei jedem von uns unterschiedlich ausgeprägt sind, gelangt der Lernstoff in unser Gedächtnis.

Es wird deshalb häufig von verschiedenen Lerntypen gesprochen, um damit die offenkundige Tatsache zu benennen, dass Menschen unterschiedlich lernen. Ob diese Typunterschiede angeboren sind, wie manche meinen, oder eher durch Gewöhnung entstehen, weiß keiner so recht. Sicher ist, dass es spezielle

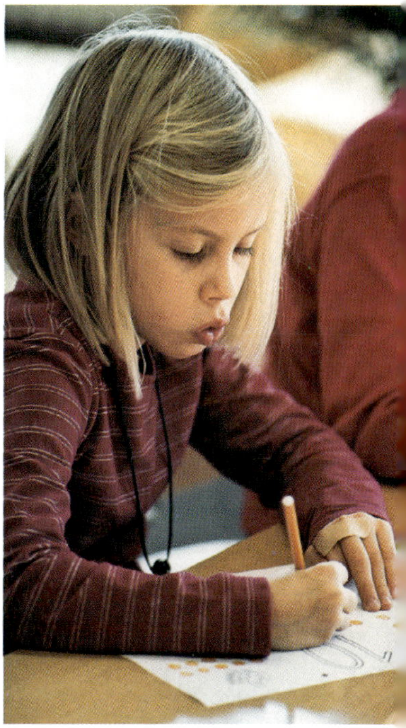

Vorlieben gibt, wie man sich Lerninhalte aneignet. Für Schulkinder heißt dies: Manchen fällt es leichter sich den Lernstoff zu merken, wenn sie ihn lesen, anderen, wenn sie dem Lehrer zuhören oder wenn sie schreiben und wieder andere lernen leichter, wenn sie sich mit den Klassenkameraden über den Lerninhalt austauschen können.

Aber unabhängig davon gilt für alle Lernenden – Kinder und Erwachsene: Am effektivsten lernt der, der sich den Lernstoff über möglichst viele Eingangskanäle einprägt und verarbeitet. Denn je mehr Wahrnehmungsfelder im Gehirn beteiligt sind, desto mehr Assoziationsmöglichkeiten (gedankliche Verknüpfungen) werden für das tiefere Verständnis gefunden (→ Seite 35). Damit wiederum können Aufmerksamkeit und Lernmotivation gesteigert und mehr Erfolg beim Lernen erzielt werden. Wer also zum Beispiel beim Schreiben laut mitspricht, eventuell auf Kassette, um es nachher noch einmal zu hören, sich – anfangs mithilfe des Lehrers oder der Eltern – Wichtiges auf Karteikarten notiert und dabei Farben verwendet, speichert besser, als wenn er nur auf einen dieser Tricks zurückgreift. Je mehr Lernkanäle (Hören, Sehen, aktives Handeln) benutzt werden, desto begreifbarer wird der Lerngegenstand und desto leichter bleibt er im Gedächtnis.

Praktisches – handlungsorientiertes – Lernen

Aus diesem Grund wird heute in der Grundschule auf das so genannte praktische, handlungsorientierte Lernen sehr großen Wert gelegt. Es entspricht auch dem „konkreten" (→ Seite 38) Lernen der Kinder dieses Alters weitaus besser als „reine Theorie". Und nicht zuletzt: Es hilft den Mangel an praktischer und sinnlicher Erfahrung auszugleichen, der heute schon bei vielen Schulanfängern beobachtet wird. Denn die Welt, die Kinder heute umgibt, schafft den „visuellen Typ". Bilder – Fernsehen, Comics, Computerspiele, Gameboys, Zeitschriften, Werbeplakate, wohin man sieht – dominieren, während Lärm und Musik als ständige Geräuschkulisse dazu zwingen, eher den Gehörsinn „abzuschalten" als zuzuhören. Tasten, Schmecken, Riechen sind in der „Wirklichkeit aus zweiter Hand", wie die Medienwirklichkeit oft genannt wird, ebenfalls nicht möglich.

Praktisches Lernen ist in jedem Fach, aber auch fächerübergreifend sinnvoll. Es findet statt in Schulgärten, bei gemeinsamen Pausenhof-, Klassenraum- und Schulverschönerungen, bei Ausflügen, selbst organisierten Spielnachmittagen und Festen, durch Theaterspielen, Tanz, Musik und (Buch)Druck sowie bei Projektarbeit. Mit Eifer und großem Engagement lernen hier Kinder fürs Leben, was theoretisch gar nicht vermittelbar ist. In vielen dieser Aktionen ist Ihre Mitarbeit erwünscht, notwendig und sinnvoll. Und seien Sie sicher: Nicht nur Ihr Kind profitiert von Ihrem Einsatz! (→ Seite 133)

Hausaufgaben

Bei der Frage der Hausaufgaben scheiden sich die Geister. Trotz unterschiedlicher Standpunkte – sind Hausaufgaben nun zumutbar und sinnvoll oder sind sie es nicht? – gilt auch heute noch: Schüler haben Hausaufgaben und mit diesen mal mehr, mal weniger Probleme.

Hausarbeiten dienen – so die Lehrmeinung – der Nach- und Vorbereitung des Unterrichts. Ihr Kind soll durch sie vor allem das Gelernte üben, festigen, anwenden und auf andere Bereiche übertragen lernen, oder es soll, allein oder in einer Gruppe, für den folgenden Unterricht Material beschaffen, Erkundungen durchführen oder längerfristige Beobachtungen festhalten.

Ihre Funktion ändert sich natürlich im Lauf der Jahre. Ein Schüler der gymnasialen Oberstufe wird anders mit häuslicher Arbeit umzugehen haben als ein Erstklässler.

Was aber immer gilt: Hausaufgaben sind nicht privates Vorarbeiten, Nachsitzen oder Strafe und vor allem sind sie keinesfalls ein Ersatz für

- Konzentration und Aufmerksamkeit im Unterricht (gilt für die Schüler!),
- didaktisch guten Unterricht (gilt für die Lehrer!),
- eine ausreichende Zahl an Lehrkräften sowie ausreichend viele Unterrichtsstunden (dies gilt für die Kultus-, Schul-, Finanzministerien!),
- elterliche Anteilnahme, Interesse und Liebe (dies an die Eltern. Denn deren Engagement bei den Hausaufgaben ist kein Ersatz dafür!).

Welchen Standpunkt auch immer man als Eltern einnehmen mag: Wenn Ihr Kind mit Hausarbeiten nach Hause kommt, sind

Diskussionen über ihren Sinn nicht besonders hilfreich, und Sie sollten unter allen Umständen jede kritische Bemerkung Ihrem Kind gegenüber vermeiden! Ihr Kind hat sie nun einmal und soll möglichst großen Nutzen für sich daraus ziehen – und vor allem am nächsten Morgen der Lehrerin stolz seine Hausaufgaben vorweisen können.

(Sind Sie mit der Art und/oder der Menge der Hausaufgaben Ihres Kindes nicht einverstanden oder haben Sie prinzipielle Vorbehalte gegenüber der Hausaufgabenstellung eines Lehrers, sprechen Sie mit ihm selbst!)

TIPPS

für stressfreie und gelungene Hausaufgaben

- Als erstes ist natürlich der Arbeitsplatz wichtig, obwohl manche Kinder gerade zu Beginn ihrer Schullaufbahn gern in der Nähe der anderen, vor allem der Mutter, oder nach dem langen Sitzen in der Schule auch einmal im Liegen oder Knien ihre Hausaufgaben erledigen wollen. Dagegen ist nichts einzuwenden, wenn die Konzentration und zum Beispiel beim Liegen die Handschrift nicht darunter leiden. Doch sobald die Aufgaben längere Zeit in Anspruch nehmen und ihren festen zeitlichen Raum in der Organisation des Alltags erhalten sollen, hilft ein richtiger Arbeitsplatz nicht nur, um orthopädischen Gesichtspunkten Genüge zu tun, sondern auch als Signal, um konzentriert mit den Aufgaben zu beginnen und sie zügig zu Ende zu führen.

- Wichtig für erfolgreiche Hausarbeiten ist auch der richtige Zeitpunkt. Viele Eltern drängen ihre „herumtrödelnden“ Kinder, sofort nach dem Mittagessen mit den Schulaufgaben zu beginnen. Sie vergessen die Tatsache, dass die Leistungskurve ihres Kindes – und nicht nur des Kindes – gerade um diese Zeit auf ihrem Tiefstand angelangt, und erst gegen Nachmittag einen zweiten Höchststand erreicht. Unter diesem Gesichtspunkt ist die Pause nach dem Essen sicher sinnvoller, als sich gleich Höchstleistungen abzuverlangen. Andererseits haben Eltern natürlich auch recht, wenn sie ihrem Kind nach erledigten Pflichten einen wirklich freien Nachmittag gönnen wollen.

- Am besten ist es, wenn
  - die Mittagsmahlzeit nicht gar zu opulent gestaltet wird. Das Leistungstief lässt sich zwar nicht vermeiden, die Leistungskurve wird jedoch nicht ganz so weit absacken, wenn die Verdauungsarbeit nicht die restliche Energie verbraucht.
  - Kinder nach einer kurzen Pause mit den Arbeiten anfangen, die sie eher als entspannend empfinden, also Bild malen, ausschneiden, kleben ...
  - jedes Kind den passenden Kompromiss findet. Also unbedingt klären: Wann lerne ich am besten und schnellsten? Wann spiele ich am liebsten und unbelastetsten? Zu diesem Kompromiss kommt manchmal noch hinzu: Wann finde ich in meiner Familie die meiste Ruhe? Wann haben meine Freunde frei?

- Für Eltern von Schulanfängern ist ein weiterer Hinweis wichtig: Überfordern Sie Ihr Kind nicht! Erstklässler haben eine für unerfahrene Erwachsene erstaunlich kurze Konzentrationsfähigkeit, wenn sie die Sache, bei der es zu bleiben gilt, nicht selbst gewählt und bestimmt haben. (Das heißt nicht, dass ein sechsjähriges Kind nicht mit Ausdauer an einer Lego-Raumstation bauen oder „stundenlang“ konzentriert Bilderbücher angucken kann.)

Die Eltern und die Hausaufgaben

Wichtig für effektive Schularbeiten ist auch die Unterstützung durch die Eltern. Sie bedeutet aber nicht, dass nun, wie es leider häufig der Fall ist, die Familie zu einer Filiale der Schule, Mutter zur Hilfslehrerin und Vater zum Minidirektoren wird, der sich abends die Resultate der von Mutter und Kind geleisteten Arbeit vorlegen lässt. Unterstützung heißt auch nicht „Nachhilfe". Denn es gibt viele Gründe, warum auch die bestgemeinte elterliche Nachhilfe oft mehr schadet als nützt.

Die zwei wesentlichen Funktionen von Hausarbeiten, nämlich a) die Möglichkeit, sich selbstständig etwas zu erarbeiten und b) dem Lehrer Aufschluss darüber zu geben, was seine Schüler tatsächlich verstanden haben, gehen verloren, wenn Mutter die Rechenaufgaben löst. Beides hat weit reichende Folgen:

- Wenn ein Kind bei jeder kleinsten Unklarheit aufgibt und Mutters oder Vaters Unterstützung in Anspruch nehmen darf, wird es auch das Erfolgserlebnis nicht kennen lernen, eine Nuss selbst geknackt zu haben.
- Wenn es damit rechnen darf, jeden Nachmittag gewissermaßen elterlichen Privatunterricht zu erhalten, verliert es außerdem leicht die Einsicht, im Unterricht selbst aufpassen zu müssen.
- Wenn ein Lehrer nie erfährt, dass er vielleicht nicht gut erklärt hat und sein Unterricht an den Kindern vorbeigeht, wird er auch keine Notwendigkeit verspüren, sich mehr anzustrengen.

Außerdem eignen sich Eltern in den meisten Fällen denkbar schlecht als private Hilfslehrer für ihre Kinder:

In vielen Fällen, vor allem in den ersten Schuljahren, fehlt Eltern zwar nicht das Wissen, ihrem Kind den Stoff erklären zu können, jedoch das didaktische Geschick.

Zudem verlieren Eltern leider auch oft ihr pädagogisches Geschick, wenn es um die Erledigung von Hausaufgaben geht. Denn offenbar bieten sich gerade sie besonders an, alte eigene Geschichten, „Gespenster aus der Vergangenheit" heraufzubeschwören:

Eltern können jetzt etwa die Kränkung, die sie selbst oft genug in der Schule erlebt haben, wiedererleben, und sich diese erträglicher machen, indem sie wenigstens ihrem Kind vorführen, dass sie doch die Größten sind und alles wissen.

Vielleicht reagieren sie auch umgekehrt. Ihre alte Unsicherheit und Angst vor dem Lehrer gewinnt die Oberhand, und sie entwickeln gemeinsam mit ihrem Kind dann das Gefühl, es dem Lehrer (ihres Kindes) doch nicht recht machen zu können und immer zu versagen.

Oder sie müssen über ihre Kinder beweisen, dass sie doch gute Schüler sind – und wehe dem Kind, das sich als Bundesgenosse verweigert und versagt.

Vielleicht steigt in manchen auch wieder die Wut über viele Ungerechtigkeiten in der eigenen Schullaufbahn auf, und sie wollen sich nun gemeinsam mit ihrem Kind „rächen", und wenn es heute nur darum geht, dem Lehrer zu zeigen, wer denn nun das Sagen oder wer den besseren Rechenweg gefunden hat. (Es soll übrigens auch Eltern geben, die an jedem Elternabend das Schulgesetz aufgeschlagen vor sich liegen haben.)

Ständige elterliche Nachhilfe belastet oft beides, sowohl die Eltern-Kind-Beziehung als auch die Hausaufgaben. Leistungserwartung und Enttäuschung werden auf der einen Seite zum wesentlichen Bestandteil der Beziehung zwischen Kind und Eltern, was dieser nicht gut tut. Auf der anderen Seite beeinträchtigen dann Konflikte zwischen Eltern und Kindern die Hausaufgaben und damit die Motivation und Leistungsfähigkeit der Kinder, was ihren unbeschwerten Zugang zu den Angeboten der Schule verhindert.

TIPPS

So können Sie Ihr Kind unterstützen

- Gewährleisten Sie Ruhe, Zeit und Raum für die Hausaufgaben.
- Ermutigen Sie Ihr Kind, sich am nächsten Tag selbst an den Lehrer zu wenden, um noch einmal nachzufragen, wenn es tatsächlich etwas nicht verstanden hat.
- Zeigen Sie ihm, dass Sie ihm zutrauen, seine Aufgaben auch allein zu schaffen.
- Zeigen Sie Interesse. Die viel gehasste Nachfrage: „Hast Du Deine Schularbeiten schon gemacht?" kann ja auch bedeuten: „Ich interessiere mich für das, was du gemacht hast. Zeig doch mal!" Ein Kind, das ein Bild gemalt oder eine Legoburg mit viel Eifer und Ausdauer geplant und gebaut hat, ist ja auch stolz auf sein Werk, möchte zeigen, was es geleistet hat. Hier wie dort braucht es die Anerkennung durch die Eltern.
- Eltern sind auch ganz wichtig, wenn es darum geht, das Interesse und die Neugier des Kindes, weiter zu „füttern" und Anregungen zu bieten, über ein Thema weiter nachzudenken. Die Schulstunde ist dafür ja leider oft kurz, und auch der beste Lehrer ist nicht in der Lage, alle Schüler einer Klasse mit ihren ganz individuellen Fragen zu Wort kommen zu lassen. Viele schulische Themen eignen sich hervorragend dazu, in der Familie „angewandten Unterricht" zu betreiben. Nur ein Beispiel: Wenn im Sachkundeunterricht das „Weltall" Thema ist, macht es sicher nicht nur Ihrem Kind Spaß, auch einmal gemeinsam in den Himmel zu gucken, Bücher aus der Bibliothek zu wälzen, oder sogar am Wochenende ein Planetarium zu besuchen.

Deshalb müssen Eltern, gerade wenn es um die Erledigung der Hausaufgaben geht, lernen, ihre Kinder „loszulassen", Verantwortung abzugeben, ihre Kontrolle einzuschränken und vor allem ihre Kinder nicht zu missbrauchen, um eigene Schlachten aus der Vergangenheit mit ihrer Hilfe oder gegen sie zu schlagen.

Wenn mein Kind nun aber gar nicht weiterkommt?

Vermeiden Sie auf jeden Fall, Ihrem Kind die fertige Lösung zu servieren! Beginnen Sie damit, sich die Aufgabenstellung von ihm erklären zu lassen. Oft wird dann schon deutlich, dass Ihr Kind vielleicht gar nicht verstanden hat, was eigentlich von ihm erwartet wird. Bevor Sie nun das Heft im wahrsten Sinn des Wortes an sich reißen, motivieren Sie Ihr Kind doch lieber, bei einem Mitschüler anzurufen. Wenn auch bei anderen Kindern Unklarheiten bestehen, sollten Sie den betroffenen Kindern für den nächsten Tag einen (gemeinsamen) Gang zum Lehrer vorschlagen. Gemeinsam ist es einfacher!

Haben Sie jedoch über längere Zeit den Eindruck, dass Ihr Kind durch die Hausaufgaben überfordert ist, da ihm schon das Verständnis der Aufgabenstellung fehlt, sollten Sie selbst das Gespräch mit dem Lehrer suchen. Entweder kann er Tipps zur Bewältigung der Schwierigkeiten geben, oder er kann feststellen, dass seine Anforderungen zu hoch sind, ohne dass ihm das vielleicht bewusst ist.

Manchmal jedoch fehlt Ihrem Kind nur ein kleiner Hinweis (Schau doch mal im Schulheft nach – da steht sicher eine ähnliche Aufgabe!) oder eine Einstiegshilfe, die dann den Knoten platzen lässt. Bei mehreren ähnlichen Aufgaben kann auch ein gemeinsames Durchgehen der ersten Aufgabe sinnvoll sein, wenn dann wirklich die folgenden allein zu schaffen sind. Stellen Sie beim Durchsehen einen Fehler fest, der das weitere Vorankommen verhindert, regen Sie ein selbstständiges Nachsehen und Korrigieren an. „Besserwisserische“ Kritik Ihrerseits motiviert nicht zum Weitermachen!

Viele Kinder erledigen ihre Hausaufgaben leichter, wenn sie mit einem Freund, einer Freundin zusammen knobeln. Auch langweilige Übungsaufgaben machen gemeinsam mehr Spaß! Auf jeden Fall wird auf diese Weise der leider weitverbreitete tägliche Clinch um die Hausaufgaben zwischen Eltern und Kind vermieden.

Aus diesem Grund werden in manchen Schulen „Hausaufgaben-Patenschaften“ angeregt. Sie sind einerseits sinnvoll für Kinder, die nachmittags keine Betreuungsmöglichkeit haben, andererseits auch hilfreich für die Kinder und Eltern, die sich in den Auseinandersetzungen um die Hausaufgaben mit all den negativen Folgen festgefahren haben.

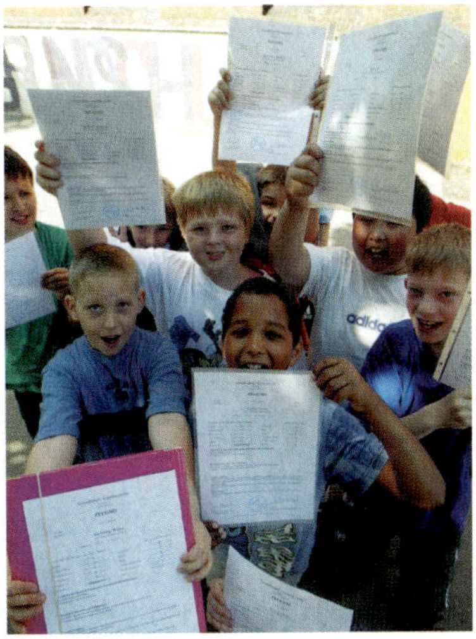

Verbale Beurteilungen, Zensuren, Zeugnisse

Noten oder verbale Beurteilungen?

Schon seit Jahrzehnten wird unter Experten über den Sinn und Unsinn von Zensuren gerade in der Grundschule gestritten. Wenn Sie in der alten Bundesrepublik aufgewachsen sind, haben Sie selbst wahrscheinlich noch die Leistungsbewertung sehr gut (1), gut (2), befriedigend (3), ausreichend (4), mangelhaft (5), ungenügend (6) erlebt. In der DDR ging die Notenskala nur von Eins bis Fünf: sehr gut (1), gut (2) befriedigend (3), genügend (4), ungenügend (5).

Argumente für Zensuren sind: Sie sollen den Lernfortschritt kontrollieren, den Vergleich zwischen Schülern erlauben und den Eltern Auskunft über den Schulerfolg ihrer Kinder geben, Leistungen belohnen und zu mehr Anstrengung motivieren, für Disziplin sorgen und Versetzungen und Bildungsabschlüsse bestätigen. Aber immer mehr Forschungsergebnisse zur Zensurengebung allgemein und zu Klassenarbeiten, mündlichen Prüfungen und sonstigen Leistungsnachweisen im Einzelnen weisen ihre Fragwürdigkeit nach. Unabhängig von der Feststellung, dass sie doch nicht den Forderungen nach Objektivität und Vergleichbarkeit genügen können: Sie sind vor allem in den ersten Grundschuljahren für die meisten Kinder sinnlos oder gar eher schädlich als nützlich. Denn sie können gerade am Anfang eines langen Schülerlebens erheblichen pädagogischen Schaden anrichten.

Da ist das Kind, das übt und übt und übt und dann doch wieder eine Fünf im Diktat hat, oder ein anderes, das zu Hause allein gelassen von sich aus wenig Neugier zeigt, aber ebenso Anerkennung und Lob braucht wie jedes andere Kind. Ihnen ist mit Noten nicht gedient!

Aber auch Kinder, denen alles leicht fällt und die eine Eins nach der anderen nach Hause bringen, meinen dann vielleicht, sie bräuchten sich nicht mehr anzustrengen. Auch ihnen ist mit einer verbalen Beurteilung mehr gedient, in der der Lehrer die Möglichkeit hat, die Kommentare so zu gestalten, dass sie weiterhin Spaß daran haben, sich Neues anzueignen und Anstrengungsbereitschaft zu zeigen.

Das pädagogische Ziel der ersten Grundschuljahre ist, dass Kinder positive Erfahrungen mit der Schule machen, Freude am schulischen Lernen haben und Selbstvertrauen entwickeln, das ja gerade in dieser Zeit eng mit ihrem „Werk“– zusammenhängt.

Wenn dieses Werk jedoch in ein Notenschema gepresst und nicht als solches gewürdigt wird, entwickelt das Kind einen „Notensinn" statt des Werksinns (→ Seite 59) und das will wohl keiner!

Viele Eltern und Politiker (!) befürchten nun, dass Kinder, die nicht ab der zweiten, dritten, vierten Klasse Noten erhalten, plötzlich dann in der fünften Klasse, wenn Noten in Deutschland in der Regel unausweichlich sind, ein böses Erwachen erleben. Ihre Argumentation: Gerade Kindern, die die ersten Grundschuljahre ohne Mühe durchlaufen, fehle der Ansporn und möglicherweise hin und wieder auch der Hinweis durch eine schlechte Note, dass sie hier und da durch zu große Nachlässigkeit doch Lücken haben. Aber: Wenn auf Noten in den ersten Jahren verzichtet wird, heißt dies nicht, dass Kinder nicht ein Recht auf klare und für sie verständliche Rückmeldung haben. Der Lehrer darf dort, wo es angebracht ist, durchaus sehr kritisch sein. In einem Text lässt sich auch sehr viel genauer darstellen, ob ein Kind nun richtig und ausreichend geübt hat, ob es das, was erwartet wurde, verstanden hat oder ob und wo es noch Nachholbedarf hat. Einer solchen Rückmeldung gegenüber sind Noten ausgesprochen informationsarm und geben kaum Auskunft über die eigentlichen Stärken und Schwächen eines Kindes. Auch, wenn Ihr Kind längst Noten erhält, sind also erläuternde Informationen in einem Elterngespräch wichtig.

Übrigens: Wenn Kinder – wie dies tatsächlich häufig der Fall ist – die Erfahrung machen, dass sie, wenn es dann einmal die ersten Noten gibt, „in den Keller gesaust sind", liegt dies nicht an den fehlenden Noten davor, sondern entweder an dem plötzlichen Anziehen der Leistungsanforderungen in der nächsten Klassenstufe oder an einer nachlässigen oder gar beschönigenden verbalen Beurteilung davor.

Und dann das Zeugnis

Im Anfangsunterricht, wie er heute überall in Deutschland zumindest im ersten Schuljahr stattfindet, gibt es kein „Sitzenbleiben" und keine Zensurenzeugnisse mehr. In den meisten Bundesländern gilt dies auch für das zweite Schuljahr, und einige Bundesländer erlauben einen Verzicht auf Notenzeugnisse auch im dritten und vierten Schuljahr, wenn dies von der Elternversammlung beantragt wird.

Dies heißt nun nicht, dass Erstklässler (oder Zweit- und Drittklässler) nicht beurteilt werden. Auch sie erhalten Zeugnisse, jedoch in Form von Verbalbeurteilungen, also kürzeren oder längeren Kommentaren, die Schülern und Eltern in Worten Auskunft geben über den Lernfortschritt. Sie sind nicht nur in Worte über-

„Sitzenbleiben“

Bei allen PISA-Spitzenländern gibt es aus guten Gründen kein „zwangsweises“ Wiederholen einer Jahrgangsstufe mehr, weil es sich als ineffektiv herausgestellt hat. Es fördert die individuelle Lernentwicklung eines Kindes nicht. Das Wiederholen einer Klassenstufe ist nur dann pädagogisch sinnvoll, wenn es nicht als Strafe verordnet wird, sondern im begründeten Einzelfall als pädagogisches Angebot verstanden und von *allen* Beteiligten – auch dem Kind selbst – als zusätzliche Chance begriffen wird.

setzte Zensurenzeugnisse. Denn anders als Noten orientieren sie sich an einer individuellen „Messlatte“ mit dem Blick auf die ganze Persönlichkeit des Kindes, die ja nicht nur die erbrachte Leistung, sondern auch seine persönlichen Eigenschaften, sein Arbeits- und Sozialverhalten umfasst. Konkret: Was hat ein Kind dazugelernt? Wo sind seine Stärken und Schwächen? Hat es so gelernt, wie es seiner vermutlichen Leistungsfähigkeit entspricht?

Schüler erfahren so auch mehr über ihre Entwicklungsmöglichkeiten und Eltern können gezielter helfen, wenn es nötig sein sollte. Ein individueller Maßstab ist umso wichtiger, je jünger die Kinder sind. Zu diesem Maßstab tritt erst später der „anforderungsbezogene Maßstab“ hinzu: Welche Anforderungen kann man in dieser Klasse stellen? Inwieweit entspricht ein Kind diesen Anforderungen? Auch ein anforderungsbezogener Maßstab braucht eigentlich keine Zensuren, die ja nichts darüber aussagen, was ein Kind nun konkret kann oder nicht.

Die Eltern und Berichtszeugnisse

Das Lesen von Zeugnisberichten bereitet vielen Eltern Schwierigkeiten. Möglicherweise verstehen sie die Aussagen tatsächlich nicht, weil sie in einer pädagogischen Fachsprache abgefasst sind (was im Übrigen ein Armutszeugnis für den Lehrer ist). Häufig vermuten Eltern aber auch, hinter den zunächst harmlosen oder positiven Feststellungen könnte sich Negatives verbergen. Sie denken dann an Arbeitszeugnisse, in denen eine Art „Geheimsprache“ verwendet wird, um vor Arbeitsgerichten dem Vorwurf, dem Arbeitnehmer schaden zu wollen, standhalten zu können. Im Gegensatz zu Arbeitszeugnissen sind Schulzeugnisse jedoch dazu da, von jedem verstanden zu werden.

Eltern haben ein Recht darauf, verständliche Aussagen über das Verhalten des Kindes und seinen Leistungsstand im Zeugnis zu finden. Dies gilt natürlich nicht nur für positive Rückmeldungen. Eine verbale Beurteilung muss klar und eindeutig Stärken und Schwächen des Kindes benennen. Denn niemandem ist damit gedient, wenn Hinweise auf Schwächen und Mängel beschönigt werden. Nur wenn Eltern wissen, wo ihr Kind Schwierigkeiten hat, können sie gemeinsam mit dem Lehrer, der Lehrerin Abhilfe schaffen!

Leider kann es vorkommen, dass Kinder „psychologisierend“ oder durch Zuschreibungen von Charakterzügen abgestempelt werden. Aber Zeugnisse sind keine psychologischen Fachgutachten! Lehrer sind ausdrücklich gehalten, Berichte zu verfassen, in denen das Verhalten der Kinder in einem vergangenen fest umrissenen Zeitraum dargestellt wird. Alle Begriffe, mit denen Kinder in charakterliche oder psychologische Schubladen gesteckt werden, sind fehl am Platz. Sie sind es erst recht, wenn sie mehrdeutig oder sogar abwertend sind. Ein Kind sollte also nie als „aggressiv" bezeichnet werden. Hat Markus zum Beispiel im letzten Halbjahr mehrmals Streit gesucht oder ist sogar handgreiflich gegen andere vorgegangen, dann muss dies so beschrieben und auch auf das letzte Halbjahr bezogen werden, um deutlich zu machen, dass es sich nicht um eine andauernde Charaktereigenschaft handelt, sondern um ein zeitweilig aufgetretenes Verhalten.

Wenn Sie nicht einverstanden sind, weil das Zeugnis Aussagen enthält, die Sie so keineswegs hinnehmen möchten, sollten Sie mit der Lehrerin, dem Lehrer sprechen. Dies ist beispielsweise berechtigt, wenn über Ihren Sohn im Zeugnis steht, dass er „immer Streit suche" oder wenn die Adjektive „schlampig" und „schwatzhaft" auf Ihre Tochter bezogen werden. Oder wenn Sie spüren, dass Ihr Sohn darunter leidet, dass im Zeugnis unnötigerweise fünfmal betont wird, dass er schüchtern ist. Auch dann ist ein Gespräch sinnvoll, wenn Sie meinen, dass eine Formulierung so zweideutig sei, dass sie falsch ausgelegt werden könne.

TIPPS

fürs Lesen des Zeugnisses

- Im Vorfeld: Eltern haben ein Recht auf Erläuterung der Berichterstellung. Diese sollten Thema eines Elternabends vor dem ersten Zeugnis sein. Dabei sollte auch geklärt werden, an welchen „Zielen" ein Kind im kommenden Zeugnis gemessen wird.

  Also fragen Sie den Lehrer, die Lehrerin:
  - Welche Ziele stehen im laufenden Unterrichtsabschnitt im Vordergrund? (Ziele im sozialen Verhalten, Ziele im Arbeits- und Lernverhalten, Ziele in den einzelnen stofflichen Bereichen)
  - Welche Bereiche werden grundsätzlich in jedem Zeugnis aufgenommen, welche Bereiche tauchen nur bei besonderen Anlässen auf?
  - Welche Formulierungen werden für besonders gute Leistungen verwendet, welche weisen auf förderungswürdige Schwächen hin (Erläuterung an Beispielen)?
  - Welche Fachausdrücke werden verwendet? Was bedeuten Sie?

- Wenn es dann so weit ist: Prüfen Sie sorgfältig, ob Sie alles verstehen, was im Zeugnis ausgesagt wird. Enthält es Formulierungen, die Ihnen nichts sagen? Ist ein Satz möglicherweise zweideutig, sodass man ihn je nach Lesart als positive oder negative Aussage verstehen kann? Scheuen Sie sich nicht, bei allen Verständnisschwierigkeiten nachzufragen, was gemeint ist.

- Aber: Irgendwann ist Schluss! Die Zeugnismappe darf und muss dann in der Schreibtischschublade verschwinden. Denn das Zeugnis ist ein Bericht über Vergangenes. Jetzt geht es darum, mit Eifer und Engagement weiterzumachen.

Ein Gespräch kann vieles klären und Ihr Kind davor schützen, dass sich im nächsten Zeugnis ähnliche Formulierungen finden. Wenn Sie nach einem Gespräch aber noch immer der Ansicht sind, das Zeugnis dürfe nicht so bleiben und müsse neu ausgestellt werden, die Lehrerin sich jedoch weigert, das zu tun, so ist die Rektorin ihre nächste Ansprechpartnerin. Meint auch sie, das Zeugnis sei in dieser Form in Ordnung, können Sie in der Schulleitung Aufklärung darüber bekommen, welche weiteren Schritte möglich sind.

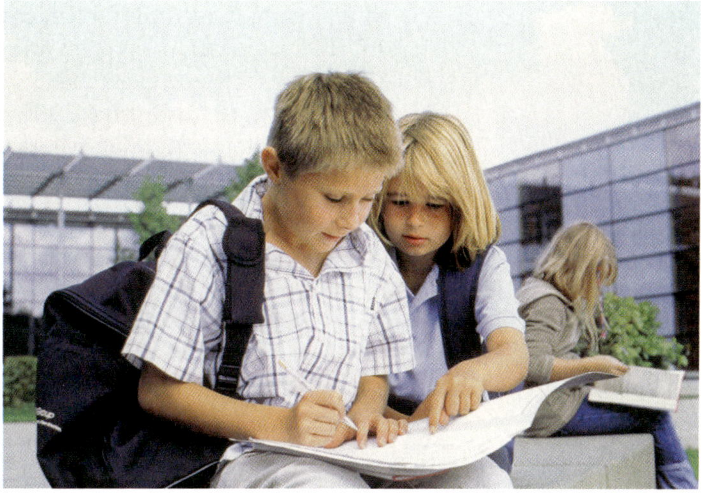

Noch einmal ein Plädoyer für die verbale Beurteilung

Seit PISA (→ Seite 69) haben Zensuren wieder Hochkonjunktur in Deutschland und der notenfreie Raum wird in einigen Bundesländern wieder eingeengt. Dem liegt das Missverständnis zugrunde, eine Schule ohne Noten sei eine Schule ohne Leistung. Der Beweis steht jedoch aus, dass Notengebung eine positive Leistungsentwicklung bei Kindern fördert. Wer sich auf die Ergebnisse von PISA beruft, müsste gerade zum gegenteiligen Schluss kommen. Denn in vielen Ländern Europas gibt es bis zur achten, neunten Klasse keine Noten – auch in den Ländern, die uns im PISA-Test den Rang abgelaufen haben.

Vor allem aber kann und darf Auslese und Konkurrenz nicht zu früh stattfinden. Denn jedes Kind braucht zunächst den Schonraum, um eine eigene ruhige Lernmethode zu finden – ohne Leistungsdruck und den ständigen Vergleich mit anderen. Dies ist die beste Grundlage für seine weitere persönliche und schulische Entwicklung.

Der Zeugnistag

Zeugnisse sind immer aufregend. Das erste besonders, wahrscheinlich vor allem für die Eltern. Kindern ist dieses erste Zeugnis meist weniger wichtig. Natürlich wollen sie wissen, ob es „gut" ist. Aber was da alles sonst noch steht, spielt für sie oft nur eine sehr untergeordnete Rolle. Hauptsache die Eltern sind zufrieden und äußern sich lobend. Nichts wäre für die Kinder schlimmer als eine Reaktion, die den ersten Zeugnistag – und damit wahrscheinlich auch alle folgenden – als Tag des Gerichts oder der Strafe erleben lässt.

Dass dies leider in zahlreichen Familien noch nicht selbstverständlich ist, offenbaren die Anrufe, die an den Zeugnistagen bei den Kinder-Notruf-Nummern eingehen.

TIPPS

Beim ersten Zeugnis

- Nehmen Sie sich ein Beispiel an Ihrem Kind! Überbewerten Sie das Zeugnis nicht. Im Grunde sind Zeugnisse nichts anderes als ein Bericht darüber, wie Ihr Kind sich im Schuljahr oder im Schulhalbjahr verhalten und was es gelernt hat. Für alle Eltern, die während dieses Zeitraums den Kontakt zur Lehrerin oder zum Lehrer gehalten haben, sollte es also eigentlich nichts Neues mehr bringen. Nutzen Sie deshalb jede Gelegenheit, sich bei Elternabenden oder in Elternsprechstunden über die Entwicklung Ihres Kindes zu informieren.
- Aber: Nehmen Sie sich Zeit für Ihr Kind, das sicher ganz stolz auf sein erstes Zeugnis ist, und sprechen Sie mit ihm darüber. Denn jedes Zeugnis ist auch eine Rückmeldung für das Kind, die es aller Wahrscheinlichkeit nach – ganz gleich, ob das Zeugnis nun sprachlich an das Kind selbst gerichtet oder als neutraler Bericht für die Eltern formuliert ist – nicht versteht. Versuchen Sie an Beispielen zu erklären, was der Lehrer „gemeint" hat. Freuen Sie sich mit Ihrem Kind über jedes Lob und über jede positive Aussage und sprechen Sie ruhig und sachlich über die Passagen, in denen Kritik ausgedrückt wird. Überlegen Sie gemeinsam, was Sie sich für die nächste Zeit vornehmen könnten, um Verbesserungen zu erzielen.
- Strafen sind verboten! Welchen Sinn sollten sie haben?! Angst vor dem nächsten Zeugnis? Diese ist mit Sicherheit die schlechteste Voraussetzung für ein erfolgreiches Lernen. Konnte Ihr Kind tatsächlich nicht die Anforderungen erfüllen, die der Lehrer an es gestellt hat, gilt es Mut zu machen und Selbstvertrauen zu stärken. Sprechen Sie auch mit der Lehrerin oder dem Lehrer Ihres Kind darüber, wie Sie als Mutter oder Vater eventuell dazu beitragen können, dass bestimmte Schwächen behoben werden können.
- Und Belohnung? Der Zweck des Lernens ist nicht der, belohnt zu werden – weder mit Noten noch mit Geld oder Geschenken. Das heißt nicht, dass der Zeugnistag nicht gefeiert werden soll: Immerhin ist nun ein Schuljahr erfolgreich zu Ende gegangen!

WERBELLINSEE-GRUNDSCHULE
Berlin, Bezirk Tempelhof-Schöneberg

Zeugnis

für Emma Mang

geboren am 7. Juli 1994

Klasse 3c

Emma ist eine ruhige, kameradschaftliche Schülerin, die als Arbeits- und Spielpartnerin sehr beliebt war. Sie arbeitete gern in der Gruppe, brachte gute Ideen ein, konnte sich aber auch unterordnen und die Mitschüler in ihrer Andersartigkeit verstehen und akzeptieren.
In Unterrichtsgesprächen beteiligte sie sich mit gut durchdachten, themenbezogenen weiterführenden Beiträgen, die ihr umfangreiches Sachwissen erkennen ließen. Neue Lerninhalte erfasste Emma sofort, überschaute Zusammenhänge und konnte Gelerntes übertragen und anderen Kindern zuverlässig Hilfestellung geben. Den Wochenplan erledigte sie stets zielstrebig, selbstständig und zügig, kontrollierte unaufgefordert die Ergebnisse und hatte Zeit, freiwillige Zusatzaufgaben zu übernehmen. Die Hausaufgaben fertigte sie nicht immer pünktlich an, zuweilen fehlten Arbeitsmaterialien.-
Emma las auch unbekannte Texte flüssig und mit sinnentnehmender Betonung vor. Sie kannte den Inhalt, konnte Stellung beziehen und Verhaltensweisen interpretieren. Geübte Diktate schrieb Emma fast immer fehlerfrei. Bei Abschreibübungen unterliefen ihr nur selten Fehler und auch in eigenen Texten wendete sie die gelernten Rechtschreibregeln an. Sie konnte die gelernten Wortarten unterscheiden, sicher im Wörterbuch nachschlagen und sie setzte Satzschlusszeichen.
Eigene Geschichten schrieb sie in kindgerechter Sprache auf. Sie zeigte, dass sie den erarbeiteten Aufbau von Geschichten verstanden hatte und beachtete besprochene Regeln und Stilelemente.
In Mathematik erarbeitetet sich Emma neue Inhalte sehr zuverlässig.
Bei der Entwicklung neuer Themen dachte sie immer gut mit, teilweise beteiligte sie sich aktiv am mündlichen Unterricht. Schriftliche Aufgaben löste sie selbstständig und sicher und dachte meist auch daran, ihre Rechenergebnisse zu kontrollieren. Das Einmaleins und die dazugehörigen Divisionsaufgaben beherrschte sie recht sicher. b.w.

Versäumte Tage	davon unentschuldigt	Verspätungen	Er/Sie ist im Schuljahr 2003/04 Schüler(in) der Klasse 4
12	/	3	

Berlin, 3. Juli 2003

Schulleiter(in)

Klassenlehrer(in)

Gelesen:

Erziehungsberechtigte(r)

Schul II 700 – Zeugnis der Kl. 1 Grundschule sowie Kl. 2 bis 4 bei verbaler Beurteilung für Grund- und Sonderschulen (3. 90)
Mat. 1942. Sätze à 2 Blatt. 0 9 8 7 6

Und irgendwann ist es so weit: Zensuren

Irgendwann – dies wird im Allgemeinen spätestens nach der dritten/vierten Klasse der Fall sein (außer etwa in der Waldorfschule, in Montessori-Schulen oder in einigen staatlichen Modell- und Gesamtschulen) erhält Ihr Kind seine ersten Zensuren. Mit dem Einzug einer solchen Benotung hat sich nun definitiv der Maßstab vom individuellen oder klassenniveauabhängigen zu einem – zumindest dem Anspruch nach – objektiven Leistungsmaßstab geändert. Das heißt: Der Maßstab für die Leistungsbewertung ist heute nicht der einzelne Schüler und seine persönlichen Fortschritte. Er ist auch nicht die Durchschnittsorientierung an der Klasse (wie in der Bundesrepublik vor 1968), sondern die so genannte verbindliche Anforderung, die durch die Lehrpläne eines Faches gegeben ist.

Wer also zum Beispiel die Note gut (2) erhält, hat bestätigt bekommen, dass seine Leistung in dieser oder jener Abfrage oder Klassenarbeit „den Anforderungen voll entspricht". Dass diese verbindliche Leistungsanforderung die Objektivität der Zensurengebung dennoch nicht garantiert, liegt auf der Hand. Die Beurteilung einer schulischen Leistung wird sich wahrscheinlich nie ganz vom Maßstab unabhängig machen können, den die Persönlichkeit des Lehrers, die Klasse, die Schule und mit dieser ihr Einzugsgebiet, der Schulbezirk, das Land vorgeben. Schüler, die schon einmal den Lehrer, die Klasse, die Schule gewechselt haben, können dies bestätigen. Das heißt: Schon Noten von Kindern verschiedener Klassen einer Schule sind eigentlich kaum vergleichbar. Ganz unmöglich wird dies, wenn man Noten einzelner Bundesländer nimmt.

Außerdem: Die Abstände zwischen den einzelnen Noten – auch dies muss immer wieder betont werden – sind alles andere als genau definiert oder gleichmäßig. Wer eine Drei hat, weiß nur, dass er schlechter abgeschnitten hat als jemand, der eine Zwei bekommen hat. Er weiß jedoch nicht, um wie viel schlechter und wie groß der Abstand zu einer Vier ist.

Das Zensurenzeugnis

Und dann kommt das erste Zensurenzeugnis, das erst einmal für Sie als Eltern sehr viel einfacher aussieht. Aber täuschen Sie sich nicht. In der Regel werden Durchschnittsnoten gebildet, und zwar aus den Noten, die ein Kind während des Jahres (oder Halbjahres) in den einzelnen Schul- und Hausarbeiten, bei mündlichen Abfragen und für seine mündliche Mitarbeit erhalten hat. Aus diesen Noten nun setzt sich dann die Durchschnittsnote des Zeugnisses zusammen. Was jetzt so objektiv und eindeutig aussieht, ist es bei genauerem Betrachten ganz und gar nicht.

Beginnen wir beim Berechnen der Durchschnittsnote. Schon bei den einzelnen Noten, die Ihr Kind während des Jahres „geschrieben“ hat, gab es ja eine große Schwankungsbreite. Manchmal war eine Drei fast eine Zwei, manchmal auch gerade noch keine Vier – ein Durchschnitt aus solchen Fast-Zweien oder Fast-Vieren jetzt im Zeugnis ist also ein ziemlich unbestimmtes Etwas, das aller Wahrscheinlichkeit nach die Ungenauigkeit der Einzelnoten potenziert, also nicht mehr „Genauigkeit“ besitzen kann als ein Text, den viele doch als uneindeutig kritisiert haben.

Außerdem: Jeder weiß, dass trotz „allgemein gültiger Bewertungsgrundsätze“ und des „Gebots streng sachbezogener Entscheidungen“ jedem Lehrer „ein gewisser Beurteilungsspielraum“ zugestanden wird. Was in diesem „Raum“ dann welche Rolle spielt, ist häufig schwer zu durchschauen, oft auch für den Beurteilenden, Benotenden selbst. Geben Sie sich als Eltern also nicht mit Ziffern zufrieden! Lassen Sie sich in der Elternsprechstunde erklären, was mit der „2“, der „5“ gemeint ist, was Ihr Kind kann, was nicht, ob es den Leistungsanforderungen seiner Klassenstufe gerecht wird, und wo es eventuell Hilfe braucht!

Ortswechsel: „Wir ziehen um!“

Jeder Schulwechsel kann Schwierigkeiten bereiten. Dass diese besonders groß sind, wenn ein Schüler wegen des Umzugs der Familie in ein anderes Bundesland plötzlich auf eine ganz andere Schulorganisation trifft, liegt auf der Hand. Um sie nicht unüberwindlich zu machen, haben die Länder ein Abkommen getroffen, in dem sie sich verpflichten, in Härtefällen so genannte Übergangshilfen zu geben. Dazu kann gehören, dass für eine bestimmte Übergangszeit auf die Benotung in einem Fach verzichtet wird. Auch kann in besonderen Situationen – wenn der Wechsel in der Abschlussphase eines Schulabschnitts stattfindet – ganz auf ein Prüfungsfach verzichtet werden, wenn dieses in der bisherigen Schule nicht oder sehr viel weniger unterrichtet wurde. Dafür werden dann in einem anderen Fach höhere Anforderungen gestellt.

Sollten Sie also einen Umzug in ein anderes Bundesland planen und damit Ihre Tochter, Ihren Sohn vor das Problem eines Schulwechsels stellen, erkundigen Sie sich schon im Vorfeld beim neuen zuständigen Schulamt oder gleich bei dem betreffenden Kultusministerium (Achtung: Es heißt in jedem Bundesland anders)

- nach den zu erwartenden Schwierigkeiten oder Hürden,
- nach den möglichen Übergangshilfen,
- nach den neuen, eventuell ganz anderen Schul- und Prüfungsordnungen.

Auf Anforderung erhalten Sie kostenlos oder gegen ein geringes Entgelt die entsprechenden Texte der Rechtsverordnungen, die Aufnahme und Zugangsmöglichkeiten zu den einzelnen Schulen, Leistungsbewertung und Notenausgleich, Prüfungen, Versetzungen und Abschlussprüfungen regeln.

Und bei der ersten schlechten Note?

Wenn Ihr Sohn, Ihre Tochter die erste Fünf nach Hause bringt: Denken Sie an Ihre eigene Schulzeit! Wie fühlten Sie sich bei guten, bei schlechten Noten? Welche Reaktion Ihres Vaters, Ihrer Mutter hat Ihnen geholfen, welche nicht? Und welche Reaktion haben Sie sich damals gewünscht? Überlegen Sie auch, welchen Einfluss eine damalige Note einschließlich der emotionalen Begleitmusik auf Ihr heutiges Leben hatte und hat!

Dieses Nachsinnen enthebt Sie natürlich nicht der Sorge, wenn Ihr Kind gar nicht mitkommt, eine Fünf nach der anderen abliefert, also nicht in der Lage ist, den Anforderungen einer Jahrgangsstufe zu genügen, oder wenn Sie den Eindruck haben, Ihr Kind ist lustlos, unmotiviert, oder dass es „null Bock" auf Schule hat. Es hilft Ihnen aber unter anderem dabei, daran zu denken, dass kein Kind freiwillig und aus böser Absicht schlechte Noten „schreibt" (es schreibt sie ja nicht, es bekommt sie!).

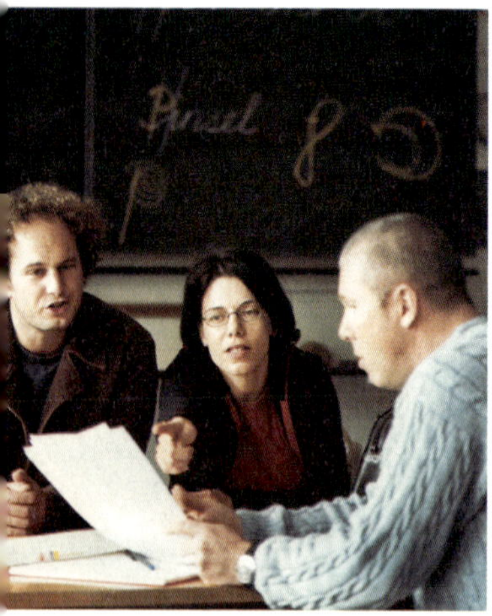

Elternrecht – Schulrecht

Im Kapitel zur Einschulung wurde Artikel 7 Absatz 1 des Grundgesetzes, in dem das alleinige Erziehungsrecht der Eltern mit Beginn der Schulpflicht zugunsten des staatlichen Erziehungsrechts eingeschränkt wird, zitiert. Der staatliche Erziehungsauftrag ist nun dem elterlichen Erziehungsrecht gleichgestellt. Das heißt jedoch nicht, dass Ihr elterliches Erziehungsrecht vor dem Schultor aufhört. Die Schulgesetze enthalten vielfältige Regelungen, wie Sie auch im Schulbereich Ihrer Verantwortung als Eltern nachkommen können und sollen und welche Möglichkeiten Sie zur Durchsetzung Ihrer Rechte haben.

Deshalb ist es sinnvoll, wenn Sie sich von Anfang an kundig machen, welche Rechte und Pflichten Sie als Eltern haben, was natürlich nicht heißt, dass Sie im Umgang mit der Schule ständig das Schulgesetz Ihres Landes in der Tasche mitführen sollten. Denn das ist klar: Die gesetzlichen Regelungen bilden nur die Grundlage der Beziehung zwischen Schule und Elternhaus. Wie diese ausgestaltet wird, hängt von den konkreten Menschen ab und davon, wie viel „soziale Kompetenz" diese haben. Soziale Kompetenz beweisen Eltern wie Lehrer, wenn sie

- das Wohl der Kinder im Auge haben,
- das Gespräch suchen, wenn dies sinnvoll und notwendig ist,
- miteinander vertrauensvoll und offen umgehen oder – sollte dies nicht möglich sein – zumindest respektvoll und höflich.

Denn die Erziehung der Kinder ist ein gemeinsames Anliegen von Elternhaus und Schule.

Ihr gutes Recht als Eltern

Das Elternrecht umfasst individuelle und kollektive Rechte: Zum ersten gehören zum Beispiel das Recht, über den Leistungsstand und das Verhalten des Kindes informiert zu werden und das Recht vor Entscheidungen über Erziehungs- und Ordnungsmaßnahmen gehört zu werden. Dazu gehört aber auch das Recht, am schulischen Leben mitzuwirken, sei es durch Mitarbeit bei einzelnen Aktivitäten oder in den unterschiedlichen Gremien.

Letzteres führt zu den „kollektiven Elternrechten". Die Elternschaft hat ein Recht auf Mitwirkung als Klassenelternversammlung oder Klassenpflegschaft. Sie wählt ihre Elternvertreter, die dann als Elternsprecher im Elternbeirat, Gesamtelternbeirat, Kreis- und Landeselternbeirat oder Bundeselternbeirat ihren Einfluss auf die unterschiedlichste Art und Weise geltend machen können und in der Klassen- und Schulkonferenz, aber auch in einzelnen Fachkonferenzen beratend oder auch mitbestimmend ihre Rechte wahrnehmen.

Demokratie direkt: Gremien- und andere Mitarbeit

Beginnen wir mit der so genannten Klassenpflegschaft. Ihr gehören alle Erziehungsberechtigten einer Klasse an. Als Teilnehmer des Elternabends sind sie an der Diskussion über Art und Umfang der Hausaufgaben, die Durchführung von Klassenarbeiten und anderen Leistungskontrollen, die Einrichtung freiwilliger Arbeitsgemeinschaften und die verschiedenen Schulveranstaltungen beteiligt. Sie können Anregungen zu Unterrichtsinhalten und zur Einführung von Lernmitteln geben. Bei Problemen in der Klasse als Gruppe, zum Beispiel wenn die Klassengemeinschaft nicht „funktioniert", Mobbing oder besonders starke Aggressivität unter den Mitschülern herrscht, Kinder zu Außenseitern gemacht werden und so weiter, ist der Klassenlehrer, die Lehrerin auf das „Expertenwissen" der Eltern über ihre Kinder und ihre Mithilfe angewiesen. Voraussetzung dafür ist natürlich die Informationspflicht der Schule.

Auf dem Elternabend werden jährlich die Vorsitzenden der Klassenpflegschaft oder Elternsprecher und deren Stellvertreter gewählt. Sie vertreten die Interessen der Eltern gegenüber dem Lehrer und der Schule. Ihre Aufgabe ist es auch, den Eltern Gelegenheit zur Information und Aussprache zu geben. Sie leiten die Wünsche und Anregungen der Eltern zur Verbesserung der schulischen Situation an die zuständigen Stellen (Schulleiter, Schulver-

Elternabend – Fehlanzeige?

Jeder, der ein Kind durch die Schule begleitet hat, wird es bestätigen: Die Anwesenheitsliste, die die Unterschriften der Eltern trägt, die sich auf dem Elternabend eingefunden haben, wird von Jahr zu Jahr kürzer. Während es offenbar in den ersten Klassen noch Ehrensache ist, am Elternabend teilzunehmen, muss in den höheren Klassen eine zunehmende „Elternabend-Verdrossenheit" beklagt werden. Warum dies so ist? Es gibt wohl viele Gründe. Leider gehören auch solche dazu, die in der Elterngruppe selbst liegen. Was wir von unseren Kindern verlangen, nämlich sich vernünftig über Sachthemen auszutauschen, scheint auf einem Elternabend oft nicht möglich. Da gibt es Eltern, die sich ständig auf Kosten der anderen profilieren müssen und die – vielleicht nur, um sich selbst reden zu hören – abschweifend und ausführlich Nebensächlichkeiten diskutieren. Da gibt es andere, die von dem Wort Kompromiss noch nie etwas gehört zu haben scheinen. Und da gibt es die, die meinen Ihrem Kind zuliebe auf eine eigene möglicherweise konträre Meinung verzichten zu müssen. Kurz, es fehlt häufig genug an den Grundlagen einer demokratischen Diskussions- und Streitkultur, was sich entweder in lähmender Langeweile oder nervtötenden Auseinandersetzungen zeigt. Schade, denn der Elternabend ist der Ort, wo Eltern wirklich noch das Sagen haben! Tun Sie es! Und wenn es bei brisanteren Themen vielleicht besonders heiß hergegangen ist: Ein gemeinsamer Kneipenbesuch zum Abschluss verbindet wieder und macht deutlich, dass es eigentlich allen um dasselbe geht, nämlich um das Wohl der Kinder.

waltung) weiter und treten für ihre Belange beim Schulträger und der Schulaufsichtsbehörde ein. Die Elternsprecher haben als Vertreter der Eltern einer Klasse das Recht, über die Aktivitäten und Vorhaben der Schule vom Schulleiter informiert zu werden. Sie beraten mit über Schulveranstaltungen, unterrichtsfreie Tage, über Klassen- und Schulreisen und so weiter.

Die Vorsitzenden der Klassenpflegschaft, die Elternvertreter bilden die Schulpflegschaft oder den Schulelternbeirat. Dieses Gremium hat wichtige Zustimmungsrechte. Abhängig vom jeweiligen Schulgesetz eines Landes können diese zum Beispiel die Festlegung der täglichen Unterrichtszeit, die Entscheidung über die Zahl der unterrichtsfreien Sonnabende (Fünf-Tage-Woche), die Einführung des Ganztagsunterrichts und die Veranstaltung von Schulversuchen beinhalten.

Aus seinen Reihen wiederum werden Vertreter in die nächsthöheren Gremien entsendet. Diese sind in einzelnen Ländern Gremien auf regionaler Ebene (also Elternräte auf Stadt-, Kreis- oder Gemeindeebene), in allen dann aber die Landeselternbeiräte, die länderspezifisch unterschiedliche Einflussmöglichkeiten im jeweiligen Bildungs-, beziehungsweise Schul- oder Kultusministerium haben.

Bei manchen Schulregelungen ist beispielsweise die Zustimmung des Landeselternbeirats notwendig. Dazu können zum Beispiel die Richtlinien, die die Aufnahme in weiterführende Schulen regeln, gehören. Der Landeselternbeirat ist auch beteiligt an der Änderung von Stundentafeln sowie bei Vorschriften über die Zulassung von Lehr- und Lernmitteln. Von Bedeutung ist auch sein Recht darauf, über alle grundsätzlichen, die Schulen gemeinsam interessierenden Fragen informiert zu werden.

Als höchstes Elterngremium fungiert der Bundeselternrat, in dem sich die Landeselternbeiräte zusammengeschlossen haben.

Die Mitwirkung der Eltern erschöpft sich jedoch nicht nur in der Mitarbeit in den Elternbeiräten. Genauso wichtig ist die Beteiligung der Eltern in der Schulkonferenz, der Klassenkonferenz oder den Fachkonferenzen. Denn gerade in diesen Gremien fallen bedeutende Entscheidungen für die Schule.

Die Schulkonferenz, die gewählte Lehrer und Eltern (die anteilige Zusammensetzung ist in den einzelnen Ländern unterschiedlich) umfasst, ist das höchste Gremium an der Schule. Sie hat erhebliche Befugnisse, indem sie über die Unterrichts- und Schulgestaltung berät und zum Teil auch entscheidet. Den Vorsitz führt die Schulleitung.

Eine elterliche Mitwirkung ist auch in den Fachkonferenzen möglich. Diese umfassen alle Lehrer, die in einem bestimmten

Ein Beispiel für die mögliche Elternmitarbeit in der Grundschule

Auszug aus einem Informationsblatt, das Eltern von Schulanfängern am ersten Schultag in die Hand gedrückt bekommen:

„... Die Schulkonferenz der Lenau-Grundschule befürwortet eine intensive Elternmitarbeit

- als Begleitpersonen bei Wandertagen, Unterrichtsgängen, Klassenfahrten und besonderen Klassenveranstaltungen und Klassenprojekten,
- als Leiter und Mithelfer von Projektgruppen an den Schulprojekttagen oder von Arbeitsgruppen,
- als Hilfsaufsichtspersonen beim Schwimmunterricht oder bei der praktischen Radfahrausbildung im Verkehr,
- als Leiter und Experten der nachmittäglichen Elternangebote wie basteln, musizieren, schreinern, spielen, tanzen, Theater spielen, backen, Fahrräder reparieren, Geländespiele, meditieren und so weiter,
- als Helfer bei der Betreuung von Kindern und Gruppen in den Übungsphasen des Unterrichts einzelner Lernbereiche,
- als Unterstützung von Lehrpersonen durch besondere organisatorische und technische Hilfen bei der Vorbereitung und Durchführung schulischer Veranstaltungen und Feste wie zum Beispiel Schulfesten, Sportfesten, Weihnachtsfeiern, Klassenfesten und so weiter,
- als Helfer bei der Renovierung und Gestaltung von Klassenräumen oder des Schulhofs,
- als Mitglieder des Schulelternbeirats, der Schulkonferenzen oder des Schulvereins, der die Schule finanziell unterstützt,
- als Betreuungspersonen im Rahmen des täglichen Betreuungsangebotes,
- als Aufsichts- und Betreuungspersonen bei der täglichen Hausaufgabenhilfe,
- als Leiter/in einer Flötengruppe zum Erlernen oder Üben des Flötenspiels oder – je nach Angebot durch die Eltern – auch anderer Instrumente ...“

Fach unterrichten, zusammen mit Eltern- und in höheren Klassen auch Schülervertretern. In den Fachkonferenzen werden die Schwerpunkte der Lerninhalte für den Unterricht gesetzt und über Grundsätze der anzuwendenden Lehrmethoden und der Leistungsbewertung entschieden.

Und nicht zuletzt: Ganz direkte Einflussmöglichkeiten haben Sie einfach durch Ihre praktische Mitarbeit. Sicher, der Einwand, durch elterliche Mitarbeit spare der Staat an Personal auf Kosten der Eltern, wird nicht selten geäußert. Doch vor Ort mitzumachen trägt oft mehr zur Verbesserung des Schulklimas bei als aufwendige Gremienmitarbeit, die ja nur über die Grundlagen für die Gestaltung des Schulalltags mit beraten kann.

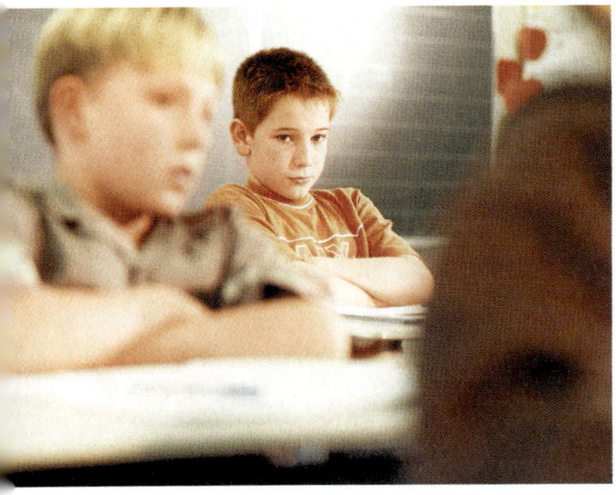

Probleme in und mit der Schule

Erçan spielt in der Schule häufig den Clown, ist unkonzentriert, redet dazwischen, wenn die Lehrerin etwas erklärt, und kann sich nicht an die Regeln halten. Luisa ist erst später in die Klasse gekommen. Sie ist so schüchtern, dass sie keinen richtigen Kontakt zu den anderen Kindern bekommt. Auf dem Klassenfoto lachen alle in die Kamera. Nur Luisa hält den Kopf gesenkt und versteckt ihr Gesicht hinter ihren Haaren. Max braucht immer Ewigkeiten, bis er einschläft, besonders vor Klassenarbeiten. Er klagt häufig über Kopfschmerzen. Manchmal sind sie so stark, dass er nicht zur Schule gehen kann.

Kinder können aus unterschiedlichsten Gründen (→ Seite 160) Schwierigkeiten in und mit der Schule haben. Keine Familie ist wohl gefeit davor, sich hin und wieder mit dem einen oder anderen Problem auseinander setzen zu müssen. Ihre Aufgabe als Eltern ist es dann, Ihr Kind so unterstützen, dass es nach und nach immer besser eigene Lösungswege findet, um irgendwann sagen zu können: „Schule, das ist nun wirklich meine Sache!"

Vor allem sind Familien gefordert, wenn ihr Kind nicht nur vorübergehend Probleme hat, sondern über einen längeren Zeitraum besonders große Schwierigkeiten hat, und zwar mit den Anforderungen, die als die vier wichtigsten Lernziele der Grundschule bezeichnet werden können. Nämlich:

- Stillsitzen können.
- Aufmerksam sein können.
- Lesen und schreiben lernen können, kurz: sich unsere Kulturtechniken aneignen können
- In einer Gruppe klarkommen.

Immer geht es in erster Linie um diese vier Themen, wenn in der Politik, in pädagogischen Fachkreisen, in den Medien, in der Schule, unter Lehrern und Eltern diskutiert, beraten, gestritten und geklagt wird.

„Hyperaktiv und unkonzentriert“

Das Problem so genannter hyperaktiver und unkonzentrierter Kinder ist in den Medien inzwischen zu einem Dauerbrenner geworden. Und jeder, der einmal eine Gruppe von Kindern zu betreuen hatte – und sei es nur anlässlich eines etwas größeren Kindergeburtstags –, kann es bestätigen: Es gibt Kinder, die einfach nicht stillsitzen können, die immer in Bewegung sind, die, weil sie nicht bei der Sache bleiben, ständig stören, das schönste Spiel kaputt machen und die deshalb schrecklich „auf die Nerven gehen“ können.

Besonders fallen solche Kinder natürlich auf in einer Umgebung, die ihnen keinen Raum und keine Gelegenheit bietet, ihrem Bewegungsdrang gerecht zu werden, die ihnen Stillsitzen und Ruhigbleiben abverlangt, wo Aufmerksamkeit und Konzentration erwartet wird – das heißt in der Schule. Tatsächlich sind diese Anforderungen für viele temperamentvolle Kinder im Grundschulalter noch eine schlichte Überforderung, weil sie Stillsitzen und Zuhören bisher noch nicht gelernt haben. Glücklicherweise erkennen dies Lehrer und Eltern heute immer mehr. Bewegungsspiele im Unterricht, Sitzbälle als Sitzgelegenheit, eine Abkehr vom 45-Minuten-Takt eines Schultags helfen gerade diesen Kindern, mit ihrem Bewegungsdrang auch in der Schule zurechtzukommen. An oberster Stelle des Lehrplans der ersten Schulwochen und -monate müssen heute nicht Lesen und Schreiben, sondern Aufmerksamkeit und Konzentration stehen.

Nicht immer jedoch „stört“ einfach der noch ungestüme Bewegungsdrang temperamentvoller Kinder, die vielleicht zudem durch den „gleichschrittigen“ Unterricht (→ Seite 70) entweder über- oder unterfordert sind. Zappelig, unkonzentriert und unaufmerksam sind oft auch Kinder, die durch die Allgegenwart lärmender Medien „überreizt“, durch wenig strukturierte Elternhäuser überfordert und durch familiäre Probleme überlastet sind.

Immer häufiger, so klagen Lehrer, fallen heute auch Kinder auf, die ganz und gar ungeübt sind in der Fähigkeit, das Ausleben von Impulsen und die Befriedigung von Bedürfnissen zugunsten von Ruhe und Aufmerksamkeit einige Zeit aufzuschieben und Grenzen zu akzeptieren. Wird dies von ihnen verlangt, werden sie unruhig, zappelig, fahrig und rasten aus. Offenbar haben ihre Familien bisher wenig Wert auf Erziehung (→ Seite 199) gelegt – sei es aus falsch verstandener Liebe oder aus Desinteresse.

Und dann sind da noch Kinder, die hampeln, rumtoben, lärmen, um überhaupt auf sich aufmerksam zu machen. Einer unter vielen zu sein, bedeutet für sie möglicherweise, gar nicht vorhanden zu sein. Vielleicht mussten sie das schon immer auch zu Hause, um sich bei ihren Eltern bemerkbar zu machen und sich selbst zu spüren. Vielleicht überspielen sie damit auch schmerzvolle Gefühle wie Angst vor Trennung, vor Versagen, vor Ablehnung oder Traurigkeit und Niedergeschlagenheit.

Alle diese Kinder passen möglicherweise in die „Schublade“ der Kinder, die „einfach nicht stillsitzen und aufpassen können“, die nach Angaben von Lehrern etwa 15 Prozent aller Kinder heute fasst. Die meisten von ihnen brauchen mehr als nur guten Unterricht. Sie brauchen vielleicht erst einmal „Auslauf“, um ihrem Bewegungsdrang gerecht werden zu können. Sie brauchen Reizabschirmung durch kontrollierten Medienumgang. Sie brauchen geordnete Familienverhältnisse und mehr Unterstützung und „Nacherziehung“, „Nach-Sozialisation“ durch gestärkte Eltern. Vielleicht brauchen sie und ihre Eltern auch Erziehungs- und Konfliktberatung. Sie brauchen vielleicht Psychotherapie, um mit den für sie so bedrohlichen Gefühlen anders umgehen zu können als durch Hypermotorik oder aggressive Ausbrüche.

AD(H)S

Nicht die oben beschriebenen Kinder sind gemeint, wenn von AD(H)S gesprochen wird.

Die Diagnose ADS (**A**ufmerksamkeits-**D**efizit-**S**törung, beziehungsweise -**S**yndrom) oder englisch ADD (**A**ttention-**D**eficit-**D**isorder) beziehungsweise ADHS (**A**ufmerksamkeits-**D**efizit-**H**yperaktivitäts-**S**törung) und HKS (Hyperkinetische Störung) sollte vielmehr nur dann verwendet werden, wenn andere „Störungen“ im Leben eines Kindes ausgeschlossen sind. Dazu gehört die Frage: Können die Symptome des Kindes nicht auch oder sogar besser anders erklärt werden? Das heißt: Sind nicht vielleicht ungünstige soziale Bedingungen, chaotische Familienverhältnisse, psychische Belastungen heute oder auch in der Vergangenheit oder andere psychische Störungen, wie Angststörungen oder depressive Störungen eher als Ursache der jetzigen Unruhe anzunehmen? Oder gibt es vielleicht sogar organische Erkrankungen wie eine Schilddrüsen-Überfunktion, die das Kind unruhig macht und die dringend behandelt werden muss. Kinderärzte fassen heute nach der weltweit verbindlichen Einteilung der WHO (→ Kasten) unter dem Begriff Hyperkinetische bezie-

Die ADHS und die medizinische Klassifikation

Die Weltgesundheitsorganisation (WHO) definiert in ihrer Klassifikation aller Krankheiten und Störungen die „Hyperkinetische Störung“ folgendermaßen: „Hyperkinetische Störungen sind durch ein durchgehendes Muster von Unaufmerksamkeit, Überaktivität und Impulsivität gekennzeichnet, das in einem für den Entwicklungsstand des Betroffenen abnormen Ausmaß situationsübergreifend auftritt. Die Störung beginnt vor dem Alter von sechs Jahren und sollte in mindestens zwei Lebensbereichen oder Situationen (zum Beispiel in der Schule, in der Familie, in der Untersuchungssituation) konstant auftreten.“

Die Leitsymptome sind
- Unaufmerksamkeit (Aufmerksamkeitsstörung, Ablenkbarkeit),
- Überaktivität (Hyperaktivität, motorische Unruhe) und Impulsivität.

hungsweise Hypermotorische Störung vor allem folgende Schwierigkeiten zusammen:

- Hyperaktivität (das Kind läuft und klettert überall herum, hat Schwierigkeiten stillzusitzen, bewegt sich sehr viel im Schlaf, wirkt wie „aufgezogen“, „immer auf dem Sprung“).
- Aufmerksamkeitsdefizit (die Kinder sind sehr leicht ablenkbar, brechen Spiele und Tätigkeiten ab. Sie scheinen oft nicht zuzuhören und sind extrem „vergesslich“).
- Impulsivität und Aggressivität (die Kinder handeln oft, ohne zu überlegen, was auch zu Unfällen und Verletzungen führt, brauchen deshalb viel Aufsicht).
- Starke Stimmungsschwankungen (sie sind sehr leicht erregbar, können Impulse, seien sie motorischer oder emotionaler Art, schlecht steuern).
- Teilleistungsstörungen (Störungen der Motorik oder Wahrnehmung und Koordinationsstörungen), die eventuell zu Leistungs- und Lernstörungen führen können.

Sie vermuten eine Hypermotorische oder Hyperkinetische Störung außerdem dann,

- wenn der Beginn der Unruhe bereits im Kindergartenalter feststellbar war,
- wenn die Unruhe nicht vorübergehend scheint, sondern eigentlich schon immer besteht,
- wenn sich die Unruhe bei Reizüberflutung und in Situationen, in denen eine längere Aufmerksamkeitsspanne und Konzentration erwartet werden, verstärkt,
- wenn diese aber auch sonst nicht nur in einer Umgebung zu beobachten ist, also zum Beispiel nicht nur ausschließlich jedes Mal dann auftritt, wenn das Kind bei der Großmutter zu Besuch ist und sie von ihm verlangt, dass es „sich anständig benimmt“.

Und die Ursachen?

Als Ergebnis neuer Forschungsmethoden (zum Beispiel bildgebender Verfahren, die die Aktivität im Gehirn darstellen können) werden heute vor allem Funktionsstörungen im Bereich derjenigen Hirnabschnitte angenommen, die für die Steuerung und Koordination in der Informationsverarbeitung des Gehirns zuständig sind. Hier scheint die Übertragung von Informationen von einer Nervenzelle zur anderen, Aufgabe der Botenstoffe (Neurotransmitter) im Gehirn, nicht optimal zu funktionieren (→ Seite 32).

Deshalb ist das Gehirn nur unzureichend in der Lage, unwichtige innere und äußere Reize auszufiltern. Die Folge: eine dauernde Reizüberflutung, die schließlich zu den bekannten Symptomen wie unter anderem Ablenkbarkeit und Zappeligkeit führt.

Dennoch ziehen es Ärzte aus gutem Grund vor, sich nicht durch die Diagnose auf eine Ursache festzulegen, sondern einen Begriff für die Störung zu verwenden, der auf der Ebene der Symptome bleibt. Denn fast immer kommen andere „störungsrelevante Rahmenbedingungen" dazu. In den meisten Fällen sind Eltern durch den Umgang mit ihrem so anstrengenden Kind an die Grenzen ihrer Belastbarkeit gestoßen, oft gab es zusätzliche Probleme in der Familie. Zudem ist es fast unvermeidlich, dass gerade Kinder mit dieser Störung sehr viel häufiger Kritik erfahren, auf Ablehnung treffen und mit ihrer eigenen Schwierigkeit nicht zurechtkommen.

Und nun?

Wenn Ihr Kind in der Schule „auffällt", sich die Bemerkungen über sein unruhiges, störendes, aggressives und unaufmerksames Verhalten im Mitteilungsheft häufen, wenn auch Sie bei Ihrem Kind die oben beschriebenen Anzeichen des Aufmerksamkeits-Defizit-Syndrom beobachtet haben, versuchen Sie genauer hinzusehen. Denn da die meisten Kinder gelegentlich einige dieser Anzeichen zeigen, ist es wichtig, über Dauer und Ausprägung des beunruhigenden Verhaltens genau Bescheid zu wissen. Wichtig ist dann auch, dass Sie als Eltern die Hilfe Außenstehender (Freunde, Verwandte, Lehrer, Erzieher des Kindergartens, den Ihr Kind früher besucht hat) in Anspruch nehmen, um herauszufinden, wo und wann Ihr Kind die größten Probleme hat.

Fragen Sie also sich und andere:

- Seit wann fallen die Unruhe und weitere damit zusammenhängende Probleme meines Kindes auf?
- Ist sie immer vorhanden?
- Welche Situationen sind besonders kritisch?

Bestätigen auch andere Personen aus der Umgebung Ihres Kindes Ihre Beobachtungen, sind der Kinderarzt und (!) ein Kinderneurologe die nächste Station. Deren Diagnose ist die Voraussetzung dafür, dass Ihr Kind richtig behandelt werden kann. Der Arzt wird dafür die persönliche Lebensgeschichte Ihres Kindes, also auch die der Familie erfragen. Für diese „Erhebung der persönlichen und familiären Lebensgeschichte" gibt es inzwischen spezielle Fragebögen. Eine ärztliche Untersuchung muss zudem unbedingt andere Erkrankungen, welche für das Störungsbild verantwortlich sein könnten, wie etwa eine Schilddrüsen-Überfunktion oder eine depressive Störung, ausschließen (→ Seite 137). Bei Bedarf werden Aufmerksamkeitstests sowie eine neurologische Untersuchung durchgeführt, um auch eine eventuell vorhandene leichte Bewegungsstörung zu erkennen.

Wer oder was hilft?

Für manche Eltern ist die Vorstellung verführerisch, durch ein Medikament oder eine spezielle Diät aller weiteren Sorgen enthoben zu sein. Aber: Es gibt kein Wundermittel gegen ADHS – jedoch eine Reihe von Möglichkeiten, die es Ihrem Zappelphilipp leichter machen, mit seiner Hyperaktivität zurechtzukommen. Ärzte sprechen heute deshalb von der Notwendigkeit einer multimodalen Therapie. Das heißt: Mehrere Behandlungsmöglichkeiten zusammen erst sind die geeignete Therapie für Kinder, die durch ihre ständige Unruhe auffallen.

TIPPS

Weitere Informationen

Wer sich genauer informieren will, kann auf die Seiten und Links unter www.kinderpsychiater.org/linksads.htm oder www.hyperaktiv.de zurückgreifen.

Medikamente …

Beginnen wir mit der Behandlung mit Medikamenten:

Für etwa zwei Drittel der Kinder, bei denen eine ADS sicher diagnostiziert wurde, scheint durch ein Medikament (Wirkstoff: Methylphenidat – eigentlich ein Aufputschmittel, deshalb unterliegt es dem Betäubungsmittelgesetz) die Welt wieder in Ordnung. Es wirkt auf einen Bereich des Vorderhirns, in dem die Steuerung emotionaler und motorischer Impulse stattfindet. Das Medikament verstärkt die Nervenaktivität, „regt“ hemmende Strukturen an und verbessert dadurch die Filterfunktionen des Gehirns. Dadurch, dass das „aufgeregte“ Verhalten reduziert wird, werden alle weiteren Symptome positiv beeinflusst. Nur:

- Erstens haben Medikamente unerwünschte Nebenwirkungen (in diesem Fall unter anderem Magenbeschwerden, Schlafstörungen, Gewichtsverlust und Wachstumsverzögerung bei langer Anwendung).
- Zweitens haben manche – so wie leider in diesem Fall auch – keine langfristig heilenden Hauptwirkungen. Das heißt: Setzt man das Medikament nach einiger Zeit ab, was wegen der möglichen unerwünschten Wirkungen notwendig ist, zappelt das Kind in alter Manier.
- Und drittens: Nicht alle Kinder sprechen auf dieses Medikament an.

Trotzdem: Oft hilft die Medikamentengabe, einen Teufelskreis zu durchbrechen. Dies ist besonders wichtig bei Kindern, deren Entwicklungsaufgabe gerade im Grundschulalter es ist, mit sich und anderen angemessen umzugehen. Wenn sich aufgrund ihrer ADS inadäquate Verhaltensmuster einspielen und sie deswegen auch ständig „falsche“ Reaktionen auslösen, lernen sie einfach etwas Falsches, was wiederum ihr weiteres Leben in falsche Verhaltensbahnen lenkt.

TIPPS

Wenn Ihr Kind mit Medikamenten behandelt werden soll

Bisher angebotene Mittel mit dem Wirkstoff Methylphenidat mussten dreimal am Tag eingenommen werden. Inzwischen gibt es mit *Concerta* und *Ritalin-LA* neue Präparate, bei denen nur eine Tablette täglich nötig ist und die ebenso gut wirken. Dies hat den großen Vorteil, dass Ihr Kind nicht in der Schule an sein Medikament denken muss und es womöglich vergisst. Wichtig ist aber, dass diese Mittel richtig dosiert werden. Für Kinder unter sechs Jahren sind sie nicht zugelassen.

- Es ist empfehlenswert, einen Kinder- und Jugendpsychiater hinzuzuziehen, bevor Ihr Kind ein solches Medikament dauerhaft verschrieben bekommt.
- Lassen Sie sich ausführlich über die Wirkungen und die unerwünschten Nebenwirkungen aufklären.
- Fragen Sie, welche Symptome durch das Medikament hauptsächlich beeinflusst werden, wie sie sich verändern.

Und daraus folgend:

- Klären Sie im Gespräch mit dem Arzt für sich, in welchen Situationen Ihr Kind besser „funktionieren“ muss, das heißt: ob Ihr Kind zum Beispiel seine „Pille“ sinnvollerweise nur an den Schultagen einnehmen muss, weil Sie zu Hause ganz gut mit seiner Unruhe klarkommen.
- Sprechen Sie mit dem Arzt darüber, wie es weitergehen soll, wie er sich den weiteren Verlauf der Behandlung mit dem Medikament gedacht hat. Und:
- Bestehen Sie darauf, dass Ihr Arzt mit Ihnen weitere Behandlungsmöglichkeiten klärt. Denn: Sinnvoll ist eine solche Behandlung mit Medikamenten nur dann, wenn zusätzlich andere Hilfen angeboten werden. Das Ziel ist auch im Falle einer Medikamentengabe, dass die anfängliche Kontrolle und Strukturierung durch Medikamente später durch Eigenkontrolle und Selbststrukturierung ersetzt werden.

... und Elterntraining

Voraussetzung jeder Behandlung eines hypermotorischen Kindes ist die Mitarbeit der Eltern. Als besonders hilfreich hat sich gerade für Kinder im Schulalter deshalb eine Elternschulung erwiesen, deren Ziel es ist, in der Familie selbst ein Verhaltenstraining (zum Beispiel mit Belohnungssystem, Arbeitsregeln, konsequenter Strukturierung, ...) durchzuführen, damit auch ein hypermotorisches Kind nach und nach lernt, sein Verhalten besser und gezielter zu regulieren. Für Eltern werden inzwischen auch Seminare und Kurse angeboten, in denen ein solches Elterntraining auf der Grundlage verhaltenstherapeutischer Einsichten durchgeführt wird. Fragen Sie am besten Ihren Kinderarzt oder informieren Sie sich im Internet über eine Suchmaschine unter dem Suchbegriff „Elterntraining“.

... Erziehungsberatung

Erziehungsberatung ist immer dann notwendig, wenn Eltern aus verständlichen Gründen „nicht mehr können“ und herausfinden müssen, wie sie mit ihrem Kind wieder besser zurechtkommen ohne ständige Unruhe, Anspannung, Enttäuschung, Wut und Erschöpfung. Denn nichts ist wichtiger, als dass Eltern und Kind wieder zu einem entspannteren Umgang miteinander finden.

... und Psychotherapie

Bei Schulkindern ist eine Psychotherapie des Kindes selbst sinnvoll – und zwar in zweifacher Hinsicht:

- Als Verhaltenstherapie (→ Seite 290), durch die das Kind lernt, sein Verhalten zu ändern, weil ihm geholfen wird, andere und effektivere Problemlösungsstrategien zu entwickeln.
- Als (tiefenpsychologisch fundierte) Psychotherapie, wenn Schuldgefühle, Ärger und Enttäuschung auf der Seite der Eltern und grundsätzliches Misstrauen und mangelndes Selbstwertgefühl aufseiten des Kindes seit langem und grundlegend die Beziehung zwischen beiden belasten.

Denn hypermotorische Kinder mit ADS leiden sehr häufig auch unter psychischen und emotionalen Schwierigkeiten, die nur mittelbar mit ihrer ADS in Verbindung stehen. Dafür gibt es viele Gründe: ADS-Kinder sind aufgrund ihrer gestörten Reizaufnahme und Reizverarbeitung besonders feinfühlig und damit auch empfindlich. Sie verlangen ihren Eltern also besonders viel ab an Einfühlungsvermögen, Sensibilität, Geduld, aber auch Konsequenz und Schutz vor Reizüberflutung, was viele Eltern einfach überfordert. Die meisten „ADS-Kinder" erfahren auch, dass ihre Fähigkeiten eben nicht den Erwartungen der Eltern, der Erzieher/Lehrer und der Umwelt entsprechen. Daraus entstehen dann oft besondere Konflikte und Belastungen, und häufig kann später niemand mehr sagen, wann die organische Ursache aufhört und die soziale und emotionale anfängt. Das heißt: Viele ADS-Kinder leiden unter einer „sekundären Neurotisierung" in Verbindung mit einem wenig stabilen Selbstwertgefühl, die einer psychotherapeutischen Behandlung bedarf.

TIPPS

Rat für Eltern eines hyperkinetischen Kindes

Skepsis ist angebracht, wenn jemand eine einzige Ursache als Grund aller Probleme annimmt und auch nur ein Behandlungskonzept für notwendig erachtet.

Hilfen bieten möglicherweise

- verständnisvolle Verwandte, Freunde und Nachbarn zur Entlastung von Eltern und Kind,
- unterstützende Lehrer, die vielleicht ins „Elterntraining" mit einbezogen werden,
- Selbsthilfegruppen,
- Erziehungsberatungsstellen,
- Psychotherapie für Kind und Eltern als Verhaltenstherapie und (tiefenpsychologisch fundierte) Psychotherapie,
- Behandlung mit einem Medikament (in Verbindung mit anderen Behandlungsverfahren),
- Ernährungsumstellung (ebenfalls in Verbindung mit anderen Behandlungsverfahren).

... und Diät?

Manchmal wird heute auch von Nahrungsmittelunverträglichkeiten als möglicherweise verstärkenden Faktoren der Unruhe gesprochen. Bei einigen wenigen Kindern scheint tatsächlich durch eine Änderung des Nahrungsmittelangebots eine Besserung einzutreten. Niemand weiß jedoch genau, ob diese nicht eher der verstärkten elterlichen Zuwendung zuzuschreiben ist. Außerdem gilt auch hier: Wenn die Sorge um die Ernährung des Kindes andere Probleme und Schwierigkeiten verdeckt oder vernachlässigen lässt, kann auch die Wirkung der Diät nicht „heilen". Wie bei allen hypermotorischen Kindern sind Hilfen auf vielfältigen Ebenen nötig, die allein durch eine Diät nicht zu ersetzen sind.

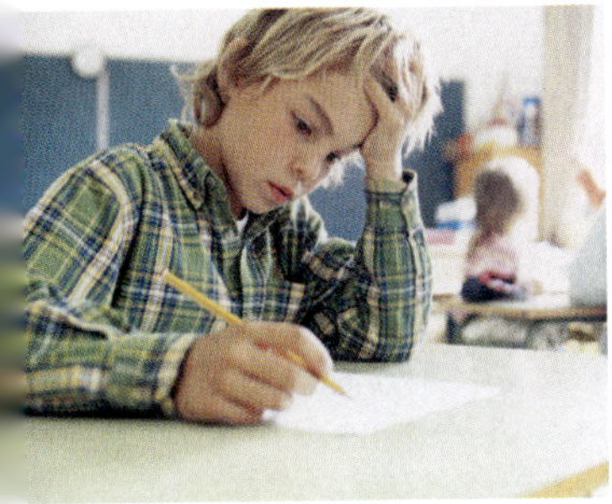

Schwierigkeiten mit dem Lesen und Rechtschreiben: „LRS"

Seit fast 100 Jahren sind Lese- und Rechtschreib-Schwierigkeiten (LRS) im deutschsprachigen Raum unter den unterschiedlichsten Begriffen abgehandelt worden. Und seit mindestens ebenso vielen Jahren beschäftigen sich Laien und Fachleute mit der Frage nach den Gründen dafür, dass manche Kinder nicht im gleichen Tempo und gleich gut wie die Mehrzahl der anderen Kinder lesen und schreiben lernen – und kommen zu unterschiedlichen Schlüssen. Aber woran erkennt man eine Lese-Rechtschreib-Schwierigkeit?

Wie sich eine LRS zeigt – zum Beispiel in der dritten oder vierten Klasse

Früher ging man davon aus, dass Kinder mit einer LRS ganz bestimmte typische Fehler machen, anhand derer sich eine Lese-Rechtschreib-Störung definieren ließe. Davon ist man heute abgekommen. Denn die Fehler von Kindern mit einer LRS unterscheiden sich im Grunde nicht von denen anderer Kinder. Sie machen jedoch sehr viel länger Fehler, die bei anderen Kindern schon längst nicht mehr auftreten.

Beim Vorlesen haben sie Startschwierigkeiten. So halten sie häufiger inne und lesen sehr viel langsamer als ihre Klassenkameraden. Sie lassen beim Lesen häufig Wörter aus, ersetzen sie durch andere Wörter, die in der Bedeutung ähnlich sind, oder fügen Wörter hinzu. Manchmal vertauschen sie Wörter im Satz oder Buchstaben im Wort. Oft verlieren sie die Zeile im Text.

Dazu kommen Probleme beim Leseverständnis: Kindern mit Lese-Rechtschreib-Schwierigkeiten fällt es oft schwer, Gelesenes wiederzugeben, aus dem Gelesenen Schlüsse zu ziehen oder Zusammenhänge herzustellen. Beim Rechtschreiben zeigen sich Fehler beim mündlichen Buchstabieren, Schwierigkeiten beim Schreiben von Buchstaben, Wörtern und Sätzen. Diktate, vor allem ungeübte, wimmeln von Fehlern. Aber auch fehlerfreies Abschreiben gelingt kaum.

Die LRS in der medizinischen Klassifikation

In der weltweit gültigen medizinischen Klassifikation der Weltgesundheitsorganisation werden die Lese-Rechtschreib-Schwierigkeiten definiert als spezifische und deutliche Beeinträchtigung beim Erlernen des Lesens und Rechtschreibens. Dabei wird angenommen, dass diese Störungen wesentlich in einer Störung der Informationsverarbeitung im Gehirn begründet sind.

Auf dieser Grundlage vermuten Ärzte eine Lese-Rechtschreib-Störung dann,

- wenn das Kind eine schlechte Benotung in diesem schulischen Bereich erhält (also ein „mangelhaft“ oder „ungenügend“),
- wenn schon in den Vorschuljahren in den Bereichen Sprechen oder Sprache, seltener auch der Motorik und Visuo-Motorik, Entwicklungsstörungen beobachtet wurden,
- wenn der Leistungsstand des Kindes in der gestörten schulischen Fertigkeit nicht mit einer allgemein niedrigen Intelligenz erklärbar ist, er also deutlich unter seinen sonstigen Leistungen liegt.

Eine Lese-Rechtschreib-Störung darf nur diagnostiziert werden,

- wenn sie spätestens bis zum 5. Schuljahr in Erscheinung getreten ist – in der Regel zeigt sich die Beeinträchtigung von Anfang der Schulzeit an –,
- wenn die Beeinträchtigung nicht direkt Folge mangelnder Lerngelegenheit wie zum Beispiel Schulversäumnis, unqualifizierter Unterricht oder häufiger Schulwechsel ist,
- wenn sie nicht durch unkorrigierte Seh- oder Hörstörungen oder andere neurologische Erkrankungen erklärt werden kann.

Was sind die Ursachen für eine LRS? – Erklärungsversuche

Warum haben manche Kinder Probleme, lesen und schreiben zu lernen, während sie ansonsten in der Regel keine Schwierigkeiten haben, mit den schulischen Anforderungen zurechtzukommen? Eine einfache Antwort auf diese Frage ist bisher leider nicht in Sicht. Mediziner und Pädagogen haben unterschiedliche Hypothesen und kommen zu unterschiedlichen Schlüssen, je nachdem welche Richtung sie vertreten. Für Eltern, die diese wissenschaftliche Diskussion interessiert, geben wir einen Kurzüberblick. Wenn Sie aber in erster Linie wissen möchten, wie Ihrem Kind geholfen werden kann, können Sie auf Seite 149 weiterlesen.

LRS und psychosoziale Erklärungsmodelle

Bis weit in die 70er-Jahre galten vor allem bestimmte psychosoziale Umwelteinflüsse als Ursache für eine Lese-Rechtschreib-Schwäche. Viele Untersuchungen haben auch bestätigt, dass Kinder aus armen oder kinderreichen Familien häufiger Schwierigkeiten mit dem Lesen und Rechtschreiben bekommen als andere, so wie sie auch eher Probleme damit haben, konzentriert und aufmerksam zu arbeiten, Motivation zu zeigen und sich aktiv etwas anzueignen. Auch „Stress" (→ Seite 160) kann die Fähigkeit des Schreiben- und Lesenlernens beeinträchtigen, ebenso wie zu viel Zeit vor dem Fernsehapparat oder dem Computer oder natürlich ein schlechter Unterricht.

Tiefenpsychologisch orientierte Psychologen und Psychotherapeuten erkennen bei Kindern mit LRS allgemeine Schwierigkeiten und Gehemmtheiten, sich auszudrücken und mitzuteilen, also sprachlich Kontakt aufzunehmen, aber auch, sich auf Gesprochenes verlassen zu können. Auch wer aus Angst vor Versagen Schwierigkeiten mit einer gestellten Aufgabe hat, wird verständlicherweise leichter resignieren und sichtlich weniger Motivation, Konzentration und Aufmerksamkeit aufbringen können. Beides kann sich auf die Lese- und Rechtschreibfähigkeit auswirken. Ob sich daraus jedoch eine LRS im Sinne einer Störung entwickelt, bezweifeln heute Experten.

LRS und Teilleistungen

Viele untergeordnete psychologische Einzelfähigkeiten (Teilleistungen) bilden die Voraussetzung dafür, dass ein Mensch lesen und schreiben lernen kann. Kinder, die Schwierigkeiten mit dem Lesen und Schreiben haben, unterscheiden sich von guten Lesern und Schreibern deshalb auch in vielen dieser Einzelfähigkeiten, die fürs Lesen und Schreiben wichtig sind:

- In der Fähigkeit (Sprach)Laute (mit dem Ohr) und (Schrift)Zeichen (mit dem Auge) zu unterscheiden.
- In der Fähigkeit, Buchstaben Laute zuzuordnen.
- In der Fähigkeit, Reize schnell zu verarbeiten und diesen Prozess zu automatisieren.
- Im Sprachgedächtnis (vor allem dem Kurzzeit-Gedächtnis).
- In der Wortwiedererkennung.

Schwierigkeiten haben oft auch Kinder, die im Sprachverständnis und Sprechen eine verzögerte Entwicklung zeigen, deren Sprachgedächtnis nicht so gut funktioniert oder bei denen allgemeine Aufmerksamkeitsstörungen erkannt wurden. Auch eine so genannte visuelle Wahrnehmungsschwäche wird häufig bei Kindern mit LRS beobachtet. Sie zeigt sich zum Beispiel an Besonderheiten der Augenbewegung, die es dem Kind erschweren, Geschriebenem mit den Augen effektiv zu folgen, in längeren

Fixierungszeiten, also der Schwierigkeit, sich schnell von einem Buchstaben zu lösen. Betroffen ist auch bei vielen Kindern die Fähigkeit, Leseprozesse zu automatisieren.

Daneben werden weitere „Teilleistungsschwächen" diskutiert und erforscht. Bisher liegen jedoch dazu keine oder nur widersprüchliche Ergebnisse vor. Sind einmal Teilleistungsschwächen diagnostiziert, muss zudem immer auch kontrolliert werden, ob diese nicht schon eine Folgeerscheinung der mangelnden Lese- und Schreibfertigkeit sind. Denn die Leseerfahrung hat einen deutlichen Einfluss auf die Entwicklung der meisten sprachlichen Fähigkeiten (zum Beispiel auf den Wortschatz, aber auch auf den Einblick in grammatische Strukturen und besonders auf das Sprachgedächtnis).

LRS und Gehirn

Wer über LRS heute nachdenkt, kommt an der Hirnforschung nicht vorbei. Denn im Gehirn wird das Lesen (als Ganzes und auch in allen seinen untergeordneten Leistungen) „gemacht". Obwohl bisher keine detaillierte „Landkarte" (→ Seite 33) konstruiert werden konnte, ließen sich doch schon mehrere Hirnareale ausmachen, die beim Lesen und den einzelnen Denkleistungen, die fürs Lesen nötig sind, eine Rolle spielen. Hirnforscher haben nun unter verschiedenen Aspekten die Hirnleistungen von Menschen mit einer LRS mit denen von „Normallesern" verglichen. Dabei scheint es so, dass die Unterschiede nicht einfach quantitativer Art – also ein mehr oder weniger – bei im Grunde genommen qualitativ gleicher Leistungsfähigkeit sind. Auf der Grundlage der Ergebnisse modernster Untersuchungsmethoden wie zum Beispiel der PET (Positronenemissionstomographie), die die Aktivität einzelner Hirnareale bei der Arbeit sichtbar macht, gilt in der Medizin heute folgende Hypothese als Grundlage weiterer Forschungen: Eine oder zumindest einige wenige Beeinträchtigungen bestimmter Gehirnfunktionen behindern das Erlernen und Funktionieren des Leseprozesses. Dabei geht es hauptsächlich um Leistungen, die mit der Lautverarbeitung im Zusammenhang stehen und die mit ganz bestimmten Hirnarealen in Verbindung gebracht werden können.

LRS und die Gene

Was lange aus der Mode war, wird heute wieder vermehrt diskutiert, nämlich die Annahme, das Risiko einer Lese- und Rechtschreib-Schwäche könne auch von Geburt an vorhanden, also genetisch bedingt sein. Einen Zugang zu dieser Frage bilden Familienuntersuchungen und Zwillingsforschungen. Tatsächlich zeigen Kinder aus belasteten Familien häufiger schon bei der Sprachentwicklung (Grammatik und Aussprache) Verzögerungen und später sehr viel größere Schwierigkeiten, wenn es darum geht,

Lauten Sprachzeichen zuzuordnen. Möglicherweise haben manche Kinder also ein höheres Risiko geerbt, mit dem Lesen- und Schreibenlernen Schwierigkeiten zu bekommen, als andere.

Unabhängig von der Frage der Vererbung bestätigen neuere Forschungen auch die seit langem diskutierte Vermutung, dass die LRS oder genauer die Beeinträchtigung einzelner fürs Lesen notwendiger Fähigkeiten zur genetischen Ausstattung eines Menschen gehört. Wie bei vielen anderen Themen in der Genomforschung konnten inzwischen auch für die LRS einzelne Ergebnisse in unterschiedlichen voneinander unabhängigen Untersuchungen wiederholt und damit bestätigt werden.

Aber: Ob und wie die LRS dann tatsächlich in Erscheinung tritt, hängt davon ab, in welcher Umgebung und mit welchen Erfahrungen das „genetisch vorbelastete" Kind aufwächst und wie es seine angeborene Schwäche kompensieren kann. Denn auch hier gilt: Das menschliche Hirn steht in einem ständigen Wechselspiel mit der Umwelt und den Erfahrungen – in diesem Fall vor allem Lernerfahrungen –, die es zu verarbeiten hat, und wird durch diese auch „geformt".

LRS und das Stufenmodell

Der Prozess des Schreiben- und Lesenlernens verläuft bei allen Kindern in verschiedenen Stufen, die aufeinander folgen (→ Seite 103). Er beginnt beim „Als-ob"-Lesen und endet beim richtigen Lesen und Schreiben. LRS-Kinder benötigen offenbar längere Zeit als normal lernende Kinder, um die unteren Entwicklungsstufen zu verlassen. Sie sitzen gewissermaßen länger auf den ersten Stufen fest. Die Folge: „Typische LRS-Kinder", die dann in den dritten, vierten und fünften Klassen Schwierigkeiten bekommen, ähneln in ihren Leistungen im Lesen und Schreiben Kindern auf der unteren Ebene der Schriftentwicklung.

Warum dies so ist, kann bis heute trotz vieler Hypothesen niemand so richtig beantworten. Immer muss jedoch von einem Wechselspiel zwischen individuellen, häuslichen und schulischen Faktoren ausgegangen werden.

Wie es weitergeht? Langsam lernende Kinder laufen Gefahr, im Unterricht hinterherzuhinken, weil sie aufgrund ihrer Lernvoraussetzungen das größere Wortschatzangebot und die immer schwieriger werdenden Wörter nicht mehr bewältigen können. Sie „lernen" also auch nichts mehr hinzu. Dazu kommt: LRS-Kinder haben sich dann, wenn sie als solche auffallen, angesichts der schulischen Anforderungen auf den einzelnen Stufen längst falsche Lernstrategien angewöhnt. Diese führen dann zu neuen Rechtschreib- und Lesefehlern.

Außerdem erleben gerade Kinder, die nicht gemeinsam mit dem Durchschnitt der Schüler die verschiedenen Schritte durchlaufen, von Anfang an Misserfolgserlebnisse, die aller Wahrscheinlichkeit nach sowohl das Selbstwertgefühl als auch die Anstrengungsbereitschaft ganz massiv beeinträchtigen. Dass dies wiederum das Lernen nicht erleichtern kann, ist klar. Die Folge: LRS.

Die LRS gibt es nicht – aber viele Schwierigkeiten

Bei all den verschiedenen Modellen, Sichtweisen und Theorien bleibt festzuhalten:

- Auch wenn über die Ursachen gestritten wird: Dass es Kinder gibt, die gerade mit dem Lesen und Schreiben Probleme haben, in anderen schulischen Bereichen jedoch zunächst keine Defizite zeigen, ist ein Faktum. Diese Feststellung ist ein erster wichtiger Schritt aus dem Teufelskreis aus Versagen, verstärkter Anstrengung, Frust über den mangelnden Erfolg und gegenseitigen Schuldzuweisungen.
- Nicht alle Kinder, die Probleme mit dem Lesen und Schreiben haben, haben dieselben Schwierigkeiten. Denn die Fähigkeit zu lesen und zu schreiben setzt viele Einzelleistungen voraus, und jede von ihnen ist „schwierig" und manchmal zu schwierig.
- Deshalb ist eine genaue und umfangreiche Diagnose und individuelle Beurteilung sinnvoll und notwendig.
- Alle diese Kinder mit Schwierigkeiten brauchen Förderung, und zwar möglichst früh!

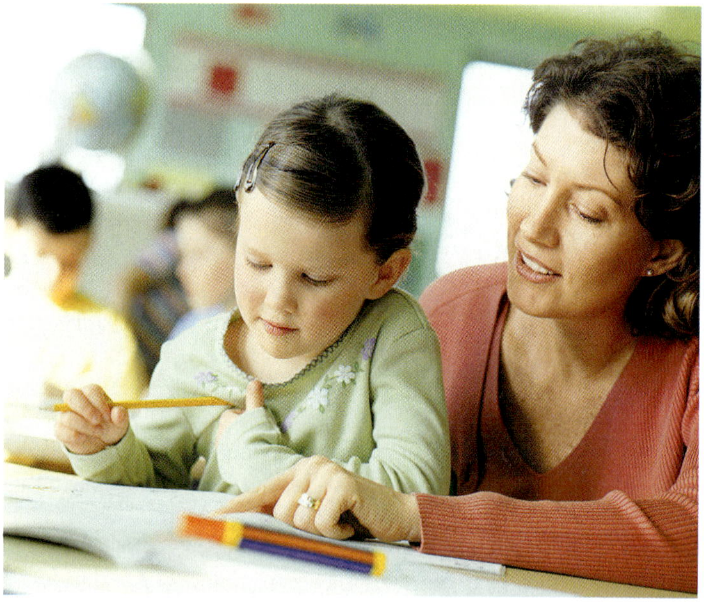

Und jetzt? Was hilft – oder auch nicht?

Die Tatsache, dass heute ein Einfluss vielfältiger Faktoren auf den Lese- und Schreiblern-Prozess nachgewiesen ist und über noch sehr viel mehr spekuliert wird, hat zur Folge, dass viele Modelle der Behandlung im Umlauf sind. Inzwischen hat sich auch ein kaum noch zu überblickender Markt an Angeboten herausgebildet. Einige zeigen Erfolge – andere nicht.

Was nicht hilft – Vorsicht vor diesen Angeboten!

Vor allem der Markt an „esoterischen" oder „alternativen" Behandlungsmöglichkeiten wie Bachblüten, Globuli, aber auch vermeintlich wissenschaftlicher „medizinisch" begründeter Verfahren wie die Verordnung von Spezialbrillen, spezielle Bewegungsübungen der Kinesiologie („die liegende Acht" zum Beispiel), die Davis-Methode und so weiter boomt. Experten warnen jedoch vor solchen alternativen Behandlungsangeboten – und dies nicht nur, weil für die Richtigkeit ihrer Theorie und für die Wirksamkeit der Therapie jeder wissenschaftliche Nachweis fehlt. Was sie kritisieren, sind die vollmundigen Versprechen der Anbieter und die Haltung, die dort propagiert wird. Globuli, Bachblüten, „Prismen"-Brillen sollen „reparieren", ohne Anstrengung und Training, die Lernen – auch das Lesen- und Schreibenlernen! – immer bedeuten. Auch „Trainingsmethoden" wie die vermeintlich schnell wirkenden gymnastischen Übungen der Kinesiologie versprechen unter dem Deckmantel der Wissenschaftlichkeit Erfolge, ohne sich mit dem eigentlichen Leselernprozess tatsächlich auseinander zu setzen.

Lesen und schreiben lernt man nur durch Lesen und Schreiben …
Was aber hilft? Den Erfolg von Fördermaßnahmen zu messen ist kein einfaches Unterfangen. Deshalb gibt es bisher wenige Studien, die dem Anspruch der Wissenschaftlichkeit genügen, die also zum Beispiel genügend repräsentative Einzelfälle oder Gruppen untersuchen, die Ergebnisse eines Verfahrens im Vergleich mit einer Kontrollgruppe kontrollieren, für andere nachvollziehbar dokumentieren, und – ganz wichtig – deren Ergebnisse auch mit anderen Kindern wiederholbar waren. Die wenigen kontrollierten Studien jedoch zeigten ziemlich eindeutige Ergebnisse:

Allgemeine Funktionsübungen wie ein unspezifisches Aufmerksamkeitstraining oder ein Hör- oder Sehtraining zur Förderung der Geschwindigkeit der Laut- und Zeichenunterscheidung zeigten zwar eine Verbesserung in den geübten Bereichen, jedoch nicht im Lesen und Schreiben. Dies gilt auch für eine Psychotherapie mit dem ganz allgemeinen Ziel, das Kind emotional zu unterstützen. Auch hier konnten zwar das Selbstwertgefühl, die Selbstsicherheit und so weiter gesteigert werden, aber eine positive Wirkung auf das Lesen und Schreiben ließ sich nicht nachweisen.

Messbare Erfolge beim Schreiben und Lesen erzielten hingegen jene Kinder, deren Training sich direkt auf das Lesen und Schreiben bezog, und zwar dann, wenn die Förderung sich das Wissen um die aufeinanderfolgenden Stufen des Lese- und Rechtschreib-Prozesses nutzbar machte (→ Seite 103). Als effektiv erwiesen sich dabei einfache lerntheoretische „Tricks", nämlich lieber öfter als länger zu üben und Strategien zu vermitteln, zum Beispiel die Logik von Regeln bewusst zu machen.

Das heißt, wer auf dem Markt der Angebote nicht in die Irre gehen will, muss wissen:

- Je weiter die Förderung von der gesprochenen und geschriebenen Sprache entfernt ist, desto wirkungsloser ist sie. Denn alle medizinischen, psychologischen und pädagogischen Forschungsergebnisse machen deutlich, dass die Ursachen einer LRS hauptsächlich im Bereich des (Sprach)Gedächtnisses und der Sprache liegen.
- Je genauer die Förderung dem jeweiligen Stand des Kindes entspricht, desto wirkungsvoller ist sie. Vor Beginn jeder Fördermaßnahme muss also die Feststellung des Entwicklungsstandes stehen. Dies ist nur durch eine genaue Fehlerdiagnose möglich. Sie zeigt auch, welche falschen „Strategien" ein Kind sich im Lauf seiner Schulkarriere zu Eigen gemacht hat.
- Dies gilt auch für den Fortgang der Förderung. Um ein Kind richtig zu begleiten, muss sie die Phasen durchlaufen, die dem „normalen" Prozess des Schriftspracherwerbs entsprechen. Wichtig ist also immer die möglichst optimale Anpassung des Lernangebots an die Lese- oder Rechtschreibstufe, auf der sich ein Kind gerade befindet.
- Und immer gilt das Motto: Auf dem Niveau der „Nullfehlergrenze" (also mit dem Schwierigkeitsgrad, bei dem das Kind keine Fehler macht) starten! Denn nichts ist wichtiger, als dem Kind, das bisher nur Misserfolgserlebnisse verzeichnen konnte, Erfolge zu ermöglichen.
- Geduld! Geduld! Geduld! Sie ist das A und O bei der Förderung von Kindern mit Lese- und Rechschreib-Schwächen beziehungsweise Störungen. Weil diese Eltern oft fehlt, haben alternative Methoden, die dramatische Erfolge in kurzer Zeit bei wenig Anstrengung versprechen, so großen Zulauf, ohne nachgewiesenermaßen diese Versprechen im Einzelnen halten zu können.

Was heißt dies für Sie als Eltern?

Wahrscheinlich sind Sie verzweifelt. Sie üben und üben mit Ihrem Kind, und wieder bringt es eine Fünf oder Sechs im Diktat nach Hause, oder es weigert sich zu lesen, weil es einfach nicht vorwärts kommt! Familiäre Krisen sind vorprogrammiert. Denn Lese-Rechtschreib-Schwierigkeiten beeinflussen sowohl Ihr Kind, seine Lernfähigkeiten und Lernvoraussetzungen als auch – wie Sie sicher längst festgestellt haben – die ganze Familie.

Der erste Schritt: Verzichten Sie darauf, wie bisher weiterzuüben. Denn üben kann Ihr Kind nur das, was es kann, nicht, was es nicht kann. Nur so können sie dazu beitragen, Lernhemmungen abzubauen, Versagensängste zu mindern und die Situation in der Schule und bei den Hausaufgaben zu entspannen.

Der zweite Schritt: Sie müssen herausfinden, was Ihr Kind kann, genauer: auf welcher Stufe im Lese-Rechtschreib-Prozess es sich gerade befindet.

Der erste Ansprechpartner ist deshalb immer der Lehrer Ihres Kindes. Er kennt sicher Ihr Kind und seine Lernprozesse am besten. Er weiß auch, wie es sich bisher entwickelt hat, und kann seine Fehler und Leistungen (!) am durchschnittlichen Entwicklungsstand seiner Klasse messen. Idealerweise sollte der Lehrer auch darüber informiert sein, welche Möglichkeiten es gibt, bei der Benotung Rücksicht auf die Lese-Rechtschreib-Schwäche Ihres Kindes zu nehmen. Und er sollte über die Fördermaßnahmen Bescheid wissen, die Ihrem Kind auf der rechtlichen Basis des in Ihrem Bundesland gültigen LRS-Erlasses zustehen. Diesen Erlass können Sie auch im Schulsekretariat oder im Internet unter **www.legasthenie.net** einsehen. Schöpfen Sie diesen Rahmen aus. Bestehen Sie auf einer fachkundigen Beurteilung!

Inzwischen sind auch verschiedene normierte Tests entwickelt worden, um genau herauszufinden, wo ein Kind „stecken geblieben" ist. In einigen Bundesländern müssen Schulen spezielle Förderkurse anbieten. Erkundigen Sie sich danach!

Aber: Nicht jeder Lehrer, nicht jede Lehrerin hat sich in diese Testverfahren eingearbeitet. Deshalb empfehlen sich als nächste Anlaufstelle immer der schulpsychologische Dienst oder der Schulberater und Kinder- und Jugendpsychiater, die sich speziell mit Lese-Rechtschreib-Störungen beschäftigt haben. Dies ist vor allem dann wichtig, wenn sich der Lehrer Ihres Kindes offensichtlich nicht mit dem Problem der LRS auskennt und Ihrem Kind womöglich zu wenig Fleiß und Übung vorwirft.

Lassen Sie sich beraten, welche Förderung für Ihr Kind geeignet ist. Berücksichtigen Sie bei der Vielfalt der Fördermöglichkeiten aber immer den oben genannten Grundsatz: Lesen und schreiben lernt man nur durch Lesen und Schreiben!

Und: Scheuen Sie sich nicht, mögliche andere Probleme anzusprechen. Denn oft fallen Kinder mit Lese-Rechtschreib-Schwierigkeiten durch Verhaltensauffälligkeiten auf. Sie kaspern herum, sind aufbrausend oder neigen zu aggressiven Ausbrüchen. Vielleicht sind sie auch traurig, haben vor jedem Schultag Angst, oder sie klagen über Bauch- und Kopfschmerzen. Vielleicht geben sich diese „Auffälligkeiten", sobald Ihr Kind durch ein vernünftiges

Training erste Erfolge verzeichnen kann. Denn viele Förderprogramme machen es sich zur Aufgabe, zusätzlich zum Lese- und Schreibtraining die emotionale Unterstützung zu bieten, die Ihr Kind jetzt braucht. Deshalb setzen sich gute Förderprogramme sehr viel weiter reichende Ziele als nur das Vermitteln der Grundlagen des Lesens und Schreibens. Das Frankfurter integrative Therapiemodell (FiT) hat sich zum Beispiel ausdrücklich folgende Ziele gesetzt:

- Schaffen von neuer Motivation für das Lesen und Schreiben durch eine Lernumwelt, die emotional „aufbaut".
- Erkennen der Bedürfnisse und Nöte des Kindes und die Durchführung gezielter Hilfen.
- Vermittlung geeigneter Lern- und Arbeitsstrategien.
- Vermittlung von Entspannungstechniken.
- Unterstützung der persönlichen Stärken.
- Entwicklung von Selbstvertrauen und Selbstständigkeit.

Manchmal haben sich die Symptome, mit denen ein Kind auf seine Überforderung, seine Angst zu versagen und seine Gekränktheit durch ständige Kritik und schlechte Bewertungen hinweist, jedoch schon verselbstständigt. Psychotherapeuten sprechen dann von einer „sekundären Neurotisierung", um sie als Folge des ersten Problems zu kennzeichnen. In einem solchen Fall ist eine Kinderpsychotherapie angezeigt. Übrigens: Ihr Kind, das so sehr unter seinen Schulproblemen leidet, dass eine „seelische Behinderung" im Sinne des Kinder- und Jugendhilfegesetzes droht, hat nach KJHG Paragraphen 27 bis 41 einen Rechtsanspruch auf Therapie!

Rechenstörungen

Rechenstörungen (oder die „Dyskalkulie") zeigen sich in Schwächen in den Grundrechenarten Addition, Subtraktion, Multiplikation und Division. Man spricht von Dyskalkulie, wenn die Schwierigkeit mit dem Rechnen nicht mit einer allgemeinen Intelligenzminderung oder unangemessenen Beschulung, also beispielsweise schlechtem oder fehlendem Unterricht, erklärbar ist.

Kinder mit einer „Rechenstörung" haben zum Beispiel Schwierigkeiten, Rechenoperationen zu verstehen, weil sie noch keinen Begriff von „mehr/weniger", „ein Vielfaches" oder der Beziehung eines Teils zum Ganzen haben. Sie können die Größe einer Menge nur unzureichend erfassen und sie nicht zu einer anderen Menge in Beziehung setzen, also vergleichen. Ihnen fehlt sehr viel länger als anderen der Aufbau von gegliederten Zahlenstrahl- oder Zahlenraumvorstellungen. Damit fällt ihnen das Überschlagen und Schätzen von Mengen und Rechenergebnissen schwer. Auch das Zählen und das Speichern von Faktenwissen (zum Beispiel das Einmaleins) macht ihnen um einiges größere Schwierigkeiten als anderen Kindern.

Rechenstörungen sind sehr viel seltener als Lese-Rechtschreib-Schwierigkeiten. Man geht derzeit von etwa 1 Prozent pro Jahrgangsstufe aus. In vieler Hinsicht gilt für Rechenstörungen dasselbe wie für die Schwierigkeiten beim Lesen- und Schreibenlernen. Bevor gezielte Fördermaßnahmen durch Eltern, Lehrer oder eventuell Schulpsychologen und Psychotherapeuten begonnen werden können, müssen die möglichen Ursachen der Störung herausgefunden werden. Experten unterscheiden auch hier verschiedene Aspekte, die entweder alle oder auch einzeln als Störungsfaktoren in Betracht kommen. Jedoch auch hier gilt: Von besonderer Bedeutung ist der fachbezogene Aspekt.

Als Ursache für Rechenstörungen werden vor allem Wahrnehmungsprobleme (Raumwahrnehmung, Schwierigkeiten im Erfassen von Mengen und Längen) und eine Störung der speziell für die Zahlenverarbeitung erforderlichen Hirnleistungen angenommen. Aber auch Störungen in der Ausbildung des Gedächtnisses, vor allem des Langzeit-Gedächtnisses, können das fachspezifische Lernen erschweren und damit „stören“. Schwierigkeiten bekommen besonders „Spätentwickler“, also Kinder, die in ihrer geistigen Entwicklung „noch nicht so weit sind“. Ob diese sich zu Rechenstörungen auswachsen, hängt stark davon ab, wie der Unterricht gestaltet wird, wie Lehrer und Eltern damit umgehen (→ Seite 43).

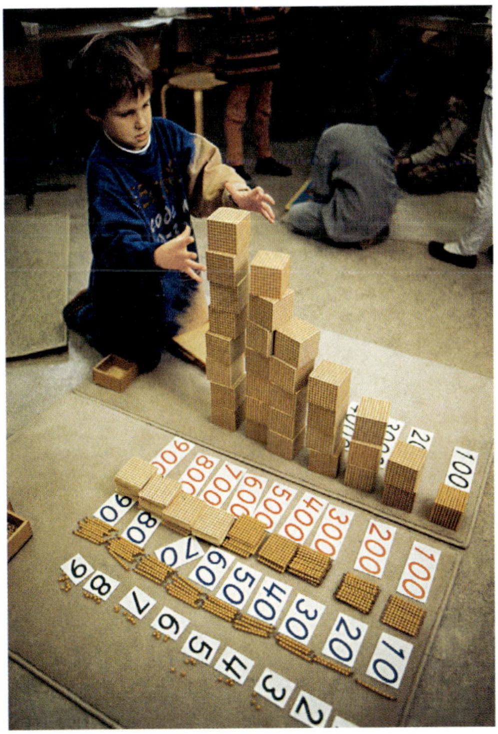

Kinder können einen Rückstand oft aufholen, wenn ihnen im Spiel, im Umgang mit Menschen und Dingen die Erfahrungen ermöglicht werden, die die Grundlage für das Zahlenverständnis sind. Denn Raum-Zeit-Zahlen-Vorstellungen, also ein Begriff von jetzt/früher/später; hier/dort; vorne/hinten und so weiter bilden die Voraussetzung für jeden Mathematikunterricht (→ Seite 41).

Gewalt in der Schule

Das Thema Gewalt in der Schule ist spätestens seit den schrecklichen Ereignissen von Erfurt wieder in aller Munde. Wenn damit auch meist die Gewalt von Jugendlichen, seien es nun Einzeltäter oder gewaltbereite Jugendgangs, im Zentrum der Diskussion steht, so geht es doch auch immer mehr um Gewalt schon in der Grundschule und vor allem um die Notwendigkeit, Gewalt vorzubeugen, gerade bei Grundschülern. Das ist leider keine unnötige Panikmache. Denn:

- Gewalt gibt es auch unter Grundschülern und
- Kinder, die in der Grundschule als besonders aggressiv auffallen, scheinen besonders gefährdet, später zu gefürchteten Bullies (→ Kasten unten) auf den Pausenhöfen zu werden.

Sicherlich geht es bei Gewalt in der Grundschule kaum um die spektakuläre und damit medienwirksame Gewalt, also brutale Schlägereien, Bedrohungen mit Waffen, sexuelle Belästigungen und räuberische Erpressung. Aber auch Grundschullehrer klagen über eine zunehmende Aggressivität, die sich schon in den ersten Klassen vor allem als psychische Gewalt zeigt. Das heißt: Der Schulalltag wird aggressiver, weniger durch die Zunahme von Prügeleien, Sachbeschädigungen und Disziplinschwierigkeiten als durch verbale Aggression. Dass Schüler bewusst Streit anfangen, sich über andere lustig machen, andere mit Worten, Ausdrücken und gemeinen Gesten beschimpfen, verspotten, drangsalieren, kurz: „fertig machen", gehört leider inzwischen auch an den Grundschulen zum Schulalltag und geht auch die Eltern an!

Bullying und Mobbing

Zwei englische Wörter haben inzwischen Eingang auch in die Diskussion um die Gewalt an der Schule gefunden. Der Begriff des Mobbing, jedem mittlerweile bekannt als Ausdruck für Schikane am Arbeitsplatz und aus der Arbeitswelt nicht mehr wegzudenken, hat als Synonym für psychische Gewalt auch in der Schuldiskussion inzwischen Hochkonjunktur. Immer häufiger wird daneben heute der Begriff „bully" (englisch = brutaler Mensch, Tyrann, Despot) verwendet. So werden die Kinder bezeichnet, die – mit welchen Mitteln auch immer – versuchen, andere „fertig zu machen", um ihre eigene Macht auszubauen.

Mobbing

Nora ist verzweifelt. Sie geht gar nicht mehr gern in die Schule. Jedes Mal, wenn sie zur Toilette muss, wird sie von einem Rudel großer Mädchen abgepasst, die zusehen möchten, wie die Zweitklässlerin „pullert". Sie schauen unter der Trennwand durch und machen sich über sie lustig.

Mobbing meint die systematische Ausgrenzung Einzelner, indem man sie lächerlich und verächtlich macht, drangsaliert und schikaniert. Dies kann an der Schule ganz unterschiedlich aussehen. Ein Kind wird gehänselt, ausgelacht. Gerüchte werden verbreitet, Unwahrheiten erzählt. Es wird in der Klasse geschnitten, ignoriert und ausgeschlossen. Mobbing kann aber durchaus auch einmal einen Tritt, ein Schubsen oder das Wegnehmen, Wegwerfen und Zerstören von Schulutensilien oder Kleidungsstücken beinhalten.

Warum nun wird ein Kind zum „Mobbing-Opfer“? Fragt man nach, weiß das eigentlich keiner so recht. Opfer sind Kinder, deren Nase oder Frisur anderen nicht passt, die „komisch“ aussehen, schüchtern erscheinen, Brillenträger sind, einem anderen Kulturkreis angehören, sprachliche Probleme haben, nicht modisch gekleidet sind, Sport nicht sonderlich mögen, deren Eltern sich nicht das leisten können oder wollen, was die Mehrzahl als Statussymbol ansieht – die Reihe ließe sich ins Unendliche fortsetzen.

Die Folgen für die Opfer sind gravierend. Vor allem, wenn sie mit ihrem Problem allein gelassen werden. Das ist leider oft der Fall. Denn die meisten Kinder, die gehänselt, ausgelacht, schikaniert und drangsaliert werden, wagen nicht darüber zu sprechen. Zum einen natürlich, weil sie Angst haben, dann als „Petzer“ noch mehr erleiden zu müssen. Zum anderen aber auch, weil sie sich schämen. Auch Grundschüler möchten „cool“, beliebt, stark, anerkannt sein. Und wenn nicht? Lieber allein leiden als zugeben, dass man seinem eigenen Ideal nicht genügt. Und oft machen sich Opfer die „Kritik“ der Täter zu Eigen und reagieren eher mit Selbstvorwürfen, als dass sie andere anklagen. Ein Mobbing-Opfer braucht also Hilfe! Und zwar durch Lehrer, Eltern und hoffentlich andere Mitschüler, die (noch) nicht in den Sog der „Täterclique“ geraten sind.

Dies sollte Sie hellhörig machen

- Ihr Kind mag nicht mehr allein zur Schule gehen, möchte zur Schule begleitet werden.
- Es mag überhaupt nicht mehr zur Schule gehen.
- Es klagt über Bauch- und Kopfweh.
- Es kann schlecht ein- oder durchschlafen.
- Es kann sich nicht mehr konzentrieren.
- Seine Leistungen lassen nach.
- Es weint viel oder ist ständig gereizt.

Warnsignale, die zeigen, dass Kinder gemobbt worden sind

Auch wenn Kinder, die in der Schule gemobbt werden, häufig lieber still leiden, als ihre Eltern, oder gar Lehrer oder andere Kinder ins Vertrauen zu ziehen, machen sie auf ihr Problem aufmerksam – und zwar durch eine Vielzahl von Beschwerden, die durchaus Krankheitswert haben können. Kinderärzte und Psychotherapeuten nennen eine ganze Reihe von psychischen und psychosomatischen Symptomen als Folge von Mobbing in der Schule. Kinder, die bis dahin gesund und fröhlich die Schule besuchen konnten, leiden plötzlich unter Gedächtnisstörungen, Konzentrationsschwierigkeiten, Niedergeschlagenheit. Sie wirken ratlos und unsicher, sind gereizt und aggressiv oder apathisch und ohne eigene Initiative. Sie schlafen schlecht, haben Albträume, Bauch-, Kopf-, Rücken- und Nackenschmerzen, leiden unter Durchfall, Erbrechen, Übelkeit. Manche Kinder zeigen deutliche „Erschreckenssymptome" wie Herzrasen, Schweißausbrüche, Druck auf der Brust und Atemnot.

Wie Eltern helfen können

Eltern haben in der Regel selbst wenig direkte Einflussmöglichkeiten. Auch wenn sie täglich vor dem Schultor stehen – was ihr Kind meist gar nicht will, weil es dann oft noch aggressivere Attacken befürchten muss: Den Schulalltag muss das Mobbing-Opfer ja allein durchstehen. Was es deshalb unbedingt braucht, ist die Unterstützung durch die Schule: Lehrer und Klassenkameraden. Benachrichtigen Sie also sofort die Schule und bitten Sie um einen Termin mit dem Lehrer, der sich der Probleme Ihres Kindes annehmen soll! Leider gibt es immer noch Lehrer, die, darauf angesprochen, dazu neigen, Probleme in der Klasse zu leugnen oder gar dem Opfer die Verantwortung für seine Rolle zuzuschreiben. Sollten Sie diese Erfahrung machen, sprechen Sie mit der Schulleitung, vielleicht auch mit dem Vertrauenslehrer oder gegebenenfalls mit dem Schulpsychologen, der für die Schule zuständig ist. Es gehört zu den pädagogischen Aufgaben einer Schule, Opfer und Täter (!) einen erträglichen Umgang miteinander finden zu lassen, Konflikte zu thematisieren, zu ihrer Lösung beizutragen und vor allem: an einer Streitkultur zu arbeiten, die es Schülern ermöglicht, Spannungen auszutragen, ohne dass es Opfer und Täter gibt.

Seien Sie ausdauernd und hartnäckig. Bestehen sie darauf, dass etwas geschieht. Lassen Sie sich nicht vertrösten oder abwiegeln!

Eine weitere Möglichkeit, sich – und damit seinem Kind – Gehör zu verschaffen, ist ein Gespräch mit dem Elternvertreter. Vielleicht weiß er auch von anderen Fällen in der Klasse, oder er kann einen Elternabend zum Thema Mobbing vorschlagen, auf dem entweder ganz allgemein oder – wenn Sie und Ihr Kind, das sie vorher fragen müssen, „mutig" genug sind – auch auf den ganz konkreten Einzelfall Ihres Kindes bezogen, Problemlösungsstrategien erarbeitet werden können. Dazu gehören zum Beispiel Gespräche mit allen Schülern der Klasse, Einzelgespräche mit Betroffenen, Unterrichtseinheiten zum Thema, vom Lehrer initiierte Gruppenaktivitäten, bei denen Opfer und Täter an einem gemeinsamen Projekt arbeiten oder sogar das Einsetzen von Streitschlichtern und Mediatoren, wie dies schon an vielen Schulen erprobt wird.

Und zu Hause?

Kindern, die in der Schule gemobbt werden, hilft es oft schon viel, wenn sie wissen, dass ihre Eltern hinter ihnen stehen und ihre „Angst vor der Schule“, ihr Bauchweh und ihre Verzweiflung nicht einfach abtun. Viele Eltern meinen, ihrem Kind zu helfen, wenn sie die Angriffe herunterspielen, sie als vielleicht missglückte Scherze oder Dumm-Jungen- oder -Mädchen-Streiche erträglicher zu machen versuchen. Aber: Ob es sich um Gewalt oder eine Kabbelei handelte, ob die Tat ein übertriebener Scherz oder schon eine Verletzung der persönlichen Sphäre war, entscheidet allein das Opfer. Denn nur so kann es sich ernst genommen und damit stark fühlen. Und es gibt ihm die Berechtigung, sich – sobald es sich wieder bedrängt fühlt – an einen Erwachsenen, im günstigen Fall seinen Klassenlehrer, zu wenden!

Ebenso wichtig ist es jedoch, wenn Eltern alles tun, um ihm zumindest außerschulisch andere Erfahrungen und einen befriedigenderen Umgang mit Kindern zu verschaffen. Dazu gehört, dass sie es dabei unterstützen, *die* Freizeitaktivitäten auszuüben, die ihm wirklich Spaß machen und bei denen es selbst eigene Stärken und Fähigkeiten erkennen kann. (Vielleicht tut ihm eine Mitgliedschaft im Kinderschachclub besser als ein neuerlicher Anlauf in einem Sportverein.) Dazu kann aber auch gehören, in Absprache mit ihrem Kind einfach einmal den oder die Kinder einzuladen, mit denen es eher Schwierigkeiten hat. Mit Heimvorteil spielt es sich um einiges besser mit den „Tätern“, die sich nun in der fremden Umgebung vielleicht als ganz nett, zumindest als sehr viel „schwächer“ und damit umgänglicher offenbaren werden.

Und damit sind wir bei den Tätern

Auch die Täter brauchen Hilfe. Zum einen, weil ihr Verhalten nicht Ausdruck der Stärke ist, sondern vielmehr einer emotionalen und sozialen Unsicherheit oder der Schwierigkeit, mit der eigenen Wut, die sich aus welchen Gründen auch immer aufgestaut hat, vernünftig und sozialverträglich umzugehen.

Zum anderen: Kindern, die einmal gelernt haben, durch Herabsetzung anderer ihr eigenes Selbstwertgefühl zu stabilisieren oder ihre eigene Angst auf diese Weise unter Kontrolle zu halten, wird, wenn ihnen nicht geholfen wird, die Chance verbaut, angemessene Möglichkeiten der Angstbewältigung und Selbstwertregulierung zu entdecken. Und auch für sie ist es unerlässlich, Konflikt- und Problemlösungsstrategien zu erlernen. Auch das ist eine wichtige elterliche und schulische Aufgabe.

Leider geraten gerade in Schulen, die sich des Problems des Mobbings besonders annehmen, die Täter meist in eine Sündenbock-Rolle, die positive Veränderungen eher unmöglich macht, als sie zu befördern.

Das Streitschlichter-Programm

Einen anderen Umgang mit Opfern und Tätern versucht dagegen das so genannte Streitschlichter-Programm. Es beruht auf der Idee, Streitigkeiten innerhalb der Schülerschaft mit Hilfe von festen Regeln zu schlichten und setzt sich gerade an Grundschulen immer mehr durch.

Streitschlichtertraining

Ein Beispiel: Aus den dritten und vierten Klassen werden jeweils zwei bis vier Kinder von Lehrern und Schülern gewählt. Sie werden zu Streitschlichtern „ausgebildet", die später in Gruppen von zwei bis drei Streitschlichtern regelmäßig (in den großen Pausen) allen Schülern zur Verfügung stehen werden, um Konflikte unter den Kindern nach festen Regeln zu lösen. Die Ausbildung ist nicht einfach und verlangt von den Kindern einiges an Durchhaltevermögen: Während eines zweitägigen Streitschlichterseminars – unterstützt von zwei Experten, meist Schulpsychologen oder Ausbilder der Polizei – lernen die Streitschlichter richtige Gesprächsführung. Sie testen ihr eigenes Verhalten in Rollenspielen und üben Strategien, Konflikte ohne Aggressionen beizulegen. Damit ist es jedoch nicht getan: Die Streitschlichter nehmen weiterhin an einem schulinternen Trainingsprogramm teil, das regelmäßig mehrmals im Monat stattfindet. Hier werden ihnen die Fähigkeiten und Kenntnisse vermittelt, die auch erwachsene Streitschlichter und Mediatoren brauchen:

- Gut zuhören können.
- Paraphrasieren (in eigenen Worten wiedergeben, was der andere gesagt hat).
- Nonverbal ausgedrückte Gefühle wie Freude, Traurigkeit, Angst, Ärger, Wut, Ekel und Überraschung erkennen.
- Konfliktgegenstände und Lösungsmöglichkeiten erkennen lernen.
- Mit einem Partner im Schlichtungsgespräch kooperieren.
- Auf die Einhaltung der Regeln achten.
- Neutral und unparteiisch sein.
- Vertraulichkeit wahren.

Und die Eltern?

Gehört Ihr Kind zu den „Tätern", also den „Bullies", die Mitschüler tyrannisieren, drangsalieren, quälen, piesacken, erpressen, nötigen, mobben, unter Druck setzen ..., ist eine Vogel-Strauß-Haltung nicht sinnvoll. Sprechen Sie offen mit den Lehrern, Schulpsychologen, der Schulleitung und drängen Sie auf verstärkte pädagogische Anstrengungen gegen die psychische Gewalt. Sie helfen Ihrem Kind weder, wenn Sie sich schuldbewusst zurückziehen, noch wenn Sie aus falsch verstandener Unterstützung Ihres Kindes das Problem leugnen.

Wichtig ist herauszufinden, warum Ihre Tochter, Ihr Sohn es „nötig hat“, andere zu drangsalieren, zu schikanieren. Oft steckt hinter einem aggressiven Auftreten die mangelnde Fähigkeit, Frustrationen auszuhalten und die Befriedigung von Wünschen aufzuschieben, oder der Versuch, Grenzsetzungen zu erreichen, die man sich selbst noch nicht zu setzen gelernt hat. Häufig soll die Aggressivität gegen andere aber auch mangelndes Selbstbewusstsein, Minderwertigkeitsgefühle und die berechtigte oder unberechtigte Angst, versagt zu haben oder zu versagen, vertuschen oder erträglich machen. Nicht selten sind die „Täter“ auch hypermotorische Kinder (→ Seite 136), denen es schwer fällt, eigene Impulse zu kontrollieren und die aufgrund der Erfahrung, ständig anzuecken, bestraft oder einfach „nicht gemocht“ zu werden, nun einfach um sich schlagen.

Wahrscheinlich ist es nicht einfach, herauszufinden, wo nun tatsächlich „der Hase im Pfeffer liegt“. Und manchmal ist es sinnvoll, professionelle Hilfe bei der Suche in Anspruch zu nehmen: Familienberatungsstellen und niedergelassene Kinder- und Jugendlichen-Psychotherapeuten bieten solche Hilfe an.

Was aber in jedem Fall gilt: Auch die „Täter“ brauchen Zuwendung. Das heißt, sie brauchen

- das Einmischen der Eltern, Lehrer und Mitschüler,
- klare Grenzen und die Erfahrung, dass Aufmerksamkeit, Anerkennung und Achtung nicht nur auf Kosten anderer erreicht werden können,
- neue Betätigungsfelder, auf denen sie sich bewähren können, in denen sie aber auch die Erfahrung machen können, dass Anstrengung sich lohnt,
- neue soziale Kontakte, um andere Formen des Umgangs mit anderen zu lernen.

Motivieren Sie, anstatt zu strafen. Finden Sie gemeinsam mit Ihrem Kind heraus, was ihr, ihm „gut tut“: ein Sportverein vielleicht, eine Pfadfindergruppe – es gibt viele Möglichkeiten!

Sport ist wichtig – auch für die Seele

In einer Studie zu den Chancen und den Auswirkungen von Sport wurden zwei Grundschulen verglichen. Das Ergebnis war eindeutig: In den sieben Stunden, die die Forscher die Schüler auf dem Pausenhof beobachteten, kam es zu insgesamt 394 Aggressionen. Davon entfielen nur 31,7 Prozent auf die Grundschule, deren Schülerinnen und Schüler täglich eine Sportstunde haben, während 68,3 Prozent aller beobachteten Pausenhofaggressionen von Schülerinnen und Schülern der Grundschule ausgingen, die nur zwei Sportstunden pro Woche anbietet. Noch deutlicher wurde die gewaltvorbeugende Funktion der täglichen Sportstunde, wenn zwischen leichten und mittleren bis starken Aggressionen unterschieden wurde. In der Grundschule mit der täglichen Sportstunde fielen nur 16 Prozent der beobachteten Aggressionen in die Kategorie mittel/stark gegenüber 53 Prozent in der Grundschule mit zwei Sportstunden in der Woche.

Schulstress und anderer Stress

Ein Schlagwort ist aus der Diskussion um „Schule“ nicht mehr wegzudenken: der Schulstress. Und zwar betrifft dies nicht nur den Leistungsdruck, über den ältere Kinder klagen. Schon Grundschulkinder leiden heute, stellen Kinderärzte besorgt fest, immer mehr unter Symptomen, denen keine organischen Ursachen zugeordnet werden können. Auch viele Eltern wissen von Problemen ihrer Kinder zu berichten. Diese reichen von Ein- und Durchschlafstörungen über Kontaktschwierigkeiten, Nägelkauen, Hautproblemen, Einnässen, häufigen Kopf-, Bauch-, und Ohrenschmerzen bis hin zu Weinerlichkeit, depressiven Verstimmungen und verschiedensten Ängsten und Zwängen. Und Lehrer klagen darüber, wie viele Kinder heute das Etikett „verhaltensauffällig“ verdienen. Sie sind unruhig, aggressiv, vergesslich, können sich nicht konzentrieren, spielen ständig den Clown in der Klasse, zeigen Lern- und Leistungsstörungen, Schulängste und -phobien, beginnen vielleicht jetzt schon zu schwänzen und sich herumzutreiben. Tatsächlich gehen Experten heute davon aus, dass bis zu 20 Prozent eines Jahrgangs in irgendeiner Form „Stress-Symptome“ zeigen.

Was ist Stress?

Stress ist ein Zustand, in dem der Körper als Reaktion auf eine äußere oder innere Bedrohung alle Kräfte zusammennimmt, um dieser Gefährdung zu begegnen. Stress ist also notwendig, um alle Kräfte für die Bewältigung von Anforderungen zu mobilisieren. Er ist damit eine entwicklungsfördernde Anpassungsleistung. Diesen „guten“ Stress haben Wissenschaftler Eustress (eu = griechisch gut) genannt und ihn vom „Disstress“ (dys = griechisch übel, schlecht) abgegrenzt. Disstress ist zu viel des Guten!

Ganz allgemein formuliert ist ein solches Zuviel dann eingetreten, wenn zwischen den Anforderungen, die eine „Aktivierung des Organismus“ auslösen, und dessen Fähigkeiten, also den vorhandenen Bewältigungsstrategien und Handlungsmöglichkeiten, ein Missverhältnis zugunsten der stressenden Faktoren, der so genannten Stressoren, herrscht. Dieses Ungleichgewicht erlebt dann der Betroffene als Belastung und schädlichen (Dis)Stress, was zu „distress“ (englisch = „Kummer und Sorgen“) führt.

Seitdem der Begriff in Mode gekommen ist, spricht jeder davon, ohne sich um die wissenschaftliche Diskussion über guten oder schlechten Stress zu kümmern, und jeder weiß so ungefähr, was der andere damit meint. Was aber für den Einzelnen Stress, also ein Zuviel bedeutet, ist ziemlich unterschiedlich, und auch die persönliche Art, mit Stress umzugehen, ihn zu bewältigen oder gar für sich zu nutzen, hängt bei jedem Einzelnen von seinen Fähigkeiten, Erfahrungen, seinem Alter und von der Unterstützung ab, die er durch seine Umwelt erhält.

Zwar gibt es Stressoren, die mit hoher Wahrscheinlichkeit für viele Menschen eine ähnliche Belastung bedeuten. Dazu gehören zum Beispiel Hunger, Durst, Schlafmangel, Krankheit, Schmerzen, aber auch Krankheit und Tod eines Angehörigen, Verlust von Partnern und Freunden. Überflutung mit Sinnesreizen (Lärm, Licht), Platz- und Bewegungsmangel und extreme klimatische Bedingungen gelten ebenfalls als Stressoren. Neben diesen äußeren Stressoren reagiert der Mensch mit Stress auch auf psychische Gefahren, also auf Konflikte, Gefühle der Einsamkeit, Unsicherheit, das Gefühl, die Kontrolle über sich zu verlieren, Angst vor Versagen und Kritik und – dies haben die meisten Menschen vor Augen, wenn sie von Stress sprechen – Zeitdruck und das Gefühl, Leistungsanforderungen nicht genügen zu können.

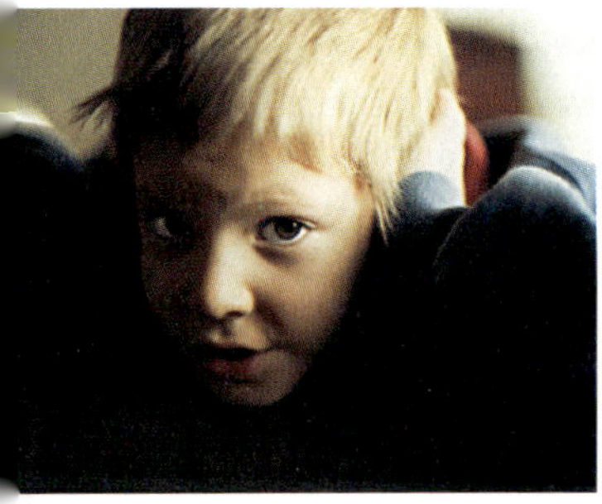

Sie selbst sind vielleicht zu einer ganz anderen Auflistung gekommen, und damit erkennen Sie, dass es ganz unterschiedliches „Stresserleben" gibt. Was für den einen stimulierend wirkt – etwa laute Musik, eine anstrengende Bergtour, eine Stunde im Fitnesscenter –, ist für den anderen unerträglicher Stress. Was der eine wegsteckt oder gar gern hat (etwa einen vollen Terminkalender und abends das Gefühl, etwas „weggeschafft" zu haben, oder – das Gegenteil – einen ganz ruhigen Tag, an dem keiner etwas von ihm will), kann für den anderen so „stressig" sein, dass er ein Magengeschwür bekommt oder am liebsten „den ganzen Krempel hinschmeißt" und schon morgens im Bett liegen bleiben will.

Was für gestresste Erwachsene gilt, gilt natürlich auch für Kinder: Zwar brauchen auch sie den „guten" (Eu)Stress als Anregung und Impuls, um sich weiterzuentwickeln. Aber auch sie leiden unter Stress-Symptomen, wenn es ihnen zu viel wird, und auch sie sind ganz unterschiedlich in ihrem Stresserleben und ihrer Stressbewältigungsstrategie.

Aus diesem Grund kann auch die Diskussion um Schulstress nicht nur allgemein geführt werden, sondern sie muss immer auf das einzelne Kind bezogen werden: Wie reagiert gerade dieses Kind und was bedeutet für eben dieses Kind Stress? Alle Eltern sind hier gefordert. Hat man den Schulstress als Ursache des Leidens ausgemacht, ist damit nur der erste Schritt getan. Denn nun muss unterschieden werden zwischen

- Schulstress, der in der Schule und ihrer Organisationsform seine Ursache hat, also der Schule als Stressor, und
- Schulstress, der zwar in der Schule auftritt und schulische Themen zum Inhalt, aber außerschulische Ursachen hat. Psychologen sprechen dann von der Schule als Auslöser und als Manifestationsfeld für Stresserleben und Stressreaktionen.

Die Schule stresst

Schule kann auf vielfältige Weise (Dis)Stress, also ein Zuviel, bedeuten. (Dass sie ohne (Eu)Stress sinnlos wäre, muss nicht eigens betont werden.)

- Dass Zensuren, aber auch Leistungs- und Verhaltensbeurteilungen „stressen“ können, ist hinlänglich bekannt. Dies gilt für die Drohung sitzen zu bleiben ebenso wie für Situationen, in denen ein Kind bestraft, lächerlich gemacht, bloßgestellt, entmutigt oder ungerecht behandelt wird.
- Auch ein Unterricht, der sich nur am Schüler des guten Durchschnitts orientiert und Unterschiede in Vorwissen, Begabung und Arbeitstempo nicht berücksichtigt, also viele Schüler über- oder unterfordert, bedeutet ein Zuviel im Sinne von (Dis)Stress.
- „Zu viel“ sind Lehrer, die zum einzelnen Kind keine Beziehung aufnehmen können, die Monologe halten, anstatt ein Gespräch zu führen, und deren Rolle auf die Funktion reduziert bleibt, Lehrstoff zu vermitteln und Leistungen zu überprüfen.
- Ein „Zuviel“ kann aber auch sein: ein langer Schultag mit wenig Pausen, wenig Bewegung, nicht rückengemäßem Sitz, ungesundem Essen, falschem Licht, schlechter Luft, Räumen, die zu kalt, meist aber zu warm sind, und mit einem Tagesablauf, der dem kindlichen Rhythmus widerspricht.
- Ein „Zuviel“ kann auch sein: zu viele Kinder auf zu wenig Raum.
- „Zu viel“ sind dann auch: der Lärm, den zu viele Kinder machen, und die vielen Ablenkungen, Reize und Anforderungen, die in großen Klassen eben mehr entstehen als in kleinen.
- Und ganz besonders wichtig: „Zu viel“ ist für viele Kinder die soziale Situation in einer großen Gruppe mit all den Schwierigkeiten, die Kontakte zu den einzelnen Klassenkameraden zu steuern.

Kinder zeigen Eltern, Lehrern und Freunden auf vielerlei Weise Stressreaktionen. Aber: Nicht jede Nervosität, nicht jede schlechte Laune, nicht jedes „Null-Bock-auf-Schule“ oder jedes „Bauchweh“ vor der Mathematikarbeit sind dabei schon krankhaft, also ein Zeichen für ein Zuviel. Oft sind es nur die Anzeichen einer Alarmbereitschaft: Ihr Kind mobilisiert seine Kräfte. Es befindet sich – so formulieren Stressforscher – im Zustand der Energiebereitstellung. Und es wird die Situation bewältigen, wenn das Gleichgewicht zwischen Anforderungen und den eigenen Bewältigungsstrategien nicht dauerhaft oder im Übermaß gestört ist.

Wenn ein Kind jedoch, aus welchen Gründen auch immer, nicht in der Lage ist, das Gleichgewicht wiederherzustellen, und wenn ihm keine Erholungspausen zur Verfügung stehen, um Luft zu schnappen, dann ist es zu viel, und viele Kinder reagieren darauf mit körperlichen oder seelischen Symptomen, mit Auffälligkeiten und Verhaltensstörungen.

Zum Stress gehören immer zwei

Viele Kinder, Eltern, Lehrer, aber auch Ärzte und Psychologen machen es sich zu leicht, wenn sie den Schulstress des Kindes als Ursache dingfest machen, ohne wirklich zu klären, was denn nun wie „stresst".

In den obigen Aufzählungen ist zwar die Schule in ihrer Organisationsform der Stressfaktor im Alltag eines Kindes. Aber: Jedes Kind zeigt ein ganz individuelles Stresserleben, und seine individuelle Strategie der Stressbewältigung hängt nicht nur von den „Stressoren" ab, sondern auch

- von seiner aktuellen gesundheitlichen (körperlichen und psychischen) Verfassung,
- vom Erfolg beziehungsweise Misserfolg, den es an einem stressigen Schulalltag erfährt,
- vom Ausgleich, den es außerhalb der Schule zur Verfügung hat,
- davon, ob es in der Klasse Freunde hat, ob es seinen Lehrer mag oder nicht und ob es sich selbst gemocht und anerkannt fühlt,
- von der Unterstützung, die es von Eltern, aber auch von Freunden, Nachbarn und Lehrern bekommt, und nicht zuletzt
- davon, wie gut es gelernt hat, mit anstrengenden und belastenden Situationen umzugehen.

Stress in der Schule

Es ist also nicht immer die Schule „schuld". Ein banales Beispiel: Julian, der nicht ausgeschlafen hat, wird den Lärm, den die Klasse macht, schwerer ertragen als sein Banknachbar, der nach einer erholsamen Nacht munter mittoben kann.

Oder: Martin, der den Nachmittag mit seinen Freunden auf dem Fußballplatz verbringt, wird besser mit dem langen Stillsitzen umgehen können als Vincent, der meist den Rest des Tages vor dem Fernseher sitzt.

Oder: Katharina, die selbstsicher mit ihrer Clique die schönste Ecke im Pausenhof „besetzt" hält, erträgt die soziale Hackordnung, die in ihrer Klasse herrscht, leichter als die Außenseiterin, die alle „doof" finden.

Oder: Alexa, deren Eltern auf jede Klassenarbeit mit Panik reagieren, wird den Druck, der von Noten und Tests ausgeht, anders erleben als Anna, deren Eltern schulischen Belangen und vor allen Dingen Zensuren gelassen gegenüberstehen.

Oder: Ayda, die noch nie die Chance erhalten hat, selbst mit Schwierigkeiten fertig zu werden, findet sich im Schulalltag weit weniger gut zurecht als Gülçin, die gelernt hat, Anforderungen ihren eigenen Möglichkeiten entsprechend einzuschätzen, als

Herausforderung anzunehmen und vielleicht auch einmal um Rat zu fragen.

Oder: Pavel, der sich bisher darauf verlassen hat, alles Wissenswerte in Form einer Fernsehshow serviert zu bekommen, steht schulischen Anforderungen ganz anders gegenüber als Alexander, der gelernt hat, sich auch einmal an einem Problem „die Zähne auszubeißen".

Oder: Simon, der bisher von überfürsorglichen Eltern von allem Belastenden abgeschirmt wurde, ist nicht von heute auf morgen in der Lage, selbstständig individuelle Entlastungsmöglichkeiten zu entwickeln, wenn es ihm zu viel wird.

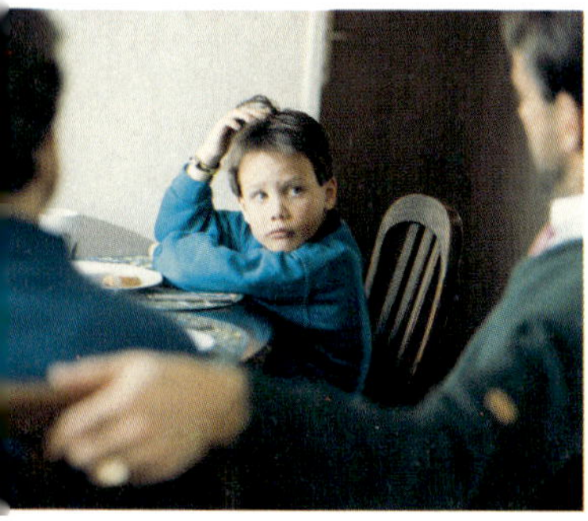

Entwicklungsaufgaben und Stress

Auch wenn die Entwicklung eines Schulkindes jetzt nicht mehr von den Erfahrungen zu trennen ist, die es in und mit der Schule macht – es ist nicht nur Schulkind! Und der „Rahmenplan" für die Jahre zwischen fünf und zwölf enthält weit mehr und auch Wichtigeres als Rechtschreibung und einen Notenspiegel, der den Übertritt ins Gymnasium erlaubt. Der neue Leistungskatalog, mit dem sich ein Kind nun auseinander setzen muss, sieht vielleicht konkret so aus:

- In der Familie wird immer mehr erwartet, dass es, wenn es erst einmal in der Schule ist, auch zu Hause Konflikte mit Geschwistern und Eltern „vernünftig" löst, also ohne Wutanfall und kindliche Trotzreaktionen.
- Es muss nun auch zurückstecken können und „einsehen", dass Vater und Mutter ihm nicht immer ihre Zeit und unbegrenzt viel Geld zur Verfügung stellen können.
- Es wird nun verlangt, dass es kleine familiäre Aufgaben übernimmt, zum Beispiel den Müll hinunter trägt oder seine schmutzige Wäsche in den Wäschekorb wirft.
- Es muss nun zunehmend Verantwortung für seinen Körper übernehmen. Es muss selbst wissen, wann und ob es Hunger und Durst hat, sich selbst waschen und eigentlich immer selbst daran denken, sich die Zähne zu putzen.
- Die Auswahl seiner Freunde liegt jetzt in seiner Verantwortung, und seine Verabredungen sollte es zunehmend auch allein planen können.
- Durch die Allgegenwart der Medien und die Verführung durch die Werbung wird es Tag für Tag mit einer Welt konfrontiert, die es, obwohl alles andere als „kindgemäß", irgendwie in seine Erlebniswelt integrieren muss.
- Und auch das große Weltgeschehen macht nicht mehr Halt vor dem Kinderzimmer. Jedes Kind wird jetzt, wie behütet es auch

immer bisher aufgewachsen ist, konfrontiert mit den großen und erschreckenden Problemen der Gesellschaft und Natur, die umso bedrohlicher sind, weil es keinerlei Möglichkeiten sieht, wie es selbst schon zur Lösung oder Beseitigung beitragen kann.

Wenn guter Stress zu schädlichem wird

Warum wird guter Stress zu schädlichem? Aus den vielen Gründen, die das Stresserleben und die Stressbewältigungsmöglichkeiten eines Kindes beeinflussen, seien nur die vier wichtigsten genannt:

- Da ist erstens die (biologische) Ausstattung. Ein einfaches Beispiel: Ein gesundes, kräftiges Kind hat es leichter als ein Kind, das häufig kränkelt. Ein von Natur aus sportlicher Junge kommt in der Schule und unter seinen Klassenkameraden meist besser zurecht, ebenso wie – das ist leider so – hübsche, schlanke Kinder, die oft sehr viel leichter Freunde finden oder vielleicht sogar auch der Lehrerin, dem Lehrer besser „gefallen".
- Dazu kommt: Wissenschaftliche Untersuchungen zeigen immer mehr, dass kein Mensch als unbeschriebenes Blatt geboren wird. Und keiner kommt heute darum herum, zu akzeptieren, dass Menschen sich in ihrer Verletzlichkeit (Vulnerabilität), Belastbarkeit und körperlichen und geistigen Leistungsfähigkeit von Anfang an unterscheiden.
- Der dritte Grund für das individuelle Stresserleben ist, dass viele Kinder alte Aufgaben (→ Seite 17) noch nicht als gelöst abhaken konnten. Entwicklungsaufgaben des Grundschulalters können nur dann erfolgreich angegangen werden, wenn die der frühen Kindheit erledigt werden konnten. Denn ganz wesentlich für das subjektive Stresserleben eines Schulkindes sind die Gewichtung und die individuelle Bedeutung, die bestimmte Stressfaktoren in seinem Leben erhalten.

Nur einige Beispiele: Malte, der eben eine kleine Schwester bekommen hat und ihr immer noch nicht „verzeihen" konnte, ihm mit ihrer Geburt den ersten Platz bei den Eltern streitig gemacht zu haben, kommt in seiner großen Klasse weniger gut zurecht als die Kinder, für die ein solcher Geschwisterkonflikt nicht besteht. Er leidet unter dem Stress vieler „Nebenbuhler", petzt, stänkert und ist schrecklich wütend, oder „schmeißt das Handtuch", wenn der Lehrer ihn nicht beachtet. Oder: Sofie, deren Mutter ihretwegen eigene ehrgeizige Pläne aufgegeben hat und die nun spürt, dass sie an Stelle ihrer Mutter Erfolg haben muss, erlebt eine Vier im Zeugnis anders als Julia, deren Mutter mit sich selbst und ihrem persönlichen Werdegang zufrieden ist, aber auch anders als Maja, deren Mutter ihr selbst gesetztes Ziel nicht erreicht hat und nur voller Neid den Erfolg anderer miterleben kann. Oder für Marek, der sich bisher angestrengt, aber vergeblich um die Aufmerksamkeit und Anerkennung seines Vaters bemüht hat, bedeutet ein unnahbarer Lehrer etwas ganz anderes als für Gregor, der diesen Lehrer einfach als „doof" abstempeln kann, weil er die dringend benötigte Anerkennung von seinen Eltern und den Klassenkameraden erhält.

Die Reihe der Beispiele lässt sich – eben weil sie ganz individuelle Erlebensweisen schildert – beliebig fortsetzen. In all diesen Fällen ist jedoch nicht die Schule im eigentlichen Sinn der Stressor. Das Kind erlebt hier nur besonders stark ein Problem, das es schon kennt, und reagiert auf seine ganz individuelle Weise.

Die Schule bietet sich für die Wiederbelebung „alter Geschichten" in vielfältiger Hinsicht an. Es geht hier um Leistung, Anerkennung, Autorität, Selbstvertrauen, Vertrauen, Mut, Neugier und Wissensdurst, um Wettbewerb, aber auch um Konkurrenz im negativen Sinn, um Angst vor Versagen und Kritik, vor anderen Kindern, vor Macht und Ohnmacht, vor fremden Räumen und vor der Trennung von Vater und Mutter.

All dies sind Themen, die in jedem Kind aufgrund seiner persönlichen Vorerfahrung ganz unterschiedliche Erinnerungen und damit Gefühle, Bilder, Verhaltensweisen und Reaktionsmuster auslösen. Und von diesen hängt es auch ab, ob gegenwärtige Ereignisse überhaupt als stressend erlebt und ob sie bewältigt werden können oder nicht.

- Und nun zum vierten Grund, der Familie als Stressor: Ob Stress ein Kind anregt oder ihm schadet, hängt nicht nur davon ab, wie viel Unterstützung und Hilfe es zuhause erfährt, sondern auch davon, ob ihm zusätzliche Belastungen aufgebürdet werden. Besonders schwer haben es deshalb nicht nur die Kinder, die in vernachlässigenden Familien aufwachsen und die dort, wo andere Strukturierung, Anerkennung, Unterstützung finden, für sich selbst sorgen müssen. Auch Kinder, die von ihren Eltern als Bündnis- oder Ersatzpartner, als Hoffnungsträger, Prügelknabe, Wunderkind und als Projektionsfläche für eigene unbewusste positive wie negative Eigenschaften „missbraucht" werden, sind

Selbstwertgefühl und Stress

Wie unterschiedlich Kinder schulische Leistungsanforderungen, also den viel zitierten Leistungsdruck, erleben, wird deutlich, wenn man selbstbewusste Kinder mit denen vergleicht, deren Selbstvertrauen niedrig ist, die an sich zweifeln und kein Zutrauen in die eigene Leistungsfähigkeit haben:

Kind mit hohem Selbstvertrauen
⬇
Lernstoff/Prüfung = Herausforderung
⬇
Wie kann ich meine Fähigkeiten verbessern?
⬇
Suchen, Neugier, Überwindung von Schwierigkeiten, Durchhaltevermögen

Kind mit niedrigem Selbstvertrauen
⬇
Lernstoff/Prüfung = Prüfung und Beweis der persönlichen Qualität
⬇
Bin ich gut genug?
⬇
Versagensangst
⬇
Abwehr/Vermeidung/Stress-Symptome

vorbelastet. Insbesondere gilt dies, wenn sie glauben, die Probleme ihrer Eltern lösen zu müssen, indem sie deren Wünsche, Vorstellungen und Bedürfnisse befriedigen, die möglicherweise gar nicht zu ihren Fähigkeiten und Bedürfnissen passen.

Wie geht es zum Beispiel Johannes, dessen Vater – eben arbeitslos geworden – nun mit seinem Sohn und dessen Schulkarriere „glänzen" will, um sein angeknackstes Selbstwertgefühl wieder zu reparieren, oder Marcel, der auf keinen Fall seinen Vater „überflügeln" darf, weil dieser gerade um seine für ihn so wichtige Machtposition in der Familie kämpfen zu müssen glaubt. Und was machen Leistungsanforderungen und Übertrittsregelungen aus Maria, die zu Hause in einem Klima lebt, in dem schulische Leistung von Anfang an mit der Frage beruflicher Karriere verknüpft ist, und – im Umkehrschluss – schulisches Versagen den sicheren sozialen Abstieg bedeutet?

Gedacht werden muss an die vielen Kinder, die zu Hause Ärger, Unruhe, Ablehnung, Streit erfahren, an die Kinder, die die Trennung ihrer Eltern miterleben, die als Bundesgenosse im Scheidungskrieg missbraucht werden, kurz an die Kinder, die anstatt ihre Familie als Heimathafen erleben zu können, in dem sie immer und immer wieder auftanken, extrem belastet in die Schule kommen, und von denen nun erwartet wird, „schulfähig" zu sein und leistungsbereit.

Wenn wir am Anfang die Schule als den Ort beschrieben haben, der Stress auslöst und an dem sich dieser offenbart, so müssen wir jetzt nach all den vielen Beispielen feststellen: Was viele Kinder tatsächlich am meisten „stresst", ist hausgemacht. Es sind in vielen Fällen außerschulische Vorerfahrungen eines Kindes, die es in der Schule Stress erleben lassen. Das heißt: Sie als Eltern haben eine große Verantwortung, die Ihnen durch eine gute Schulpolitik nur teilweise abgenommen werden kann.

Was tun bei Stress in und mit der Schule?

Stellen Sie fest, dass Ihr Kind „unter der Schule leidet", geht es also immer darum, herauszufinden, wo denn die eigentlichen Ursachen liegen. Manchmal ist dies kein einfaches Unterfangen. Um Ihrem Kind bei der Bewältigung von Schulproblemen zu helfen, sind meist mehrere Schritte notwendig:

- Hören Sie Ihrem Kind aufmerksam zu! Worunter leidet es? Wer oder was ist „schuld"? Welche Lösungsmöglichkeiten fallen ihm selbst ein, welche können Sie gemeinsam mit ihm erarbeiten?
- Fragen Sie sich selbst! Wie trage ich zum Problem bei? Wo erwarte ich zu viel? Womit belaste ich mein Kind? Wo habe ich es

an Unterstützung fehlen lassen? Was kann ich jetzt tun, um es zu entlasten und ihm zu helfen?

- Das Gespräch mit der Lehrerin, dem Lehrer. Der Klassenlehrer ist immer der erste Ansprechpartner! Er kennt Ihr Kind, kann es beobachten und in vielen Fällen auch Entwarnung geben. Wenn nicht, eröffnet das Gespräch mit ihm oft eine neue Sicht auf das Problem. Und: Er ist (hoffentlich) in der Lage und bereit, Ihrem Kind vielleicht vorübergehend mehr an Aufmerksamkeit und Unterstützung zukommen zu lassen und Ihnen Tipps zu geben, wie Sie zu Hause zur Problembewältigung beitragen können.
- Wenn Eltern und Lehrer gemeinsam übereinkommen, dass ihre Hilfe nicht ausreicht, ist ein Termin bei der Schulberatung oder dem schulpsychologischen Dienst der nächste Schritt. Dieses Angebot an weiterführender Diagnostik und Beratung unterscheidet sich von Bundesland zu Bundesland, von Gemeinde zu Gemeinde, von Schule zu Schule. Überall jedoch gibt es Fachkräfte – seien es Lehrer mit Zusatzausbildung (zum Beratungslehrer etwa) oder Schulpsychologen, deren Aufgabe es ist, Schüler und Eltern bei Fragen der Schullaufbahn, schulischen Schwierigkeiten, aber auch bei emotionalen und sozialen Problemen von einzelnen Kindern beratend und behandelnd zu unterstützen. Sie können sowohl von Lehrern eingeschaltet als auch von Eltern und Schülern direkt und spontan aufgesucht werden.
- Oft sind auch andere Anlaufstellen wie Erziehungsberatungsstellen oder Kinderpsychotherapeuten hilfreich. Diese werden ausführlich auf Seite 287 vorgestellt.

TIPPS

Das Gespräch mit dem Lehrer

Ein solches Gespräch ist oft nicht einfach. Denn Eltern fühlen sich vielleicht wieder ganz wie der Schüler, der sie einmal waren, der zum Lehrer zitiert wurde, weil er etwas ausgefressen hatte. Oft fühlen sie sich schuldig, manchmal angegriffen, meist ohnmächtig und hilflos. Aus diesen Gefühlen heraus verfahren sie oftmals nach dem Prinzip: Angriff ist die beste Verteidigung. Jetzt ist der Lehrer gekränkt, wird unsicher, meint, sich verteidigen zu müssen, fühlt sich hilflos und – greift an. Dass solche Gespräche keinem, am allerwenigsten aber Ihrem Kind mit seinen Schwierigkeiten helfen, liegt auf der Hand.

Machen Sie sich also im Vorfeld klar:

- Dieses Gespräch ist ein Gespräch unter Experten. Eltern und Lehrer sind Fachleute der Erziehung. Expertengespräche können gegenseitige Fragen beinhalten, neue Probleme aufwerfen, dürfen auch kontrovers sein, immer sollten sie aber offen für neue gemeinsam entwickelte Lösungen sein. Expertengespräche sind auch Gespräche unter Gleichen. Keiner muss aus dem Gefühl der Hilflosigkeit heraus nach der Waffe greifen.
- Und: Bereiten Sie sich auf das Gespräch vor: Was will ich wissen? Was will ich sagen? Wem soll das Gespräch nützen? (Meinem Kind natürlich!)

Schulpsychologen und Schulberater

Schulpsychologische Dienste, Beratungslehrer, Schuljugendberater haben vielfältige Aufgaben:

- Als „Schullaufbahnberatung" geben sie Rat bei der Wahl des schulischen Bildungswegs. (Die Beratung stützt sich auf Ergebnisse ihrer Förder- und Schuleignungsdiagnostik.)
- Als „individualpsychologische Beratung" befassen sie sich mit der Untersuchung, Beratung und Behandlung von Schülern, die mit dem Lernen, zum Beispiel wegen Lese- und Rechtschreib-Schwächen, Rechenstörungen oder die mit sich und anderen in der Schule Schwierigkeiten haben. Die Funktion des Beraters ist abhängig von seiner Ausbildung. Manche stellen nur eine Diagnose und vermitteln zur Behandlung weiter, andere behandeln auch selbst.
- Als „Beratung von Schule und Lehrer" unterstützen sie diese im Unterricht und bei ihrer pädagogischen Arbeit.

Eltern, die den Eintrag in eine Schulakte befürchten, müssen überlegen, wodurch ihr Kind in seinem weiteren Werdegang mehr behindert wird: durch einen solchen Vermerk oder durch das Fehlen von Unterstützung zum Zeitpunkt, zu dem sie sinnvoll gewesen wäre.

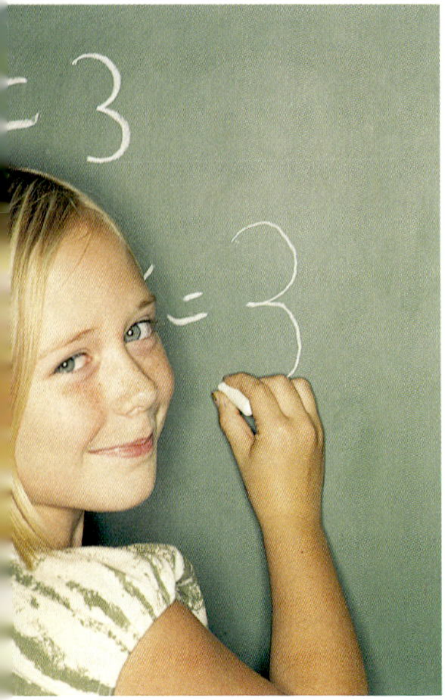

Die weiterführenden Schulen

Die Grundschule, die Ihr Kind nun schon seit langem besucht, trägt ihren Namen zu Recht. Sie bildet den Grundstock unseres Schulsystems und ist damit der Ausgangsort jeder Schullaufbahn hier in Deutschland. Diese Laufbahn umfasst mehrere Stufen. Die beiden Schulstufen, die für alle Kinder und Jugendlichen verpflichtend sind, sind die Primar- und die Sekundarstufe. Die Primarstufe entspricht den vier – beziehungsweise in Berlin und Brandenburg sechs – Grundschuljahren. Die Sekundarstufe baut auf sie auf. Sie wird unterteilt in Sekundarstufe I oder Mittelstufe, die die Klassen 5 bis 10 umfasst, und die Sekundarstufe II oder Oberstufe, also je nach Bundesland (oder auch Schule) die Klassen 11 bis 13 oder 11 und 12. Nach der Sekundarstufe I sind Schüler, die nicht die Sekundarstufe II einer allgemein bildenden Schule besuchen, in einer berufsbildenden Schule schulpflichtig.

Der Schulaufbau

Der Schulaufbau, wie er im Schaubild auf der folgenden Seite zu sehen ist, zeigt:

Während ihrer Schullaufbahn besuchen alle Schulpflichtigen mehrere Schularten. Bisher kennen wir die Grundschule. Ihre Besonderheit im Verhältnis zu den weiterführenden Schulen: Hier lernen alle Kinder gemeinsam und offenbar gut, wie IGLU (→ Seite 188) ja gezeigt hat.

Doch nach vier (sechs) Jahren trennen sich in der Regel die Wege. Der Übertritt in die verschiedenen weiterführenden Schulen des deutschen Schulsystems steht an.

Die Sekundarstufe I (also die zweite Stufe des deutschen Bildungsaufbaus) „führt weiter". Alle „Bildungsgänge" dieser Stufe haben die Funktion der Vorbereitung auf die Sekundarstufe II, wie es auch das Schaubild zeigt.

Schulaufbau in Deutschland* (vereinfachtes Schema)

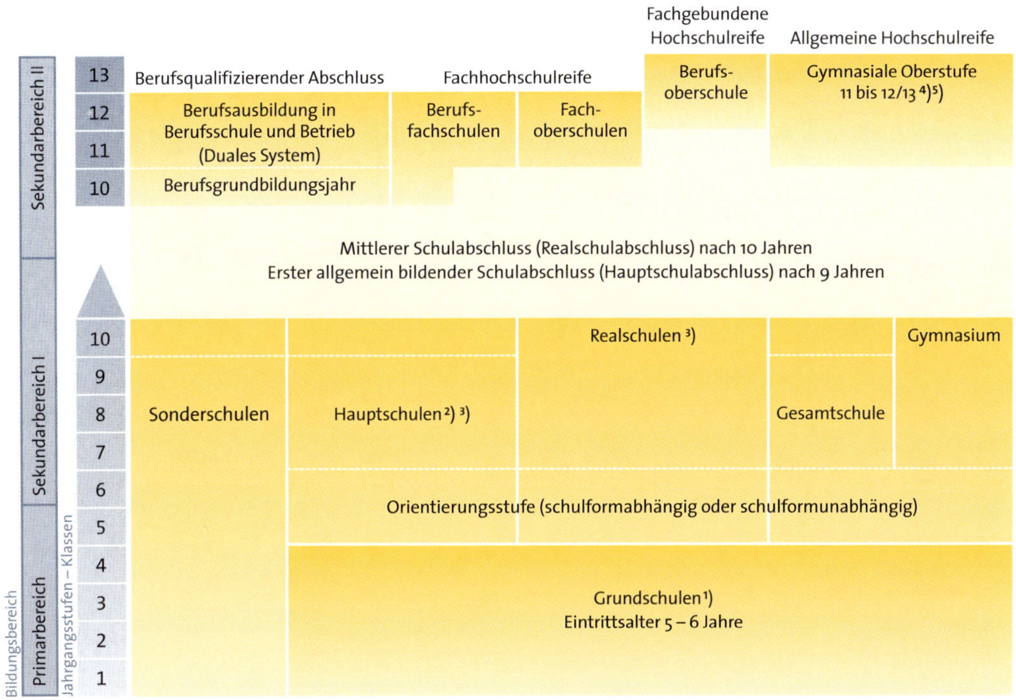

1) Die Einschulungsphase ist in den verschiedenen Bundesländern unterschiedlich geregelt. In Berlin und Brandenburg umfasst die Grundschule noch die Klassen fünf und sechs.

2) Rund 30 Prozent der Hauptschüler/innen besuchen über das neunte Schuljahr hinaus auch ein zehntes Schuljahr an der Hauptschule.

3) Die Mittelschule in Sachsen, die Sekundarschule in Sachsen-Anhalt und die Regelschule in Thüringen vermitteln den Haupt- und Realschulabschluss.

4) In verschiedenen Schularten: Gymnasium, Berufliches Gymnasium/Fachgymnasium, Gesamtschule.

5) In den Ländern Mecklenburg-Vorpommern, Sachsen, Sachsen-Anhalt und Thüringen gibt es zwölf Jahrgangsstufen, ebenso in Baden-Württemberg und Hamburg. In den anderen Landern wie Berlin, Brandenburg, Hessen, Niedersachsen, Rheinland-Pfalz bestehen beide Möglichkeiten nebeneinander.

*) Spezielle Informationen zu Ihrem Bundesland finden Sie unter **www.arbeitsagentur.de**, Rubrik Bildungswege.

Noch einmal: Föderalistische Vielfalt

Das gesamte Schulsystem und die staatliche Schulaufsicht ist in Deutschland (→ Seite 65) nicht Sache des Bundes. Unsere föderalistische Verfassung hat sie in den Verantwortungsbereich der einzelnen Bundesländer gelegt und ist damit das Risiko eines ziemlichen Durcheinanders eingegangen. Schon beim Thema der Einschulung musste auf die großen Unterschiede zwischen den einzelnen Bundesländern hingewiesen werden. Jetzt, da es um die weitere Schullaufbahn geht, wird es noch einmal kompliziert, und zwar trotz der bereits oben beschriebenen Beschlüsse, Abkommen und Empfehlungen der Kultusministerkonferenz (→ Seite 67), die gewährleisten, dass trotz der Unterschiede der einzelnen „Schulwege“ die Anforderungen und der „Wert“ der jeweiligen Schulabschlüsse nicht nur vergleichbar, sondern aufeinander abgestimmt sind.

Im Hamburger Abkommen von 1964 haben sich die Länder neben den oben genannten Regelungen auch auf die Schularten, den Beginn des Fremdsprachenunterrichts, die Sprachenfolge entsprechender Schultypen und auf die gegenseitige Anerkennung der Schulabschlusszeugnisse geeinigt. Auf seiner Grundlage ist deshalb heute jederzeit ein Schulwechsel in einen vergleichbaren Schultyp eines anderen Bundeslandes möglich. Außerdem wird jeder Schulabschluss, in welchem Bundesland er auch abgelegt und auf welchem Weg er erreicht wurde, von den Bundesländern wechselseitig als gleichwertig anerkannt.

Und trotzdem herrscht weiterhin föderalistische Vielfalt mit ihren Vor- und Nachteilen:

In Berlin und Brandenburg etwa besuchen Kinder sechs Jahre die Grundschule. Einige Länder, zum Beispiel Bremen und Hamburg, bieten so genannte schulformunabhängige Orientierungsstufen an, die Schülern und Eltern noch einmal zwei Jahre Zeit lassen, bevor die zukünftige Schullaufbahn festgelegt werden muss. In allen anderen Ländern wiederum wird schon nach der vierten Grundschulklasse differenziert, wobei die Kinder nicht in allen Ländern definitiv „dreigeteilt“ werden.

Das Spektrum der Schularten reicht von einer „Zweigliedrigkeit“ in Thüringen zum Beispiel (neben dem Gymnasium gibt es dort nur die Regelschule) über die Dreigliedrigkeit, wie sie vor allem noch in Bayern, Sachsen und Baden-Württemberg vorrangig gilt, zur Viergliedrigkeit oder gar zu einer Schulartenvielfalt von fünf unterschiedlichen Arten (Hauptschule, Realschule, Gymnasium, Integrierte Gesamtschule sowie einer „Schule mit mehreren Bildungsgängen“), die nebeneinander geführt werden. Aber auch in Bayern, das auf die traditionelle Dreigliedrigkeit schwört, gibt es weitaus mehr als drei Möglichkeiten der Schullaufbahn. Hier bestehen nach der vierten Klasse zwar die typischen drei Wahlmöglichkeiten zwischen der (fünfjährigen) Hauptschule, der (sechsjährigen) Realschule und dem achtjährigen Gymnasium. Nach der sechsten Klasse können die Kinder, die die Hauptschule besuchen, aber noch einmal wählen zwischen dem Hauptschulzweig, der zum Hauptschulabschluss oder zum qualifizierenden Hauptschulabschluss führt, oder einem so genannten M-Zug mit einem Mittleren Abschluss als Ziel.

Auf den Wohnort kommt es an

Auch wer über die Wahl der weiterführenden Schulart entscheidet, ist in den einzelnen Ländern ganz unterschiedlich geregelt. In Bayern zum Beispiel sind der Notendurchschnitt des so genannten Übertrittszeugnisses und ein Gutachten der Grundschule (und eventuell ein dreitägiger Probeunterricht als „Eignungsprüfung") ausschlaggebend dafür, ob ein Kind die Realschule oder das Gymnasium besuchen kann. Die Eltern haben also (wie zum Beispiel auch in Baden-Württemberg und Sachsen) keine Entscheidungsbefugnis. Ganz anders ist dies etwa in Hessen, Brandenburg, Bremen. Die Grundschule spricht zwar Empfehlungen aus, die Eltern sind jedoch nicht daran gebunden.

Die Dauer und Gestaltung der weiterführenden Schulen werden ebenfalls teilweise sehr unterschiedlich gehandhabt. In Berlin zum Beispiel besuchen Jugendliche die Hauptschule immer bis einschließlich der zehnten Klasse, während in den meisten anderen Bundesländern die Hauptschule mit der neunten Klasse beendet ist. Dort werden (freiwillige) zehnte Klassen nur für besonders engagierte und leistungsstarke Schüler angeboten und mit ihnen auch Züge, die bis zur Mittleren Reife führen. In wieder anderen Bundesländern gibt es die Hauptschule überhaupt nicht. Jeder Schüler wird automatisch bis zum so genannten Mittleren Abschluss geführt, der dann bei Erreichen eines bestimmten Notendurchschnitts bescheinigt wird. Eine Realschule als „mittlere Schulform" eines dreigliedrigen Schulsystems, gibt es ebenfalls nicht überall.

Was heißt das für Sie als Eltern? Zum einen natürlich, dass sich Ihre Wahlmöglichkeiten beschränken auf die, die in dem Bundesland, in dem Sie leben, vorhanden sind. Zum anderen aber auch: Erkundigen Sie sich genau! In fast allen Schulen finden zur Zeit des anstehenden Übertritts Elternabende statt, auf denen Fachkräfte – meist Lehrer der Grundschule und Lehrer der weiterführenden Schulen – über die vielfältigen Wahlmöglichkeiten informieren. Wenn nicht, fragen Sie nach! Zu oft sind Eltern aufgrund ihrer eigenen Schulerfahrung zu sehr fixiert auf die Schulwege, die zu ihrer Schulzeit bestanden. Seither hat sich jedoch viel getan!

Die Abschlüsse sind gleichwertig!(?)

Die Schulabschlüsse sind gleichwertig, so verlautet es jedenfalls aus der KMK (→ Seite 67). Dass dem nicht so ist, ist oft vermutet worden. Am offensichtlichsten werden die Länderunterschiede, wenn man die Verteilung der Schulpflichtigen auf die jeweilige Schulart vergleicht: Die Allgemeine Hochschulreife (ohne die Fachhochschulreife), also das Abitur, erreichen in den einzelnen Ländern zwischen 20 und 31 Prozent, einen Mittleren Abschluss zwischen 39 und 60 Prozent und einen Hauptschulabschluss zwischen 16 und 44 Prozent des jeweiligen Altersjahrgangs. Da nicht von einer entsprechend unterschiedlichen Verteilung der schulischen Leistungsfähigkeit ausgegangen werden kann, müssen als Grund landesspezifische Niveaus der Abschlüsse zumindest in Betracht gezogen werden.

Am ärgerlichsten werden die Länderunterschiede, wenn man die Leistungsdifferenzen betrachtet, die sich bei PISA-E und IGLU-E, den nationalen Ländervergleichen, gezeigt haben. Hier wurden so große Effektivitätsunterschiede deutlich, dass die Behauptung einer Vergleichbarkeit von Schulabschlüssen eher bildungspolitisches Wunschdenken ist!

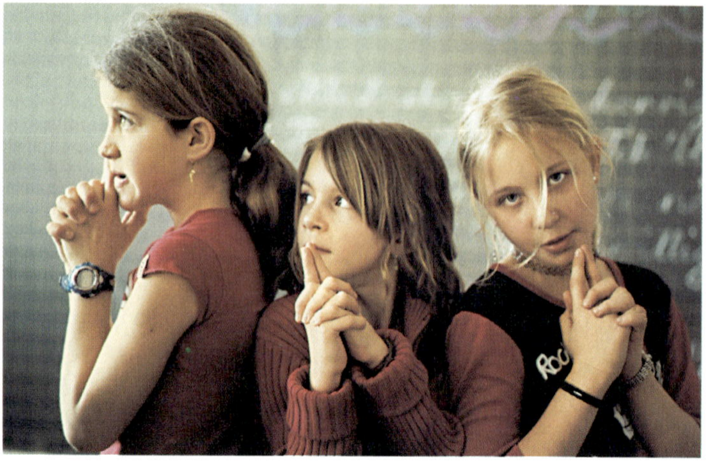

Die Schularten

In der Mehrzahl der Länder – vor allem in den alten Bundesländern – zählen zur Sekundarstufe I die Hauptschule, die Realschule, das Gymnasium und die Gesamtschule. In mehreren Ländern gibt es darüber hinaus Schularten, in denen die Bildungsgänge der Hauptschule und der Realschule pädagogisch und organisatorisch zusammengefasst werden.

Hauptschule

Die Hauptschule beginnt mit der fünften oder in den Ländern mit sechsjähriger Grundschule mit der siebten Klasse und endet je nach Regelung der Bundesländer mit der neunten oder zehnten Klasse (→ Seite 173). Sie ist stärker als die alte „Volksschule" auf die zukünftige Arbeitswelt ausgerichtet. Ihr Ziel ist die Vermittlung einer allgemeinen und praxisbezogenen Bildung. Deshalb orientiert sie sich mehr als die beiden anderen Schultypen an lebensnahen Lernsituationen, konkreten Aufgabenstellungen und am praktischen Handeln. Neben allgemein bildenden Fächern (Deutsch, Mathematik, Englisch, Geschichte, Erdkunde und so weiter) werden Inhalte und Techniken wie Arbeitslehre, Hauswirtschaft, Technik, Textiles Werken, Wirtschaftslehre, Maschinenschreiben oder Informatik unterrichtet. Gleichzeitig erhalten Schüler vielfältige Möglichkeiten, Kontakte mit Betrieben und Berufsschulen aufzunehmen, um ihnen mit Abschluss der Hauptschule den Übergang zu einer Berufsausbildung zu erleichtern. Die Hauptschule richtet sich an diejenigen, deren Begabungen, Leistungen und Interessen im anschaulichen Denken und im praktischen Umgang mit konkreten Dingen liegen.

Die Hauptschule schafft die Voraussetzungen für die Wahl eines Ausbildungsberufs. Im Anschluss an die Hauptschule besteht die Pflicht zum Besuch der Berufsschule. Der Hauptschulabschluss ermöglicht aber auch den Übertritt in verschiedene berufs- und studienbezogene Schulen wie Berufsfachschulen oder Berufsaufbauschulen. Je nach Bundesland unterschiedlich, bietet die Hauptschule außer dem Hauptschulabschluss auch andere Abschlüsse wie zum Beispiel den „qualifizierenden Hauptschulabschluss" oder nach Besuch der freiwilligen zehnten Klasse einen „mittleren Bildungsabschluss", der dem Realschulabschluss beziehungsweise der Fachschulreife entspricht.

Dies die Theorie: Leider ist die Hauptschule in einigen Bundesländern zur „Restschule" degradiert worden, was – wie häufig zu hören ist – ihre Qualität beeinträchtigt. Tatsächlich sei – so Experten – ein Hauptschulabschluss zum Beispiel in Mecklenburg-Vorpommern, wo nur 10 Prozent eines Jahrgangs diese Schulart besuchen, kaum mehr mit einem Hauptschulabschluss in Bayern zu vergleichen. Hier sind es fast 30 Prozent, die einen Hauptschul-, beziehungsweise erweiterten Hauptschulabschluss anstreben.

Realschule

Die Realschule umfasst – wieder unterscheiden sich hier die Bundesländer – die Klassen 5 (7) bis 10. Sie vermittelt eine erweiterte allgemeine Bildung. Im Gegensatz zur Hauptschule ist es Ziel der Realschule, auch zu „tieferen Einsichten und zur Zusammenschau von Sachverhalten" zu führen. Es geht um anschauliches Denken und darum, die Gegenstände auch abstrakt und theoretisch zu begreifen.

Die Realschule führt zum Realschulabschluss, dem so genannten Mittleren Abschluss, der die Voraussetzung für viele gehobene Berufe in Verwaltung, Wirtschaft und im Pflegebereich ist. Gleichzeitig bedeutet er die Fachschulreife. Er berechtigt also zum Übertritt in eine Fachoberschule, in ein Fachgymnasium oder ein Aufbaugymnasium mit dem Ziel einer Allgemeinen Hochschulreife. Die Realschule als eigenständige Schulform gibt es nicht in allen Bundesländern. Der Mittlere Schulabschluss kann in einigen Ländern neben dem Hauptschulabschluss an den Erweiterten Realschulen (Saarland), Mittelschulen (Sachsen), Sekundarschulen (Sachsen-Anhalt) und Regelschulen (Thüringen) erworben werden.

Gymnasium

Das Gymnasium baut auf die Klasse 4 (6) der Grundschule oder auf die schulformunabhängige Orientierungsstufe auf. Es umfasst die Sekundarstufe I und die gymnasiale Oberstufe, also die Klassen 5 (7) bis 13 (in manchen Ländern und Schulen bis Klasse 12, → Seite 176). Die Lehrpläne sind auf eine weit reichende Allgemeinbildung und

G 8 – Abitur nach 12 Jahren

Nachdem Thüringen und Sachsen das Abitur nach zwölf Schuljahren aus DDR-Zeiten beibehalten haben, wird nun die achtjährige Gymnasialzeit, kurz G 8, auch für andere Bundesländer immer attraktiver und sie haben teilweise bereits nachgezogen.

Was sicher für eine verkürzte Schuldauer spricht, ist – neben erhofften Einsparungen im Budget der Kultusminister – die Anpassung an andere europäische Länder, die zum großen Teil ihre Hochschulreife früher verleihen. Immer lauter war der Ruf nach besserer Wettbewerbsfähigkeit unserer Studenten später auf dem Arbeitsmarkt auch unter dem Aspekt des Lebensalters geworden.

Was heute jedoch von Kritikern der G-8-Idee ins Feld geführt wird, kann auch nicht einfach vom Tisch gewischt werden, denn eine verkürzte Gymnasialzeit erhöht sicher die Anforderungen, denen sich die Schüler gegenübersehen.

- Erstens befürchten viele, dass zahlreiche Eltern Bedenken haben, ihre Kinder mit einer verkürzten Gymnasialzeit zu überfordern, sodass sie sich deshalb von vornherein für die Realschule als geeignetere Schule für ihr Kind entscheiden. Dadurch würde eine noch stärkere Auslese als bisher stattfinden.
- Zweitens gibt es jetzt schon in den Ländern, die das G-8-Modell eingeführt haben, Anzeichen, dass außerschulische Angebote und Aktivitäten wie Sport, Musikunterricht, Vereinsarbeit und ehrenamtliche Arbeit bei Jugendlichen, die unter G 8 „leiden", eine sehr viel geringere Rolle spielen als bisher, was zweifelsohne zu einer kulturellen Verarmung im Leben eines Jugendlichen führt.
- Auch im schulischen Angebot, so die Kritiker, sind große Einbußen zu befürchten. Dabei sind nicht nur die Inhalte gemeint, die durch die „Entrümpelung" (so nennen Befürworter die „Verschlankung" des Lehrplans) gestrichen werden. Auch musische Angebote und Veranstaltungen wie Orchester, Chor, Theater-AGs und vieles mehr werden aller Voraussicht nach für viele G-8-Schüler zu viel und fallen flach.

Dies alles müssen nun auch Eltern bedenken, die die Wahl haben, wie dies in einigen Bundesländern der Fall ist. Überlegen müssen sie auch, wie leistungsstark und zielstrebig ihr Kind wirklich ist, was sie ihm an Lerneifer und Durchhaltevermögen zutrauen können. Was sie auch in ihre Kalkulation mit einbeziehen müssen, ist das Alter ihres Kindes. Kinder, die sehr früh eingeschult wurden, werden möglicherweise – sollten sie die G 8 ohne Hängenbleiben durchlaufen können – schon mit 17 Jahren ihr Abitur in der Tasche haben und dann ebenfalls schon sehr früh selbstständig sein müssen. Dies überfordert heute eine große Zahl von Jugendlichen. Umgekehrt werden ihnen durch die Wahl der kürzeren Schullaufbahn aber auch die letzten für viele so „ätzenden" Monate und Jahre erspart, die sie – obwohl schon erwachsen und „flügge" – noch als Schüler zu Hause leben müssen.

Die Qual der Wahl bleibt also häufig auch dann, wenn die Entscheidung über die Schulart längst gefallen ist!

auf das Universitätsstudium ausgerichtet. Differenziert wird in verschiedene Zweige, beispielsweise den mathematisch-naturwissenschaftlichen, den neusprachlichen, den humanistischen oder altsprachlichen, die jeweils eine unterschiedliche Gewichtung der einzelnen Fächer und Sprachen bedeuten. Es gibt darüber hinaus auch musische Gymnasien und Sportgymnasien.

Wer die zehnte Klasse erfolgreich abschließt, erwirbt den Mittleren Abschluss und kann zum Beispiel zu einer Fachoberschule oder einem Fachgymnasium wechseln. Er ist darüber hinaus zum Übertritt in die gymnasiale Oberstufe, die so genannte Kollegstufe berechtigt. Sie kennt keinen Klassenverband mehr, sondern zeichnet sich durch ein Kurssystem aus, das zwischen Grund- und Leistungskursen unterscheidet. Je nach Schule werden unterschiedliche Leistungs- und Grundkurse angeboten, aus denen die Schüler eine bestimmte Anzahl wählen. Die Kollegstufe führt entweder zum Fachabitur, das zum Besuch einer Fachhochschule berechtigt, oder zur Allgemeinen Hochschulreife, dem Abitur, das seit Anfang des 19. Jahrhunderts die Voraussetzung des Studiums an einer Universität ist.

Gesamtschulen – integrativ oder kooperativ

Neben Haupt-, Realschule und Gymnasium gibt es heute in der Mehrzahl der Länder in Deutschland verschiedene Schulformen, in denen Kinder auch in der Sekundarstufe gemeinsam lernen, die so genannten Gesamtschulen.

Die Gesamtschule in kooperativer Form fasst die Hauptschule, die Realschule und das Gymnasium pädagogisch und organisatorisch zusammen. Der Unterricht wird in Klassen erteilt, die auf die unterschiedlichen Abschlüsse bezogen sind.

Die Gesamtschule in integrierter Form bildet eine pädagogische und organisatorische Einheit. Die so genannten Hauptfächer wie Mathe, Deutsch, Englisch werden in verschiedenen Kursen – je nach Leistungsniveau des Schülers – unterrichtet.

An den Gesamtschulen in kooperativer und integrierter Form können nach Klasse 9 und 10 alle Abschlüsse des Sekundarbereichs I, also sowohl der Hauptschulabschluss als auch der Mittlere Abschluss, sowie die Berechtigung zum Übergang in die Gymnasiale Oberstufe erworben werden.

Außer diesen Gesamtschulen, in denen alle drei Abschlüsse möglich sind, gibt es in einigen – vor allem den neuen – Bundesländern Schulen, in denen einem integrativen Bildungsgedanken, dass möglichst lange alle Schüler gemeinsam lernen sollten, dadurch Rechnung getragen wird, dass zumindest die Haupt- und die Realschule in einer Schulform zusammengefasst wurden (→ Seite 172).

TIPPS

Gesamtschule – ja oder nein?

Es gibt hervorragende Gesamtschulen, die schon lange erfolgreich arbeiten. Gerade, wenn die Eignung eines Kindes noch nicht eindeutig zu erkennen ist, sind sie die beste Wahl. Aber es gibt auch weniger erfolgreiche Gesamtschulen, denn sie unterscheiden sich stark in ihren Konzepten. Daher:

- Erkundigen Sie sich im Vorfeld möglichst genau danach, was die Schule bietet und wie sie organisiert ist.
- Existiert so etwas wie ein Klassenverband, oder finden sich die Schüler in immer wechselnden Gruppen wieder? Besteht also die Gefahr zu vereinsamen?
- Denken Sie auch daran: An einer großen lebendigen Gesamtschule gibt es häufig viele attraktive Angebote für die Schüler. Wer aber nicht so genau weiß, was er will, kann sich auch leicht verzetteln. Überlegen Sie also, wie Ihr Kind in einer solchen Umgebung zurechtkommen würde.

Wie diese Schulen heißen und organisiert sind, hängt von den Schulgesetzen der einzelnen Länder ab. Je nach Bundesland heißen sie Mittelschule, Regelschule, Sekundarschule, Integrierte Haupt- und Realschule, Verbundene Haupt- und Realschule, Regionale Schule oder Erweiterte Realschule.

Eltern, die ihrem Kind eine Festlegung auf einen Schultyp ersparen wollen, müssen sich also erkundigen, ob und in welcher Form dies in ihrem Bundesland und in ihrer Gemeinde möglich ist.

Differenzierung: Gibt es einen „richtigen Zeitpunkt"?

Ab wann kann man Stärken und Begabungen eines Kindes im Hinblick auf seine weitere Schullaufbahn wirklich beurteilen? Die unterschiedlichen zeitlichen Regelungen zum Übertritt in weiterführende Schularten innerhalb der Bundesrepublik zeigen, dass über diese Frage unter den Bundesländern keine Einigkeit herzustellen war. Tatsächlich ist die Frage auch nicht eindeutig zu beantworten. Denn wie die weitere Entwicklung eines Kindes, eines Jugendlichen verlaufen wird, hängt von zahlreichen Faktoren ab. Zudem sind Kinder in ihrer Entwicklung unterschiedlich. Es gibt Kinder, bei denen man schon sehr früh (mit sechs, sieben Jahren) voraussagen kann, welche Fähigkeiten sie zu entwickeln in der Lage sind. Bei anderen wieder kann „der Knoten" erst viel später „platzen".

Entwicklungspsychologen gehen heute eher davon aus, dass – orientiert man sich am Durchschnitt – die Entwicklung der Begabung und intellektuellen Leistungsfähigkeit erst etwa ab dem zwölften Lebensjahr relativ stabil bleibt, also auch dann erst die „Eignung" (→ Seite 182) feststeht. Anders ausgedrückt: Allenfalls bei etwa 20 Prozent der Kinder im Alter von zehn oder elf Jahren ist die Eignung klar.

Die unterschiedlichen Regelungen zum Übertrittsalter zeigen also, dass je nach Bundesland unterschiedliche schul- und bildungspolitische Programme verfolgt werden. Wer früh differenziert, hat eher die Leistungsstarken und Frühentwickler und deren intellektuelle Förderung im Blick. Wer den Zeitpunkt später ansetzt, legt eher Wert auf Integration und verfolgt das Ziel, auch Spätentwicklern größere Chancen einzuräumen. Interessant in diesem Zusammenhang: In Europa ist Deutschland neben Österreich das einzige Land, das Kinder schon nach dem zehnten Lebensjahr in verschiedene Schularten aufteilt.

Lernen in Europa

… zum Beispiel in Finnland, dem „PISA-Sieger“

In Finnland werden Kinder mit sieben Jahren schulpflichtig. Vor Beginn dieser Schulpflicht gibt es die Möglichkeit eines freiwilligen Vorschuljahres, das entweder an einer Kindertagesstätte oder an einer Gesamtschule absolviert werden kann. Etwa 93 Prozent aller Kinder nehmen daran teil. Die Schulpflicht umfasst neun Jahre. Von der ersten bis zur neunten Klassenstufe besuchen alle Schüler gemeinsam die Gesamtschule. In den ersten sechs Jahren werden die Schüler in fast allen Fächern vom Klassenlehrer unterrichtet. In der Sekundarstufe I (Klasse 7 bis 9) erteilen Fachlehrer den Fachunterricht.

Am Ende der Gesamtschule gibt es kein Abschlussexamen. Für die Bewerbung an einer weiterführenden Schule sind die Noten ausschlaggebend. 99,7 Prozent aller Schüler schließen die Gesamtschule ab. Etwa 95 Prozent davon setzen ihre Schullaufbahn an einer allgemein bildenden oder berufsbildenden Schule fort.

Die Größe der Gesamtschulen variiert zwischen 10 und 600 Schülern. Innerhalb der Klassen wird nicht in besser oder schlechter unterteilt. Schüler mit Lernschwierigkeiten erhalten Förderunterricht, damit sie den Leistungsstand der Klasse erreichen.

Die finnische Schule ist eine Halbtagsschule – mit täglichem kostenlosem warmem Mittagessen. Denn in Finnland hat man erkannt, dass eine ausgewogene Ernährung für die Schüler wichtig ist und dass viele Familien ihren Kindern dieses warme Mittagessen nicht bieten können.

… oder in Frankreich (PISA-Platz 14 – immer noch 8 Plätze vor Deutschland)

Die Schulpflicht umfasst zehn Jahre und beginnt mit dem sechsten Lebensjahr. Für 90 Prozent der Kinder fängt die Schullaufbahn jedoch schon mit drei Jahren an, in der Ecole maternelle, die mit jahrgangsstufigem „Unterricht“ eher unserer Schule als unseren Kindergärten gleicht. Auf die Ecole maternelle folgt die Primarstufenschule, die die Klassen 1 bis 5 umfasst, darauf baut das Collège auf, eine Gesamtschule, die bis zur neunten Klasse führt. Diese vier Jahre dienen als Orientierungsphase für die weitere Schullaufbahn. 95 Prozent aller Schüler schließen das Collège mit einem landeseinheitlichen Examen ab.

Aufbauend auf das Collège folgt das Lycée (elftes und zwölftes Schuljahr), das der größte Teil aller Schüler, abgesehen von einem kleinen Anteil, der eine betriebliche Lehre beginnt, besucht. Erst das zwölfte Schuljahr trennt zwischen einem allgemein bildenden Unterricht (Abschluss Baccalauréat, Voraussetzung für den Besuch einer Universität) und einem „technologischen“ Bildungsgang (Abschluss: Baccalauréat technologique, als Voraussetzung für berufliche Werdegänge in Wirtschaft und Verwaltung).

Die französische Schule ist eine Ganztagsschule mit freiwilligem gemeinsamem Mittagstisch. Die Schulwoche besteht aus neun halben Tagen, die sich auf vier ganze Tage (Montag, Dienstag, Donnerstag, Freitag) und einen halben Tag (Samstag) verteilt. Der Mittwoch ist in der Regel bis zur zehnten Klasse schulfrei.

Gemeinsam weiterlernen in Deutschland

Schülerinnen und Schüler schon mit zehn Jahren zu „sortieren", ist nicht nur aus entwicklungspsychologischen Gründen problematisch. Auch sozialpolitische Gründe sprechen für weniger und vor allem für spätere Differenzierung. Denn – so haben es PISA und IGLU noch einmal deutlich gezeigt – in Deutschland hängt die Bildungskarriere sehr stark von der sozialen Situation ab, aus der die Kinder kommen. Dabei spielt unter anderem die Bildungserwartung der Eltern, also das, was Eltern sich für ihre Kinder in Bezug auf die weitere schulische und berufliche Laufbahn wünschen, eine große Rolle. Und die hängt nun erfahrungsgemäß sehr viel stärker vom sozialen Status der Eltern als vom Leistungsvermögen der Kinder ab. Eine spätere Differenzierung gibt dann auch den Kindern eine Chance auf einen höheren Abschluss, deren Eltern sich das nicht vorstellen konnten, die aber durchaus dazu in der Lage sind.

Sowohl die Polytechnische Oberschule in der ehemaligen DDR als auch die Gesamtschulbewegung in der alten BRD hatten diesen sozialen Aspekt im Auge. Durch eine Schule, in der alle gemeinsam unterrichtet werden, sollte Chancengleichheit für Schüler aller sozialer Schichten erreicht werden. Ein flächendeckendes Angebot solcher integrativen Gesamtschulen, in denen die Schüler ungeachtet ihrer Leistungen weiter gemeinsam unterrichtet werden, konnte sich weder in der alten BRD durchsetzen, noch hat es in den neuen Ländern Bestand gehabt.

Dass jetzt jedoch im Zusammenhang mit dem PISA-Schock (→ Seite 189) plötzlich die Organisationsform der integrativen Schulen, in denen alle Schüler gemeinsam lernen, in manchen Bundesländern noch mehr unter Beschuss geriet ungeachtet der Tatsache, dass sich gerade in den erfolgreichen Ländern – das waren zum Beispiel fast alle Länder der EU – das gemeinsame Lernen als sehr effektiv erwies, ist wenig schlüssig. Auch wissenschaftliche Untersuchungen zum deutschen Schulsystem zeigten, dass der häufig geäußerte Vorwurf, in einer Gesamtschule seien die Lernleistungen geringer als im herkömmlichen dreigliedrigen System, nicht verallgemeinerbar ist. Vielmehr zeigte sich fast immer: Wie effektiv eine Schule wirklich ist, das heißt, wie gut oder schlecht Schüler in gerade dieser oder jener Schule lernen, hängt weniger von der Schulart ab, sondern davon, wie gut oder schlecht die Lehrer, die Organisation, die pädagogischen Konzepte – aber auch das Engagement der Eltern für ihre Kinder und für diese – ihre – Schule sind.

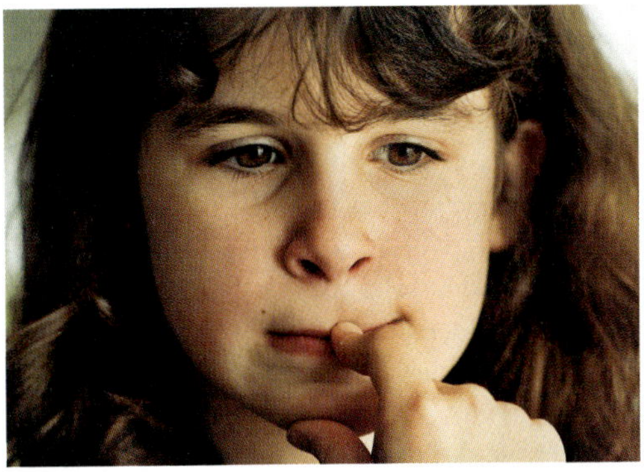

Welche weiterführende Schule für unser Kind?

Der Übertritt in eine der weiterführenden Schulen setzt eine der folgenschwersten Entscheidungen während der Schullaufbahn Ihres Kindes voraus. Folgenschwer deshalb, weil im Allgemeinen noch immer die Wahl der Schulart eine endgültige Entscheidung über den in weiter Ferne liegenden Schulabschluss bedeutet.
Und dieser kann, besonders in Deutschland, erfahrungsgemäß über die gesamte berufliche Zukunft bestimmen. Die Frage nach der beruflichen Zukunft stellt sich also schon sehr früh, und die landläufige Meinung ist leider immer noch: Wer nach der Grundschule in die Hauptschule überwechselt, wird eine „Lehre" machen, hat also eine Berufsausbildung im Auge. Wer die Realschule besucht, wird eine berufliche oder schulische Ausbildung in der Verwaltung, im kaufmännischen Bereich oder Pflegebereich absolvieren. Und Gymnasiasten wird die Universität und damit die Welt offen stehen.

Diese Abschlüsse inklusive Zukunftsaussichten haben denn auch Eltern im Kopf, wenn sie über die Schullaufbahn ihres Kindes nachdenken. Und angesichts allgemeiner wirtschaftlicher Verunsicherung, verbunden mit dem gut gemeinten Wunsch aller Eltern, dass ihr Kind „es einmal besser haben soll", scheint für viele der Grundsatz zu gelten: Je „höher" die Schule, desto besser. Und vielen Eltern gilt tatsächlich ein „höherer" Abschluss als wesentlich für ein zufriedenes Leben ihres Kindes.

Grundschullehrer klagen deshalb schon lange darüber: Die Empfehlungen, Beurteilungen und Berichte, die sie – von Bundesland zu Bundesland unterschiedlich bindend oder nur als Empfehlung – zu formulieren haben, stoßen immer häufiger auf den Widerspruch der Eltern. Diese machen – so die Pädagogen – weniger die bisherige Entwicklung ihres Kindes als vielmehr seine zukünftigen sozialen Chancen zur Grundlage ihrer Entscheidung.

Das Wahlrecht der Eltern

Grundsätzlich gibt es ein Recht der Eltern, darüber zu entscheiden, welche Schule ihr Kind besucht. Dieses Wahlrecht gilt aber nicht absolut. Es kann eingeschränkt werden

- aus schulorganisatorischen Gründen (zum Beispiel die Größe einer Schule – es gibt zu viele Bewerber an einer bestimmten

Schule und zu wenig Plätze, die vergeben werden können, oder ihre Erreichbarkeit durch die Schüler),

- aus Gründen, die auf den Anforderungen beruhen, die das Angebot verschiedener Ausbildungsgänge mit sich bringt (also die „Eignung" des Kindes für eine bestimmte Schulart),
- ganz allgemein durch das Angebot an Schulen, das das jeweilige Bundesland bietet (es gibt also kein grundsätzliches Recht zum Beispiel auf ein Gymnasium, wenn ein Bundesland nur noch Gesamtschulen eingerichtet hat, ebenso wenig wie es ein Recht auf eine Gesamtschule gibt, wenn in einem Bundesland strikt am dreigliedrigen Schulsystem festgehalten wird).

Während das Wahlrecht der Eltern in der Grundschulzeit meist aus „schulorganisatorischen Gründen" aufgehoben ist, wird es in der Sekundarstufe massiv eingeschränkt durch Gründe, die aus dem Problem der so genannten Eignung hervorgehen.

Aber der Abschluss ist weit. Es ist erst einmal sehr viel wichtiger, herauszufinden, welcher Weg dorthin zu einem Kind „passt", als die Entscheidung davon abhängig zu machen, wozu der jeweilige Abschluss das Kind einmal qualifizieren wird. Deshalb müssen jedem Übertritt in eine weiterführende Schule Überlegungen über die tatsächliche Eignung vorausgehen. Diese Überlegungen müssen Eltern und Grundschullehrer, manchmal auch Lehrer der infrage kommenden weiterführenden Schule gemeinsam anstellen, gleichgültig wer dann das „letzte Wort" haben wird.

Die „Eignung" für die Schulart

Definitionsgemäß bestimmt sich die Eignung als Eignung des Kindes für eine Schulart. Gefragt wird also nicht: „Welche Schule eignet sich für mein Kind?", sondern umgekehrt: „Eignet sich dieses Kind für ...". Das heißt: Angesichts unseres Schulsystems ergibt sich sehr schnell ein dreigliedriges „Eignungssystem", dem zwangsläufig ein dreigliedriges „Begabungssystem" zugrunde liegt. Da ist das Gymnasium, das „Intelligenz, Sprachbegabung und die Fähigkeit zu logisch-abstraktem Denken" voraussetzt. Da ist die Realschule, die sich vor allem an Kinder richtet, die eher mathematisch-naturwissenschaftlich als sprachlich begabt sind und sowohl theoretisches als auch praktisch-handwerkliches Interesse haben. Und da ist die Hauptschule für Kinder mit vornehmlich handwerklichen und praktischen Interessen, denen die Leistungsfähigkeit, die sowohl das Gymnasium als auch die Realschule voraussetzen, nicht (zumindest zu Ende der Grundschulzeit noch nicht) bescheinigt werden konnte.

Doch eine solche Einteilung, über die sich zudem trefflich streiten lässt, reicht nicht aus. Denn es geht ja nicht nur um die „Noten" und um „Intelligenz“ und „Begabung“, die sich keineswegs immer mit der schulischen Leistungsfähigkeit decken. Ebenso wichtig ist es für Eltern und Lehrer, sich über die Konzentrationsfähigkeit und Leistungsbereitschaft eines Kindes, über seine Neugier und Motivation, sich selbstständig Neues zu erarbeiten, über sein Durchhaltevermögen und „Sitzfleisch“ klar zu werden, wenn sie sich über die Eignung eines Kindes für eine Schulart Gedanken machen. Denn der Weg zum Abschluss ist anstrengend. Dies sollte Eltern motivieren, ihrem Kind nicht jetzt eine Schule unter dem Aspekt des späteren (möglichst hohen) Schulabschlusses zuzumuten, den es, wenn überhaupt, nur unter Aufbietung aller geistigen und emotionalen Kräfte erreichen kann.

Das Gymnasium und die Eignung

Eine unerlässliche Voraussetzung für eine gymnasiale Laufbahn ist die schriftliche Beherrschung der Muttersprache. Das heißt, wer zurechtkommen will, muss zügig lesen und einigermaßen fehlerfrei und schnell schreiben können. Denn in keinem Fach wird sie, er ohne diese Fähigkeit auskommen. Dies gilt letzten Endes auch in den Schulen, in denen – wie in einigen Bundesländern inzwischen wieder zum Programm erhoben – dem Problem der Lese-Rechtschreib-Schwierigkeiten beziehungsweise der Legasthenie Rechnung getragen und auf eine Benotung der Rechtschreibleistung erst einmal verzichtet wird. Denn immer wird verlangt werden, dass Schüler des Gymnasiums schriftliche Texte rasch verstehen und ihr Wissen schriftlich in verständlichem Deutsch wiedergeben können. Die sprachliche Begabung ist auch notwendig, um – wie im Gymnasium üblich – zwei Fremdsprachen zu erlernen. Wer damit Schwierigkeiten hat, und sei er noch so fit in Mathe und in den naturwissenschaftlichen Fächern, wird sich einfach quälen müssen. Und wollen Sie Ihrem Kind diese Quälerei zumuten?

Eignung einmal umgekehrt: Die Eignung der Schulart

Es geht ja nicht nur um die Eignung eines Kindes für eine Schulart! „Ihr Kind ist zu unkonzentriert und noch zu verspielt. Es ist sicher nicht geeignet für das Gymnasium.“ Warum drehen wir den Spieß nicht einfach herum: Vielleicht ist mein Kind nicht „unkonzentriert und verspielt“. Vielleicht hat es einfach ganz andere Dinge im Kopf als schulische Aufgaben. Vielleicht ist es fantasievoll, interessiert sich für alles, was um es herum passiert. Vielleicht bastelt und malt es lieber, als dass es liest und so weiter. Passt da nicht besser eine Schule, die auf einen handlungsorientierten Unterricht Wert legt, in der der Praxisbezug im Vordergrund steht und in der mein Kind zum Beispiel in den

Fächern Hauswirtschaft, Textiles Werken, Technik, Maschinenschreiben/Textverarbeitung genau die Fähigkeiten ausbauen kann, die es hat? Sie sehen: Schon die Umformulierung verändert alles – und sicher im Sinne des Kindes. Leider vergessen viele Eltern diese Art des Fragens: Wie lernt mein Kind, was interessiert es, worin liegen seine Stärken, wodurch wird es über-, wodurch unterfordert? Und daraus folgend: Welche Schulart ist geeignet für mein Kind?

Schulen auf dem Prüfstand – wie Sie die richtige Schule finden

Aber auch die jeweilige Schule muss sich der Überprüfung ihrer Eignung für ein Kind und seine Familie stellen. Dies haben Schulleiter und Lehrkräfte heute im Allgemeinen erkannt und bieten vor allem in größeren Städten, in denen inzwischen die verschiedenen Schulen um die Gunst der Schüler (und deren Eltern) konkurrieren, im Vorfeld des Übertritts Tage der offenen Tür, Vorstellungsveranstaltungen und Sprechstunden an. Nehmen Sie **mit** Ihrer Tochter, Ihrem Sohn solche Angebote wahr, auch wenn es einige Abende kosten wird. Denn es gibt viele Fragen, die Sie sich und anderen stellen müssen.

Beginnen wir mit dem „Leben" einer Schule. Wie „funktioniert" sie? Wie wird sie von den dort Lernenden und Lehrenden erlebt? Dies herauszubekommen ist nicht einfach. Ein Rat: Verlassen Sie sich nicht blindlings auf den angeblich guten oder schlechten Ruf einer Schule. Denn dieser hinkt oft der Gegenwart hinterher. Außerdem wissen Sie nie, wie ein solcher Ruf entstanden ist. Fragen Sie weiter, und zwar diejenigen, die heute mit der Schule zu tun haben. Das heißt: Fragen Sie Lehrer und Eltern, die Kinder auf dieser Schule haben, und die Schüler selbst.

Fragen Sie nach allem, was Sie interessiert, also nach

- dem Schulprogramm,
- dem pädagogischen Konzept,
- der Art des Unterrichts,
- der Pünktlichkeit und Zuverlässigkeit der Lehrkräfte,
- den Ausfallstunden, der Atmosphäre und Stimmung beim Arbeiten, aber auch auf dem Pausenhof,
- den Schulaktivitäten, Projekten, Nachmittagsangeboten und Arbeitsgemeinschaften.

Seien Sie hellhörig! Wie reagieren die Schulleitung und die Lehrkräfte, wenn Sie sie mit Ihren Fragen „überprüfen? Zeigen sie Verständnis, sind sie offen, oder scheint der öffentliche Ruf der Schule wichtiger zu sein als Ihr konkretes Anliegen?

Erkundigen Sie sich bei Lehrern, bei Schülern und Eltern nach dem Verhältnis von Schule, Elternhaus und Schüler. Sind Gespräche möglich? Werden Eltern- und Schülersorgen, Kritik und Anregungen ernst genommen? Und vor allem: Fragen Sie nach Förder- und Hilfsmöglichkeiten für den Fall, dass es einmal schwierig werden sollte. Besteht die Tendenz, „schwierige" Schüler, seien sie dies nun im Bereich der Leistung oder des Verhaltens, auszugrenzen, oder gibt es Anstrengungen, gerade solchen Schülern Unterstützung zu bieten? Begreift sich die Schule also als reiner Wissensvermittler, oder nimmt sie ihren pädagogischen Auftrag ernst?

Fragen Sie nicht nur – schauen Sie sich um! Wie sieht die Schule aus? „Lebt" sie? Wie geht es auf dem Pausenhof zu? Sehen Sie Jugendliche, die sympathisch wirken? Sehen Sie Lehrer auf dem Pausenhof, die eventuell auch ansprechbar sind? Und zum Schluss: Können Sie sich Ihr Kind unter all diesen Schülern vorstellen, in dieser Schule, bei diesen Lehrern?

Ebenso wichtig sind jedoch vermeintliche Äußerlichkeiten:

- Wie ist die Schule gebaut? Wie groß ist sie? Gibt es Grünflächen? Könnten Sie sich vorstellen, in diesem Gebäude einen großen Teil Ihres Alltags zu verbringen?
- Wie viele Schüler hat die Schule? Wägen Sie ab: Große Schulen bieten oft mehr Wahlmöglichkeiten sowohl bei außerschulischen Aktivitäten als auch bei Wahlpflichtfächern und später bei den Leistungskursen. Kleine Schulen sind für Schüler übersichtlicher und „funktionieren" im Allgemeinen sozial besser.
- Fragen Sie auch genauer nach dem Schulkonzept, denn viele weiterführende Schulen sind heute spezialisierter als dies früher meist der Fall war. Und besonders in größeren Städten ist die Auswahl, auch von Schulen in der näheren Umgebung, oft groß. Ist Ihr Kind ausgesprochen sprachbegabt, kommt vielleicht ein Gymnasium in Betracht, das bilingualen Unterricht anbietet, das heißt, es werden auch Fächer wie Biologie oder Erdkunde in einer Fremdsprache, meist Englisch oder Französisch, manchmal auch Spanisch, unterrichtet. Ist Ihr Kind besonders an Computern interessiert, gibt es vielleicht eine Gesamtschule in der Nähe, in der dieses Fach als Wahlpflichtfach mit sieben Wochenstunden belegbar ist. Ist es musisch begabt, gibt es vielleicht eine Schule mit zusätzlichen Wochenstunden in Musik, engagierten Musiklehrern und einer Schulband, ...
- Fragen Sie sich aber auch: Wie ist der Schulweg? Ihre Tochter, Ihr Sohn wird ihn viele hundert Male gehen/fahren müssen.
- Und: Wie weit ist die Schule von Ihrer Wohnung entfernt? Oft wiegen die Nähe einer Schule, die Kürze des Schulweges und die Erreichbarkeit der Klassenkameraden mögliche Abstriche an der Exklusivität des Schulprogramms auf.
- Und nicht zuletzt: Erkundigen Sie sich frühzeitig, nach welchen

Kriterien die Schule ihre Schüler auswählt. Denn gerade an beliebten Schulen gibt es häufig mehr Anmeldungen als freie Plätze. Die Auswahlkriterien können dann auch innerhalb einer Stadt oder sogar an derselben Schule ganz unterschiedlich sein. Beispielsweise kann an einer Schule für den „normalen" Zug das Einzugsgebiet den Ausschlag geben, während für den bilingualen Zug die Noten in Deutsch und Englisch über die Aufnahme entscheiden. Und auch an der begehrten Gesamtschule in Ihrer Nähe zählt vielleicht mitnichten das Einzugsgebiet, sondern, welche Noten, Erfahrungen und Arbeiten die zukünftigen Schüler in dem Fach vorweisen können, das sie als Wahlpflichtfach belegen wollen, und welchen Eindruck sie in einem Gespräch hinterlassen.

Schule kontra Freundschaft?

Sie haben die beste Schule für Ihr Kind gefunden. Und nun: Ihr Kind will nicht! Denn die beste Freundin, der beste Freund wird auf eine andere Schule gehen. Es gibt leider kein allgemein gültiges Rezept für die Lösung dieses Problems. Sie hängt von so vielen Faktoren ab. Geht es nur um zwei Gymnasien mit grundsätzlich ähnlichem Angebot, werden Sie sicher ganz anders mit dem Wunsch Ihres Kindes umgehen, als wenn zwei unterschiedliche Schularten zur Debatte stehen. Wird der Freund Ihres Sohnes zum Beispiel die Hauptschule besuchen, während es für Sie und Ihr Kind eigentlich immer klar war, dass die Realschule genau das Richtige ist? Oder will Ihre Tochter auf ein Gymnasium, nur weil ihre beste Freundin dorthin geht, obwohl Sie genau wissen, dass sie sich überfordert? Auf jeden Fall sollten Sie folgende Fragen zu klären versuchen:

- Was waren meine Gründe, diese Schule auszuwählen? Bin ich wirklich überzeugt, dass sie die beste Schule für mein Kind ist?
- Wie intensiv ist die Freundschaft, um die es geht? Ist sie tragfähig genug, weiter zu bestehen trotz unterschiedlicher Schulen, aber auch: Ist sie so tragfähig, dass sie Entscheidungen, die so weit reichende Folgen wie die Wahl der Schule haben, beeinflussen sollte? Denken Sie daran, enge und lang währende Freundschaften sind bei jüngeren Kindern eher untypisch. Sie sind fast immer dem Jugendalter vorbehalten (→ Seite 53).

Wenn Sie sicher sind, dass es Ihrem Kind an der Schule Ihrer Wahl gut gehen wird, werden Sie es überzeugen können, dass die Freundschaft durch den Besuch verschiedener Schulen nicht aufs Spiel gesetzt wird und Sie zum Beispiel durch Hilfen bei der Terminplanung dazu beitragen werden. Zudem – und dies ist die Regel – wird es sicher in der neuen Schule in Kürze neue Freunde finden. Auch hierbei kann es, so sollten Sie ihm zusichern, Ihrer Unterstützung sicher sein.

Die Würfel sind gefallen – ein für alle Mal?

Wie schwierig in Deutschland auch die Entscheidung ist: Die Mehrzahl der Schüler und ihre Eltern haben – glaubt man den einschlägigen Umfragen – die richtige Wahl getroffen. Und die anderen?

Da sind die Schüler, die den Anforderungen des von ihnen besuchten Schultyps trotz großer Anstrengungen nicht gerecht werden können. Eigentlich am falschen Ort zu sein, ein Ort, an dem über eigene Lebenschancen maßgeblich entschieden wird, wirkt sich für sie in aller Regel traumatisch aus. Denn: Bevor – entweder verordnet oder freiwillig – ein Schulwechsel ins Auge gefasst wird, sind Wochen und Monate (dies im Falle eines Probehalbjahres) oder gar Jahre ins Land gegangen, die auch für stabile Kinder emotional nur schwer zu verkraften waren. Die Reihe der Misserfolge in Verbindung mit der meist wenig aufbauenden Kritik der jeweiligen Lehrkraft hat wenig dazu beitragen können, dass diese Kinder voll Zuversicht und Selbstbewusstsein in die Zukunft blicken. Ihnen fehlt damit eine unerlässliche Voraussetzung für eine erfolgreiche Schulkarriere.

Viel zu oft bleibt es dann nicht beim ersten Schulwechsel. Wer einmal begonnen hat, an sich selbst zu zweifeln, gerät oft auch in der nächsten Schule schnell in einen Teufelskreis von mangelndem Engagement und Misserfolgserlebnissen. Aus diesem Grund empfehlen Pädagogen und Psychologen, lieber die Möglichkeit eines späteren „Aufstiegs" ins Auge zu fassen, als von vornherein das Risiko eines „Abstiegs" einzukalkulieren.

Für „Aufsteiger", also für die Schüler, die plötzlich ganz andere Interessen, Begabungen und Neigungen entwickeln als die Prognosen ihrer Grundschullehrer es erwarten ließen, bietet die so genannte Durchlässigkeit des Schulsystems trotz einiger Schwierigkeiten immer die Möglichkeit, auch später noch einen anderen Schulabschluss zu erreichen, als ihn die ursprüngliche Wahl der Schulart beinhaltete.

Jetzt aber geht es erst einmal darum, für Ihr Kind die Schulart und die Schule zu finden, die zu ihm passt, und auf der es mit Freude weiterlernen kann.

TIPPS

Besser auf- als absteigen

Schule ist wichtig, sie ist jedoch nicht alles:

- Jedes Kind benötigt Zeit zum Spielen, für Hobbys, für Freunde.
- Jede Familie braucht gemeinsame Freizeit.
- Jede Mutter, jeder Vater braucht Zeit für sich.

Ist zu befürchten, dass für all dies an der neuen Schule keine Zeit mehr ist, da die Leistungsanforderungen die ständige Anstrengungsbereitschaft der gesamten Familie notwendig machen, dann ist dies garantiert nicht die geeignete Schule. Dazu kommt: Zum dreigliedrigen Schulsystem gehört leider immer noch das Bild des Auf- und Abstiegs. Das heißt: Trotz der überall zum Programm erhobenen so genannten Durchlässigkeit zwischen den einzelnen Schularten auch nach „oben" geschieht das „Absteigen" immer noch sehr viel schneller als das Um- oder gar Aufsteigen. Wenn beim Aufsteigen auch allerlei Hürden und Stolpersteine zu erwarten sind, ist es allemal leichter, diese zu überwinden, als ein „Absteigen" zu verkraften, dem viele Fehlschläge, Enttäuschungen und Kränkungen vorausgegangen sind.

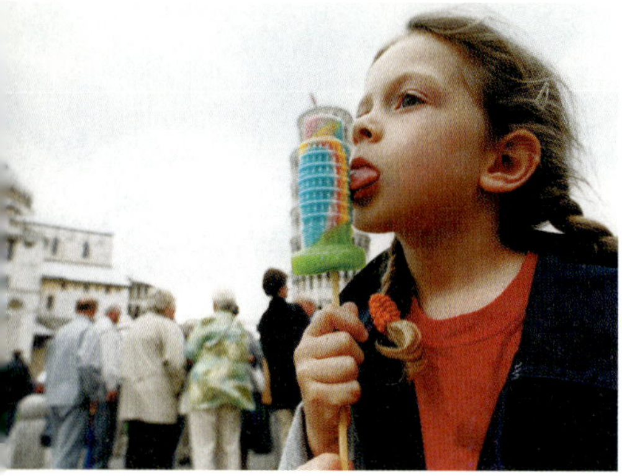

PISA und die Folgen

Der PISA-Schock und IGLU – was war in deutschen Schulen anders?

Nach dem PISA-Schock ließ IGLU, die zweite große Untersuchung, deren erste Ergebnisse im April 2003 bekannt wurden, erst einmal aufatmen.

Bei IGLU, ein Kürzel für Internationale Grundschul-Lese-Untersuchung, die das Leseverständnis am Ende des vierten Schuljahrs testete, schnitten die deutschen Grundschüler zumindest wieder im oberen Drittel aller verglichenen Staaten ab. Damit sind Vorschulerziehung und Grundschule offenbar aus dem Schneider. Bis zum Alter von zehn Jahren, also bis zum Tag X der großen Unterteilung in unser dreigliedriges Schulsystem, gelingt es anscheinend, fast alle Kinder zu guten Lesern zu machen. Liegt das schlechte Abschneiden der 15-jährigen Schülerinnen und Schüler also doch an der Sekundarstufe?

Eine große Studie, die vom Bundesministerium für Bildung und Forschung in Auftrag gegeben wurde, ist auf sehr hohem wissenschaftlichen Niveau der Frage nachgegangen, was denn nun zum schlechten Abschneiden der deutschen Schüler geführt hat. Ihre Fragestellung: Worin unterscheiden sich das deutsche Schulsystem und seine Organisation von dem anderer gesellschaftlich und ökonomisch vergleichbaren, aber bei PISA 2000 erfolgreicheren Staaten? Ihre Methode: Experten ausgewählter Länder (Kanada, Frankreich, Finnland, Schweden, Niederlande, Großbritannien) stellten ihr Schulsystem vor. Denn erst die genaue Kenntnis dieser anderen Systeme macht ein Vergleichen überhaupt möglich.

Ein erstes wichtiges Ergebnis: So einfach, wie es von vielen seit dem ersten Bekanntwerden der PISA-Ergebnisse versucht wurde, ist es nicht, schnelle Erklärungen zu finden, im Sinne von: Land X macht dieses oder jenes anders und deshalb ist es besser/schlechter als Land Y. Daneben gibt es jedoch einige zentrale Befunde, die zum Nachdenken zwingen.

Alle sechs Vergleichsländer unterscheiden sich von Deutschland in den folgenden Punkten:

- In der Eigenverantwortung der Schulen, was Planung, Verteilung der finanziellen Mittel, Klassengröße, Fördermaßnahmen, Lehrereinstellung und so weiter betrifft.

Schulen sind deshalb sehr viel mehr in der Lage, ihrer konkreten Situation in der Organisation der Unterrichtsgestaltung gerecht zu werden. Zum Beispiel können sie bei einem großen Anteil von nicht in der Landessprache aufgewachsenen Kindern oder von Kindern aus so genannten sozialen Brennpunkten, die zu Hause wenig Unterstützung und Förderung erfahren, entsprechende Fördermaßnahmen einleiten.

- In der Durchführung zentraler Prüfungen, die einen einheitlichen „Grundkanon" an Bildung garantieren.

In den Vergleichsländern existiert also eine einheitliche verbindliche Leistungserwartung, der die einzelne Schule unterliegt und deren Erfüllung sie garantieren muss. Die Wettbewerbssituation, in der sich die Schulen dadurch befinden, wird als Chance zu ihrer „Qualitätssicherung" begriffen. Die Schulen sehen sich offenbar auf diese Weise gezwungen, sehr viel mehr auf Problemfälle, das heißt Schüler und Schülerinnen mit Förderbedarf, einzugehen.

- Und last but not least: Darin, wie damit umgegangen wird, dass Kinder unterschiedlich schnell und gut lernen können.

In allen Vergleichsstaaten lernen Kinder sehr viel länger gemeinsam als bei uns – in der Regel acht Jahre. Gleichzeitig wird aber sehr viel genauer und individueller auf den einzelnen Schüler, dessen Begabung beziehungsweise Schwächen eingegangen.

Vor allem der letzte Punkt muss Politiker, Pädagogen und Eltern nachdenklich stimmen. Denn er zeigt, dass endlich mit dem Vorurteil aufgeräumt werden muss, dass nur durch eine frühe „Auslese" ein hohes Leistungsniveau erreicht werden kann. Offenbar profitieren alle Kinder davon, wenn sie sehr lange gemeinsam unterrichtet werden.

Aber: Die Voraussetzung ist – und dies ist in den Vergleichsländern viel stärker der Fall –, dass in den Klassen mehr auf den einzelnen Schüler und dessen Förderbedarf eingegangen wird und dass auch soziale und familiäre Probleme aufgefangen werden können. Schüler und Schülerinnen dieser Länder berichten von mehr Unterstützung durch ihre Lehrer, was auch deshalb eher möglich ist, weil Ganztagsschulen (→ Seite 88) oder zumindest verlässliche Halbtagsschulen die Regel sind.

Die Veränderungen nach PISA – ein Kurzüberblick

PISA hat überall in deutschen Landen die Schulpolitiker und Kultusminister auf Trab gebracht. Wie sehr zeigte sich vor allem im Reformeifer um die Einschulungsphase, aber auch an vielem anderen, was jetzt an den Schulen im Fluss ist.

- **Die Einschulungsphase:** Als Vorreiter erwiesen sich hier vor allem die Länder Baden-Württemberg, Berlin, Brandenburg, Niedersachsen, Nordrhein-Westfalen, Sachsen-Anhalt und Thüringen, die jeweils auf ihre Weise die Flexibilisierung der Schuleingangsphase als Modellversuche oder flächendeckend planen oder schon durchgesetzt haben: Je nach individuellem Entwicklungsstand kann in diesen Bundesländern die Eingangsphase der Grundschule, die den jetzigen Klassen 1 und 2 entspricht, in ein, zwei oder drei Jahren durchlaufen werden. Die Lerngruppen sind altersgemischt. Kinder mit unterschiedlichen Lernfortschritten werden gemeinsam unterrichtet. Im Anschluss treten die Kinder in die reguläre dritte Klasse ein. Mit der Einführung einer solchen Eingangsstufe entfallen in den meisten dieser Länder die Rückstellungen vor der Einschulung. (Mehr zu den Veränderungen in der Einschulungsphase → Seite 70.)
- **Sprachliche Kompetenz:** Dass schulische Leistung eng mit der sprachlichen Kompetenz zusammenhängt, hat sich spätestens seit PISA herumgesprochen. Deshalb sind auch hier vor allem in den alten Bundesländern – in den neuen Bundesländern gibt es sehr viel weniger Schüler mit Migrationshintergrund – Reformanstrengungen sichtbar. Einige Beispiele:

In Bayern wird seit 2002 eine Sprachstandsdiagnose bei künftigen Schulanfängern durchgeführt, um deren Deutschkenntnisse einzuschätzen. Kinder, die hier Defizite zeigen, können Vorkurse in den Monaten vor der Einschulung besuchen. Für „nicht deutsch sprechende Kinder" werden Sprachlernklassen eingerichtet.

In Hamburg sollen Eltern verpflichtet werden, ihr Kind eineinhalb Jahre vor der Einschulung bei der zuständigen Grundschule vorzustellen. Dort bekommen sie bei Bedarf Informationen über Fördermöglichkeiten. Vor dem Einschulungstermin werden die Fortschritte der Kinder überprüft. Sind keine Verbesserungen feststellbar, kann das Kind vom Schulbesuch zurückgestellt werden.

In Bremen werden Sprachstandsüberprüfungen und verpflichtende Fördermaßnahmen vor Schulbeginn eingeführt. Es gibt Sprachkursangebote für Mütter mit geringen Deutschkenntnissen.

In Niedersachsen werden bei der Schulanmeldung verbindliche Sprachtests durchgeführt. Kinder, deren Deutschkenntnisse nicht ausreichen, sind verpflichtet, an Sprachfördermaßnahmen teilzunehmen, die ein halbes Jahr vor der Einschulung beginnen und in der Schule fortgesetzt werden.

- **Lese- und Rechenkompetenz:** Ebenfalls als PISA-Erfolg lassen sich Anstrengungen verbuchen, die eine durchgängige Verbesserung der Lesekompetenz und des grundlegenden Verständnisses mathematischer und naturwissenschaftlicher Zusammenhänge zum Ziel haben. In Berlin und in Brandenburg wird zum Beispiel in der Grundschule die „Leseförderung" intensiviert; sei es durch eine zusätzliche Deutschstunde oder durch spezielle Projekte zur Förderung der Lesekompetenz wie Lesewochen, in denen alle Kinder das gleiche Buch lesen, dies gemeinsam besprechen, Heftchen dazu gestalten und so weiter. Alle Bundesländer haben außerdem Projekte und Maßnahmen wie Lesewettbewerbe, Leseclubs, Lesenächte und Ähnliches auf den Weg gebracht, die zur Steigerung der Lesefreude beitragen sollen.
- **Rahmenpläne und Leistungsstandards:** Aus PISA abgeleitet werden auch die allerorts verstärkt geforderten und teilweise schon durchgesetzten verbindlichen Standards und Leistungsüberprüfungen, die sich als Instrumente der Qualitätssicherung (und -steigerung) anpreisen. Als besonders effektiv gelten Rahmenlehrpläne, Leistungsstandards und Leistungserhebungen verschiedenster Art. Zum Beispiel planen Berlin, Brandenburg, Bremen und Mecklenburg-Vorpommern gemeinsam neue Rahmenlehrpläne für die Grundschule. Bremen will die Lehrpläne aller Schulen überarbeiten und sich dabei an verbindlichen bundesweiten Standards orientieren. In Hessen werden verbindliche Ziele für das Leistungsniveau nach der vierten Klasse erarbeitet.

Zur Kontrolle der Effektivität werden in allen Ländern verstärkt verbindliche Prüfungen, Leistungserhebungen, Diagnosearbeiten und Vergleichsarbeiten in den unterschiedlichsten Jahrgangsstufen eingeführt. Zum Beispiel werden in Bayern verbindliche Orientierungsarbeiten in Deutsch und Mathematik an Grundschulen am Ende der zweiten und dritten Jahrgangsstufe eingeführt, in Hamburg in den Klassen 3, 6, 8 und 10, in Berlin in der zehnten Klasse, während zum Beispiel Sachsen und das Saarland Lesetests am Ende der ersten Klasse planen.

Immer mehr setzen sich auch zentrale Abschlussprüfungen wie zum Beispiel das Zentralabitur, das ja bisher nur in einigen wenigen Bundesländern üblich war, durch. In der überwiegenden Zahl der Bundesländer sollen auch die Schulabschlüsse der Sekundarstufe I, also der Hauptschulabschluss und der Mittlere Abschluss durch zentrale (das heißt für das jeweilige Bundesland insgesamt verbindliche) Abschlussprüfungen vergeben werden. Die Kultusministerkonferenz hat sich über die Maßnahmen der einzelnen Länder hinaus auf die Entwicklung nationaler Standards verständigt.

- **Das Turbo-Gymnasium, G 8:** Eine weitere wichtige Änderung ist die Neuregelung der Schuldauer an Gymnasien (→ Seite 176). Das Kürzel G 8 geistert inzwischen durch alle Medien. Das, was in Sachsen und Thüringen schon Tradition hat, nämlich das Abitur nach zwölf Schuljahren, das heißt nach acht Jahren Gymnasium, wird in weiteren Bundesländern erprobt oder flächendeckend eingeführt. In einigen Bundesländern, zum Beispiel Bayern, Baden-Württemberg, Saarland, Hamburg, wird die achtjährige Gymnasialzeit nun die Regel, in einigen anderen – zum Beispiel Berlin, Brandenburg, Hessen, Niedersachsen, Rheinland-Pfalz – bestehen verschiedene Möglichkeiten entweder an unterschiedlichen Schulen oder innerhalb einer Schule nebeneinander, wobei G 8 hier oft die so genannte Turbo-Variante oder das Expressabitur für besonders leistungsstarke Schüler darstellt.
- **Ganztagsschulen:** Und last but not least: Nachdem PISA noch einmal den Blick darauf gelenkt hat, dass Halbtagsschulen nur in Deutschland und Österreich die Regel sind, hat das politische Programm einer Ganztagsbetreuung für Kinder, das bis dahin eher unter dem frauenpolitischen Aspekt der Vereinbarkeit von Familie und Beruf vorangetrieben wurde, noch einmal Aufwind bekommen. Man erhofft sich, durch Ganztagsschulen gerade schwächere Kinder besser fördern zu können. Auch hier gibt es natürlich große Länderunterschiede. Und auch die konkrete Ausgestaltung, wie denn nun „Ganztagsschule" aussieht, ist je nach Bundesland, Gemeinde, Schule ganz unterschiedlich (→ Seite 88). Einige Länder setzen die von der Bundesregierung zugesicherten Fördermittel für den Bau von Ganztagsschulen vor allem im Grundschulbereich ein. Andere planen eher den Ausbau von Ganztagsschulen für Hauptschüler oder wie in Bayern im Zusammenhang mit „G 8", denn die verkürzte Gymnasialzeit hat auf jeden Fall sehr viel mehr Nachmittagsunterricht zur Folge.
- **Lehreraus- und -fortbildung:** Daneben schlägt sich PISA natürlich auch in der Lehrerausbildung, deren Schwerpunkten und in deren Prüfungsordnungen nieder. Besonders viel Wert wird nun auch auf die laufende Fortbildung gelegt, sei dies im Sinne einer Fortbildungsverpflichtung wie zum Beispiel in Bayern und Nordrhein-Westfalen oder durch ein Angebot an Qualifizierungsmöglichkeiten, das freiwillig wahrgenommen werden kann.

Kurz und gut: Wohin man in der bundesrepublikanischen Schulwirklichkeit blickt – es scheint überall das Motto zu gelten: Es gibt viel zu tun. Packen wir es an!

Teil III Alltag mit Kindern – Familie und Gesundheit

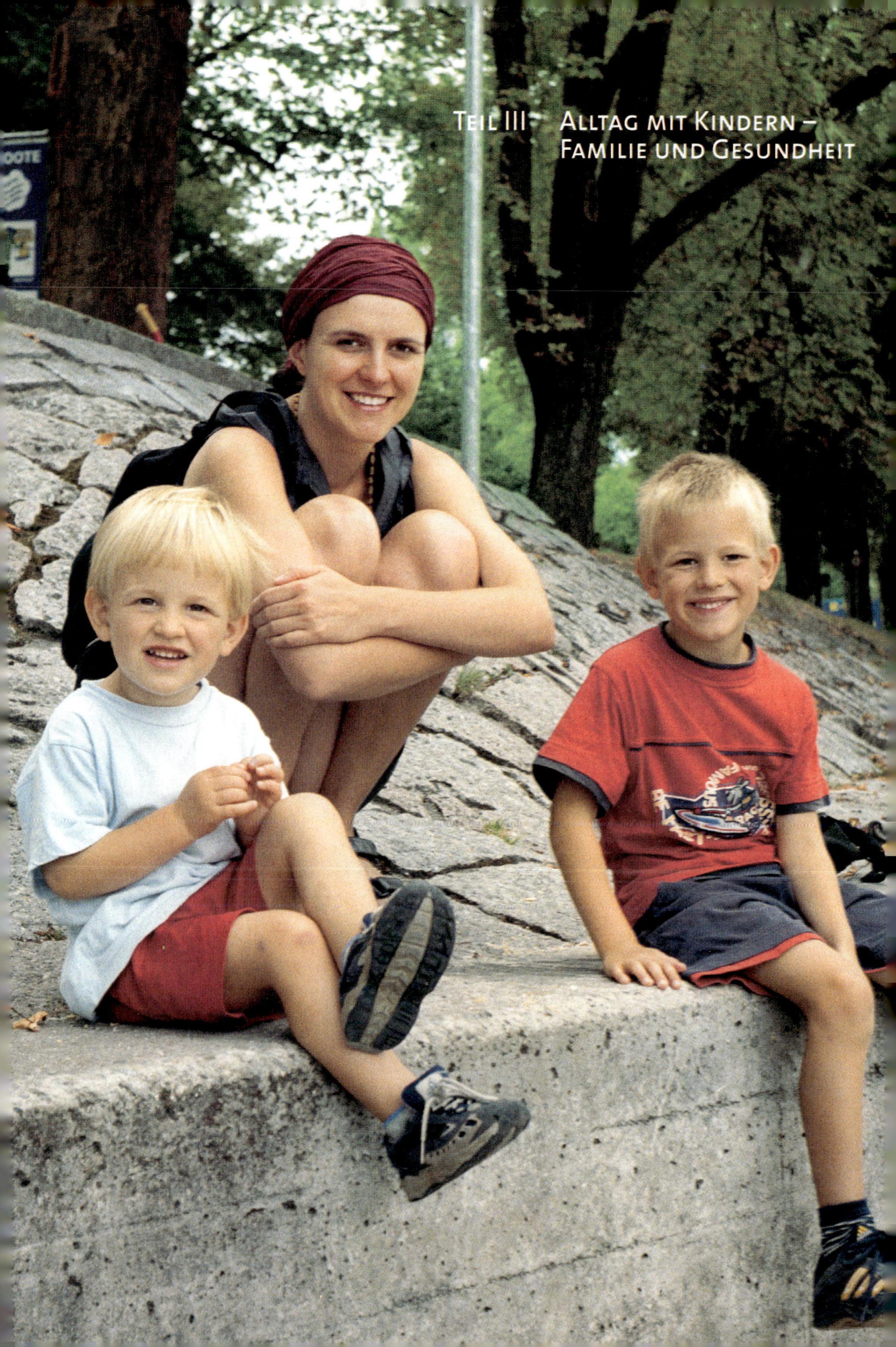

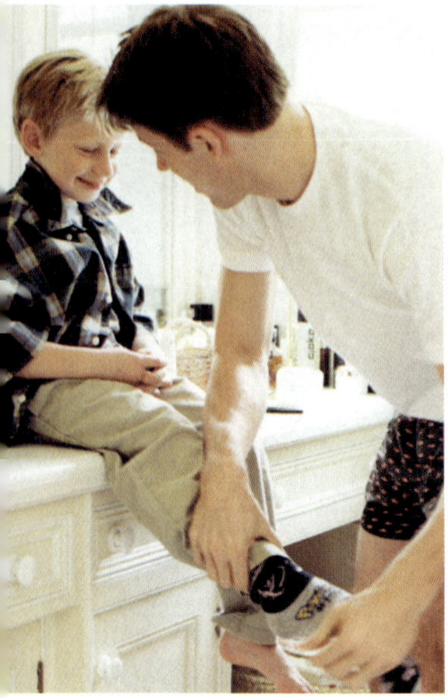

Familie! – und Familienalltag

Mit der Einschulung beginnt eine neue Phase im Familienleben. Die Schule übernimmt einen großen Teil Ihrer Erziehungsaufgaben – nicht nur rechtlich: Die Entwicklung Ihres Kindes ist jetzt nicht mehr zu trennen von dem, was es in und mit der Schule erlebt. Dazu gehört auch der wachsende Einfluss der Gleichaltrigengruppe, der „Peers", wie man heute sagt, der den Ablöseprozess von den Eltern beschleunigt. Das heißt: Die Bedeutung der Familie für Ihr Kind ändert sich erheblich – und zwar von einem Tag auf den anderen.

Und trotzdem: Auch wenn Ihr Kind jetzt etwa ein Drittel des Tages „außer Haus" ist, auch wenn es zu seinen Entwicklungsaufgaben gehört, immer unabhängiger, eigenständiger und selbstbestimmter zu werden, so ist doch immer noch die Familie der Ort, der für sein Wachsen und Gedeihen die größte Bedeutung hat.

Und zwar gilt dies in allen Bereichen, angefangen vom rein „Körperlichen", der Ernährung, Pflege, Gesundheitsvorsorge, Bekleidung, über das „Emotionale", das heißt seine Gefühlswelt, bis hin zum „Sozialen", also all dem, was seine Beziehungen zu anderen ausmacht. Auch was „Schule" für ein Kind bedeutet, wie es in und mit ihr klarkommt, hängt von seiner Familie ab. Alles, was Kinder in der Schule erleben, das Neue, was ihnen dort begegnet, das, was sie lernen und lernen sollen, ihre Enttäuschungen mit Lehrern und Mitschülern und ihre Probleme mit den schulischen Anforderungen und Erwartungen bringen sie mit in die Familie – ob sie nun darüber sprechen oder nicht. Eltern müssen all dies in irgendeiner Weise aufnehmen, filtern und verarbeiten helfen. Sie müssen darauf reagieren, und die meisten tun dies auch: Sie fördern und fordern, um ihrem Kind das Schulleben zu erleichtern.

Das heißt: Familie ist immer noch für Ihr Kind der Überlebens-, Lebens- und Entwicklungsraum. Wie gut oder weniger gut ihm heute dieser Raum zur Verfügung gestellt werden kann, wird seine ganze weitere Entwicklung bestimmen.

Ein kleiner Ausblick

Entgegen vieler Befürchtungen wird die Mehrzahl der jetzigen Grundschulkinder ohne allzu große Probleme die kommenden Jahre der Pubertät und Adoleszenz (die Jahre zwischen 12 und 20) durchlaufen. Die meisten werden sich zu gesunden, starken jungen Erwachsenen entwickeln, die wissen, was sie wollen und auch, was sie dafür zu tun bereit sein müssen.

Aber eben manche auch nicht. Vielen Studien zufolge sind es augenblicklich etwa 20 Prozent eines Jugendlichen-Jahrgangs, die mit ihrer Entwicklung zum Erwachsenwerden nicht mehr klarkommen, und die dies auf die unterschiedlichste Art und Weise zeigen. Befragt man nun diese Jugendlichen, so fällt immer wieder auf: Es ist fast immer ihr Verhältnis zu ihrer Familie und das innere Bild von Familie, das sie mit sich tragen, worin sie sich von anderen Jugendlichen unterscheiden. Sie beschreiben sich als Gegner ihrer Eltern, trauen ihnen nicht, fühlen sich getäuscht, als ob sie nur schlechte Erfahrungen mit ihren Eltern gemacht hätten. Wenn sie über ihre Familie sprechen, so hat man den Eindruck, jeder sei hier gegen jeden. Sie fühlen sich von ihren Eltern eher angegriffen als unterstützt, eher im Stich gelassen als gehalten, das heißt, auch ohne Halt und Sicherheit. Was immer ihre familiäre Realität war und ist: Offenbar ist ein gutes inneres Bild von der Familie und den Eltern eine wesentliche Grundlage dafür, ohne größere Krisen erwachsen zu werden.

Starke Familien – selbstbewusste Kinder

Dass Familie nicht einfach Vater/Mutter/Kind bedeutet, ist klar. In den meisten Familien gibt es Geschwister. Viele Familien bestehen nur aus zwei Personen: einem Kind mit einer Mutter oder einem Vater. Viele bestehen aus verschiedenen Familien, zu denen sich ein Kind zugehörig fühlt, viele aber auch aus mehreren Generationen, die alle ganz eng mit dem Leben des Kindes verbunden sind. Was aber für alle gemeinsam gilt: Auch für ein Kind im Grundschulalter ist seine Familie – wie auch immer sie sich zusammensetzen mag – der Dreh- und Angelpunkt, und es lohnt sich, sie zu stärken.

Was macht eine Familie stark?

Natürlich gibt es kein Geheimrezept. Jede Familie ist anders. Ein Merkmal scheint jedoch starken und damit ihre Kinder stärkenden Familien eigen: Das Gefühl der Zusammengehörigkeit. Viele Kleinigkeiten tragen dazu bei. Drei Grundregeln erwiesen sich als am wirkungsvollsten:

- Familienzeit
- Familienregeln
- Familienrituale

Dazu gehören aber auch
- Respekt vor der Privatheit und Individualität des anderen,
- das Akzeptieren unterschiedlicher Meinungen, Interessen und Wünsche,
- Offenheit nach außen: für andere Menschen, Lebensstile, Meinungen,
- Flexibilität – denn nichts bleibt, wie es ist.

Was das heißt?

Wer von Familienzeit spricht, denkt natürlich erst einmal an gemeinsame Freizeit, also Zeit, die man zusammen bei Spiel, Spaß, Sport, im Urlaub und so weiter verbringt. Ein Familienausflug, Schwimmbadbesuche, ein Spieleabend und gemeinsames (!) Fernsehen schweißen zusammen. Aber Familienzeit ist nicht nur Freizeit. Auch gemeinsam erledigte Pflichten, der Einkauf, die Fahrt zum Recyclinghof, der gemeinsam aufgestellte Tischdeckdienst gehören dazu.

Familienregeln sind Regeln, die von allen Mitgliedern der Familie akzeptiert werden, was wiederum voraussetzt, dass alle miteinander sprechen, einander zuhören und Konflikte nicht unter den Tisch kehren. Wenn gemeinsam ausgehandelt wurde, wer wann das Tischdecken übernimmt, wer die leeren Flaschen wegträgt und wer sich, wann, wie um die Kinderzimmer, die Haustiere und das Einsammeln der schmutzigen Handtücher kümmert, ist das Durchsetzen dieser Regeln mit sehr viel weniger Stress verbunden.

Und ganz besonders wichtig: Was eine Familie zusammenhält, sind Familienrituale. Kinder sind stolz darauf, sagen zu können: Bei uns wird Weihnachten, Ostern, Geburtstag, vielleicht sogar die Eröffnung der Freibadsaison oder der erste Schnee immer so oder so gefeiert. Sie genießen also Rituale, wie man gemeinsame Feste gestaltet. Rituale gehören aber auch zum Alltag, zum Beispiel das gemeinschaftliche Mittag- oder Abendessen oder die allabendliche Gute-Nacht-Geschichte, die auch ein Schulkind noch gerne vorgelesen bekommt.

Rituale geben Sicherheit

Rituale sind besonders in schwierigen, neuen und ungewohnten Lebenssituationen wichtig. Der Schulanfang, ein Umzug, Probleme mit Freunden, die erste Klassenfahrt: Familienrituale, die sich durch Beständigkeit, Wiederholung und Unveränderlichkeit auszeichnen, vermitteln Eltern und Kindern Sicherheit und Ruhe, die weit über die Situation in der sie „zelebriert“ werden, hinausreichen.

Und Respekt vor der Privatheit, Offenheit nach außen, das Akzeptieren anderer Meinungen und Flexibilität? Sie sind wichtig, damit die Familienbande nicht zu Fesseln werden.

Starke Familien gestehen jedem Mitglied – also auch den Kindern – einen eigenen Raum zu. Dies muss nicht ein eigenes Zimmer sein (an dessen Tür natürlich vor dem Eintreten geklopft wird). Ein eigener Raum bedeutet vor allem einen eigenen Innenraum, in dem eigene Erfahrungen, Wünsche, Fantasien, Interessen geheim gehalten werden können. Keiner wird gezwungen, sich zu öffnen, sein Innerstes nach außen zu kehren. Kinder dürfen die Antwort auf Fragen – und sei es nur die stereotype Frage: „Wie war es in der Schule?“ – „auswählen“, ohne dass es Ärger oder beleidigte Szenen gibt. Sie dürfen manchmal auch wütend, traurig, glücklich sein, ohne Erklärungen abzugeben, und sie dürfen sich zurückziehen, wenn ihnen danach ist.

Starke Familien sind offen nach außen. Diskutiert wird über alles, was „draußen“ vor sich geht. Über alles, was Kinder „draußen“ sehen, hören, erleben, darf (nicht muss!!!) zu Hause gesprochen werden. Andere Autoritäten und Experten werden anerkannt – zum Beispiel die Lehrerin und deren Vorstellung von Hausaufgaben oder Heftführung.

Familienaktivitäten sind keine Exklusivveranstaltungen. Freunde sitzen mit am Familientisch, gehen mit ins Schwimmbad, übernachten im Kinderzimmer. Umgekehrt haben die Kinder die Freiheit, sich auch in anderen Familien zu bewegen, dort andere Sitten und Gebräuche, Regeln und Rituale kennen zu lernen, um sie möglicherweise auch als Anregung für die eigene Familie mit nach Hause zu bringen.

Deshalb braucht eine starke Familie auch Flexibilität. Je mehr sich der Horizont der Kinder weitet, desto weniger starr können ihre eigenen Regeln und Rituale sein: Wenn ein Neunjähriger an einem schonen Sommerabend bis „acht, halb neun“ draußen spielen darf, muss das gemeinsame Abendessen vielleicht einmal auch später als üblich stattfinden oder das Zubettgeh-Ritual abgekürzt werden. Wenn die Viertklässlerin mit ihrem Sportverein zum Sportfest den ganzen Sonntag über weg ist oder der Kindergeburtstag der besten Freundin gefeiert wird, muss für sie der übliche Sonntagsbesuch bei den Großeltern dieses Mal ausfallen. Und wenn die „Bande“ gleich nach der Schule zusammen zum Schlittschuhlaufen gehen will, muss eben die Regel: „Zuerst Schularbeiten und dann Spielen“ einmal gebrochen werden.

Wie war es in der Schule?

An der Antwort auf die Frage: „Wie war es in der Schule?“ lässt sich die Entwicklung zur Selbstständigkeit ganz gut verfolgen. In den ersten Schuljahren spricht ein Kind gerne von sich aus über das, was es am Vormittag in der Schule erlebt hat. Es will seine Erlebnisse, die es draußen macht, erzählen – und so mit der Familie teilen. Wichtig sind ihm dabei meist andere Dinge, als die, die Eltern so brennend interessieren. Kinder berichten meist nicht, ob sie alles verstanden haben, gelobt worden sind oder sich eifrig gemeldet haben, sondern über den Streit mit der Tischnachbarin, die Geschichte vom Meerschweinchen des Freundes, vom Schokoriegel, den Lisa dabei hatte ... Dann irgendwann erzählen Kinder nur noch auf Nachfragen, wobei man ihnen manchmal jedes Wort abringen muss. Die dritte Phase ist gekennzeichnet von stereotypen Antworten auf die Elternfrage: gut, okay, passt schon, langweilig, wie immer – mehr ist dann nicht mehr herauszubekommen ...

Beziehung und Erziehung

In erster Linie sind es die Eltern, die für die Stärke der Familie verantwortlich sind. Sie sind es, die durch die Alltagsorganisation das Familienleben überhaupt möglich machen. Sie sind also Manager des Unternehmens „Familie", sind Arrangeure von Erfahrungs- und Entwicklungschancen, und sie helfen bei der Verarbeitung der vielen möglicherweise widersprüchlichen Erfahrungen und Botschaften, die ein Kind aus Schule, Hort, Sportverein, Medien, ... kurz: von draußen hereinbringt. Und die Eltern sind es, die die Atmosphäre prägen und Beziehungen gestalten.

Aber Familie ist nicht nur der Ort von Beziehungen, sondern auch der Ort von Erziehung. Was einige Jahrzehnte eher in den Hintergrund rückte, wird heute wieder vermehrt gefordert: Erziehung, das heißt, elterliches Verhalten, das durch bestimmte Erziehungstechniken bestimmte Erziehungsziele erreichen will.

Sowohl die Erziehungsziele als auch die Techniken, sie zu erreichen, haben sich in den letzten Jahrzehnten erheblich geändert. Das macht es für Eltern nicht leichter. Viele sind in einem anderen „Erziehungsklima" mit anderen Vorstellungen von Erziehung aufgewachsen, als sie heute von ihnen als Eltern gefordert werden. Besonders deutlich wird dies in der Bildungsdiskussion. Plötzlich – seit PISA (→ Seite 69) – gibt man sich wieder sehr viel leistungsorientierter als man dies noch in den letzten zwanzig, dreißig Jahren davor war. Etikette, gesellschaftliche Umgangsformen nach „Knigge" sind wieder gefragt, was damals, als die heutigen Eltern erzogen wurden, ziemlich out war. Die Klagen, dass Eltern in ihrer Erziehung versagten, haben sogar schon dazu geführt, dass allen Ernstes über einen „Benimmunterricht" in der Schule nachgedacht wird, da für viele Kinder heute selbst die einfachsten Gesetze der Höflichkeit keine Selbstverständlichkeit mehr sind.

Über diese Erziehungsziele lässt sich denn auch trefflich streiten. Worüber jedoch nicht gestritten werden sollte, ist das Erziehungsziel, unsere Kinder irgendwann einmal als selbstständige junge Erwachsene, die wissen, wer sie sind und was sie aus ihrem Leben machen wollen, und die in der Lage sind, für sich und für andere Verantwortung zu übernehmen, aus der Obhut der Familie entlassen zu können. Denn was die Gegenwart und die Zukunft heutiger Grundschulkinder ganz sicher von der, die die Eltern ihrer Eltern noch im Kopf hatten, unterscheidet, ist die Offenheit. Nie zuvor gab es so viele Wahlmöglichkeiten, sei es in Bezug auf den Beruf, auf den Lebensstil, auf die Partnerschaftswahl, auf die Freizeitgestaltung, ... und ebenso viele Möglichkeiten, daran zu scheitern.

Identität und Verantwortung

Schon wieder ein Ausblick? Identität, also zu wissen, wer man ist, und die Fähigkeit, Verantwortung für sich und andere zu übernehmen, sind ja wirklich erst die zwei großen Entwicklungsaufgaben des nächsten Lebensabschnittes, also des Jugendalters. Aber wie bei allen Entwicklungsaufgaben gilt auch hier: Eine eigene Identität entwickeln und Verantwortung übernehmen lernen kann ein Jugendlicher nur dann, wenn die Grundlagen dafür in den Jahren davor geschaffen wurden.

Das heißt: Heute schon müssen Eltern so erziehen, dass ihre Kinder als junge Erwachsene

- das sichere Gefühl haben werden, letztlich dieselben zu sein, trotz aller Veränderungen, die stattfinden, und trotz der vielen verschiedenen Rollen, die sie im Laufe ihres Lebens und in unterschiedlichen Umgebungen übernehmen müssen,
- (selbst)verantwortlich leben und handeln können.

Psychologen, Pädagogen, Soziologen haben sich deshalb auch ausführlich mit der Frage beschäftigt, welche Rolle Eltern bei der Entwicklung zur Identität und Verantwortung spielen. Sie sind dabei zu ziemlich eindeutigen Ergebnissen gekommen.

Vier Erziehungsstile

Trotz der Schwierigkeit, die ganze Bandbreite des Verhaltens von Eltern gegenüber ihren Kindern in unterschiedliche Schubladen packen zu können, und wohl wissend, dass sie damit der Individualität jeder Familie, die sie zu einer ganz besonderen macht, nie gerecht werden können, haben Psychologen und Pädagogen sich heute erst einmal auf die Unterscheidung von vier verschiedenen Erziehungsstilen geeinigt, um anhand dieser Kategorien die jeweilige Auswirkung unterschiedlicher Erziehungsstile auf die Entwicklung der Kinder untersuchen zu können. Diese definierten sie danach, welchen Stellenwert

- Verständnis, Wärme, Zugewandtheit, Aufmerksamkeit, Unterstützung, also Beziehung auf der einen Seite,
- und Kontrolle, Anforderung, Zielsetzung, kurz: direkte Erziehung im engen Sinn auf der anderen Seite,

im jeweiligen elterlichen Verhalten einnehmen.

Kategorie 1: Der vernachlässigende, abweisende Erziehungsstil

Wie der Begriff schon sagt, ist hier Vernachlässigung das vorherrschende Erziehungsverhalten. Eltern bieten weder Anteilnahme und Wärme noch Grenzen und Kontrolle. Sie sind einfach desinteressiert oder ablehnend und aggressiv ihren Kindern gegenüber. Alles andere ist wichtiger – sei es die Sorge um das Auskommen, eine Krankheit, die Scheidung, vielleicht auch nur die Karriere, der Beruf, ihre Freiheit ...

Kategorie 2: Der autoritäre Erziehungsstil

Hier verlangen Eltern sehr viel von ihren Kindern, die „funktionieren" müssen. Vor allem aber fordern sie Gehorsam. Die Familie ist ein „Befehlshaushalt", kein „Verhandlungshaushalt". Kompromisse gibt es kaum, gelten eher als Schwäche der Eltern.

Kategorie 3: Der nachgiebige – permissive – Erziehungsstil

Bei diesem Erziehungsstil lassen Eltern ihre Kinder „machen". Man spricht deshalb auch vom „Laissez-faire"-Stil (französisch: machen lassen). Grenzen werden so wenig wie möglich gezogen. Kinder sollen aus eigenen Erfahrungen lernen. Die Individualität des Kindes, seine Wünsche und Bedürfnisse haben einen hohen Stellenwert.

Kategorie 4: Der aktive (demokratische oder autoritative) Erziehungsstil

Hier halten sich Anforderung und Zugewandtheit, „Beziehung" und „Erziehung" die Waage. Eltern verlangen viel von ihren Kindern, bieten jedoch auch viel Unterstützung, Anteilnahme, Verständnis und Aufmerksamkeit. Grenzen gibt es. Sie werden begründet, sind rational nachvollziehbar und verhandelbar. Das Aushandeln von Kompromissen ist möglich. Kommunikation hat eine große Bedeutung.

Wie zu erwarten war, erwies sich Kategorie 4, also der aktive, demokratische, autoritative Erziehungsstil als besonders effektiv. Kinder, die ihre Eltern anteilnehmend und verständnisvoll, aber auch fordernd und an schulischen Leistungen interessiert erleben, die Rat und Unterstützung, aber auch einleuchtende Regeln, Grenzen und Zielsetzungen von ihren Eltern erfahren, entwickeln Selbstvertrauen, Selbstsicherheit und ein gesundes Selbstwertgefühl. Sie lernen am besten, nach und nach Verantwortung für sich und für andere zu übernehmen, und zeigen sich gut gerüstet und fähig die kommenden Entwicklungsaufgaben zu meistern.

Starke Erziehung, kurz und bündig

Die „Kampagne Erziehung", ein Modellprojekt des Jugendamts der Stadt Nürnberg hat noch einmal kurz und bündig formuliert, was diese starke Erziehung ausmacht. Erziehung ist

- Liebe schenken
- Streiten dürfen
- Zuhören können
- Grenzen setzen
- Freiraum geben
- Gefühle zeigen
- Zeit haben
- Mut machen

Sich hin und wieder diese Merksätze ins Gedächtnis zu rufen hilft schon viel.

Weitere Informationen dazu finden Sie unter **www.kampagne-erziehung.de**

Und nun?

Erziehungsstile sind natürlich nicht einfach erlernbar. Jede Mutter, jeder Vater ist anders, hat eine eigene Geschichte, die das heutige Verhalten, Erleben und Fühlen beeinflusst. Familien brauchen auch gute Rahmenbedingungen, um effektiv erziehen zu können. Sie brauchen ausreichend Wohnraum, sichere Arbeitsplätze, gute Betreuungsmöglichkeiten und ein familienfreundliches Umfeld. Wer aber immer im Hinterkopf behält, worauf es ankommt, tut sich leichter. Und er wird die Erfahrung machen, dass sich die Erziehungsanstrengung lohnt.

Elternkurse im Trend

Unter dem Motto „Starke Eltern – starke Kinder" bietet der deutsche Kinderschutzbund schon seit zwanzig Jahren ein „Lernprogramm", das, verteilt auf zehn Abende, Eltern stärken und ihnen mehr Selbstvertrauen in der schwierigen Aufgabe der Erziehungsarbeit vermitteln soll. Weitere Informationen zu den Elternkursen des Kinderschutzbundes finden Sie im Internet unter **www.kinderschutzbund.de.**

Inzwischen boomen solche Angebote. Bekannt sind vor allem das aus Australien stammende Triple-P-Programm mit dem Motto: „Liebend gern erziehen" und „Step" aus den Vereinigten Staaten. Das Triple-P-Programm besteht aus einem Gruppentraining in acht Wochen plus Telefonberatung und Handbuch. Step hat das Ziel, Eltern in zehn Doppelstunden samt Hausaufgaben und Übungsbuch durch das Diskutieren von auf Video vorgeführten Konfliktsituationen und durch Rollenspiele die Technik des Zuhörens, die Formulierung von Regeln und deren konsequente Durchsetzung beizubringen.

Was an solchen Kursen wirklich hilfreich zu sein scheint, ist das, was auch Selbsthilfegruppen effektiv macht. Eltern erfahren, dass sie im täglichen Erziehungsstress nicht allein sind, dass es anderen ähnlich geht, und im Austausch mit deren Problemlösungsstrategien steigt die Wahrscheinlichkeit, den eigenen Horizont zu erweitern, eingeschliffene Verhaltensweisen und Haltungen zu relativieren und möglicherweise „sich selbst zu finden". Denn nur wer authentisch ist, also mit sich selbst in seinen Zielen, Bedürfnissen und Vorstellungen, aber auch Möglichkeiten eins ist, ist wirklich stark. Rahmenpläne und Programme sind nur dann von Nutzen, wenn sie Eltern ihren eigenen Weg bei der Erziehung ihrer Kinder finden lassen. Erziehung ist ein individueller Akt, der nur begrenzt vermittelbar ist.

Familienalltag – der tägliche Kampf gegen das Chaos?

Ein ganz normaler Schultag. Der Wecker klingelt, nichts wie ins Bad, schnell gefrühstückt, die Pausenbrote eingepackt und ab in die Schule! Jeder, der tagtäglich diese Situation erlebt, weiß, dass für das reibungslose Funktionieren dieser knappen Stunde eine ganze Reihe von Pflichten erledigt werden müssen. Es beginnt am Abend zuvor mit dem Stellen des Weckers und endet mit dem Start in den Schulalltag: vernünftig gekleidet mit einem Ranzen auf dem Rücken, der neben den notwendigen Schulutensilien auch die gefüllte Brotbox und das Pausengetränk enthält.

Wer hat fürs pünktliche Aufwachen gesorgt, wer die Auswahl der Bekleidung getroffen? Wer hat den Frühstückstisch gedeckt? Wer hat den Tee und die Pausenbrote vorbereitet? Wer hat vorausschauend neues Shampoo besorgt? Manchmal kommt noch anderes hinzu: Wer hat das Kaninchen gefüttert, die Zeitung hereingeholt und beim Hinausgehen die Mülltüte mitgenommen? Und natürlich: Wer räumt das Frühstücksgeschirr ab, wer räumt die schmutzige Wäsche weg? Wie sieht das Badezimmer aus, nachdem der morgendliche Benutzer es verlassen hat? Ist die Zahnpastatube zugeschraubt, das Handtuch aufgehängt? Wer säubert die Haarbürste, das Waschbecken, die Dusche?

Einiges sollte für einen Erstklässler schon selbstverständlich sein, anderes wird er erst nach und nach in seinen Verantwortungsbereich übernehmen können, das heißt aber auch, als seine Pflicht begreifen und diese erfüllen. Auch das ist – obwohl in Deutschland in den letzten Jahrzehnten oft als so genannte Sekundärtugend im Gegensatz zu den ersten (primären) Tugen-

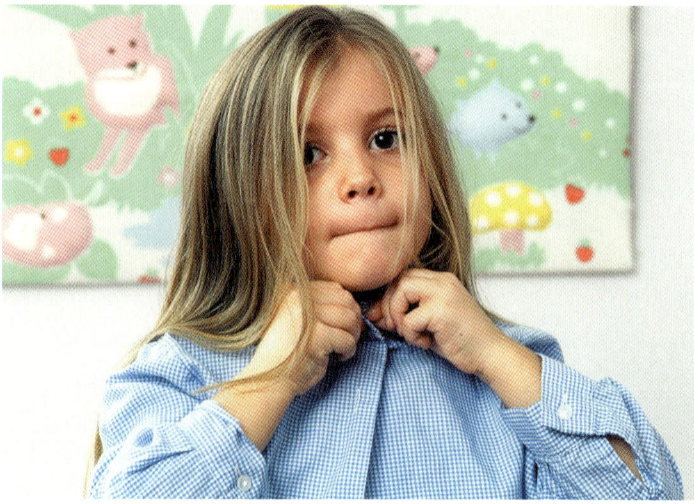

den abgetan – ein Erziehungsziel, das untrennbar verbunden ist mit dem großen Ziel, irgendwann einmal (selbst)verantwortlich leben zu können.

Psychologen haben auch beobachtet, dass Kinder, die ihren Teil zum Funktionieren des „Betriebs“ Familie beitragen, einen deutlichen Zuwachs ihres Selbstwertgefühls und ihres „Werksinns“, wie Erikson dies nannte (→ Seite 59) erfahren. Sie entwickeln dabei Teamgeist und lernen, was es heißt, sich selbst zu überwinden, also etwas zu tun, obwohl man keine Lust dazu hat, einfach weil es getan werden muss, weil es unfair wäre, es einem anderen zu überlassen – und weil man sich danach besser fühlt!

Dazu kommt: Sich als mitverantwortlicher Teil der Familie zu begreifen stärkt das Gefühl der Zusammengehörigkeit, das gerade jetzt noch so wichtig ist.

Aber zum Alltag zurück! Was so schön klingt, kann sich – das weiß jeder – zu einem ganz unerfreulichen täglichen Kleinkrieg entwickeln. Das sieht dann so aus: Paul tritt genervt seinen Schulvormittag an, Vater trägt entgegen jeder Verabredung doch schnell den Abfall zum Mülleimer und Mutter stopft wütend die schmutzigen Handtücher aus dem Bad und die Jeans von gestern, die – obwohl ursprünglich nicht schmutzig – im Kinderzimmer zwischen der Streu aus dem Kaninchenkäfig auf dem Boden liegt, in die Wäschetrommel.

So kommt Struktur in das Chaos

Um dies zu vermeiden, haben erfahrene Mütter und Väter einige Tipps bereit.

- Klein anfangen! Dies gilt in zweifacher Bedeutung: Schon kleine Kinder können ihren Teil am Funktionieren des Haushalts beitragen – zum Beispiel am Abend mit Mutter oder Vater gemeinsam die Bausteine, die Autos, Buntstifte einsammeln und in die entsprechenden Kisten packen. Und: Mit kleinen Aufgaben beginnen! Den Tisch für die vierköpfige Familie zu decken, dauert für „ungeübte“ Kinder einfach zu lang. Ein Lob verdient sich ein „Anfänger“ schon, wenn er jeden Abend für alle Geschirr und Besteck auf den Tisch stellt und dann vielleicht mit Vater gemeinsam den Rest deckt.
- Nicht zu viel erwarten! Kein Kind wird sein Zimmer so perfekt aufräumen können wie ein Erwachsener. Auch die Sauberkeit des Waschbeckens wird zumindest zu Anfang sicher nicht immer den Ansprüchen der Dame aus dem Werbespot für Putzmittel genügen. Geben Sie kleine Hilfestellungen, ohne zu kritisieren!
- Die Verteilung der Pflichten „aushandeln“! Grundschulkinder sind sehr wohl in der Lage, gemeinsam mit den Eltern eine Liste

der Haushaltspflichten, die regelmäßig zu erledigen sind, zu erstellen und sich gemeinsam mit der gesamten Familie zu überlegen, wer wofür die Verantwortung übernehmen kann und auch muss.

- Raum für eigene Zeitplanung lassen! Manche Haushaltspflichten sind „zeitgebunden“ – zum Beispiel der Tisch muss gedeckt sein, wenn das Essen bereit ist – andere dagegen können dann erledigt werden, wenn der Verantwortliche dafür Zeit (und mehr oder weniger Lust dazu) hat. In einem solchen Fall genügen Verknüpfungen wie: Einmal in der Woche ist der Meerschweinchen-Käfig zu säubern.
- Unterscheiden zwischen „Selbstverständlichkeiten“ und besonderen Aufgaben. Dass ein Schulkind das Bad einigermaßen begehbar verlässt, die Handtücher nicht einfach auf dem Boden liegen lässt, die Zahnpastatube zuschraubt und die Zahnbürste gereinigt in den Becher zurückstellt, sollte zur Selbstverständlichkeit werden. Wenn es Sonderaufgaben erledigt, wie zum Beispiel ohne zu murren aus dem schönsten Spiel heraus schnell zum Bäcker läuft, weil Mutter vergessen hat, Brot zu kaufen, hat es ein Sonderlob verdient ...
- Pflichten gemeinsam erledigen! Im Team arbeitet es sich immer leichter, und es macht auch mehr Spaß. Ein Kind, das allein im Esszimmer den Tisch deckt, während die anderen noch fernschauen, verliert schnell die Lust. Viele Haushaltspflichten eignen sich auch gerade zu gemeinschaftsfördernden Aktivitäten, zum Beispiel mit Mutter einkaufen, mit Vater die leeren Flaschen wegbringen, gemeinsam das Auto putzen oder zusammen die frisch gewaschene Wäsche sortieren und nebenher Musik hören und sich unterhalten.
- Nicht ständig „nörgeln“! Nichts ist unerträglicher als Eltern, die ständig anmahnen und meckern. Nichts ist auch ineffektiver! Kinder, die dieser ständigen Meckerei ausgesetzt sind, schalten einfach auf Durchzug. Wer erreichen will, dass Kinder ihren Teil zur Haushaltsführung beitragen, muss klare Regeln vereinbaren, die es dem Kind deutlich machen, warum dies oder jenes zu tun ist, und was es für ihn oder die Familie bedeutet, wenn es nicht erledigt wird.
- Sinnvolle Verknüpfungen herstellen. Ein Fernsehverbot, **weil** Irina den Vogelkäfig nicht gesäubert hat, ist zum Beispiel nicht sehr effektiv und wenig plausibel. Die Formulierung: „Fernsehen kannst du erst, wenn du den Käfig sauber gemacht hast“ dagegen „wirkt“ meistens und vermittelt zusätzlich das Motto: „Erst die Arbeit, dann das Vergnügen“.
- Dabei gilt immer: Lieber weniger Pflichten verteilen, deren Erledigung dann aber auch konsequent einfordern!

Verantwortlich wird, wer Verantwortung hat

Gerade im Familienalltag bieten sich unzählige Möglichkeiten, Verantwortung zu übernehmen und Selbstverantwortung zu lernen. Kommen wir auf unser alltägliches Beispiel des frühen Morgens zurück: Dass Eltern verantwortlich dafür sind, dass ihre Kinder rechtzeitig aufwachen, aufstehen, sich waschen, Zähne putzen, anziehen, frühstücken, mit den nötigen Schulutensilien im Schulranzen auch rechtzeitig das Haus verlassen, um pünktlich die Schule zu erreichen, ist klar. Ebenso klar muss aber auch sein, dass Kinder lernen müssen, genau all dies nach und nach in die eigene Verantwortung zu übernehmen – also: Auf den Wecker zu hören und pünktlich aufzustehen, ins Badezimmer zu gehen, sich zu waschen, die Kleidung auszuwählen und anzuziehen, die ihnen gefällt und die dem Wetter und der Situation (Schulalltag) angemessen ist, zu frühstücken, Zähne zu putzen und so weiter. Was so einfach klingt, setzt eine ganze Menge Übung voraus. Die Aufgabe der Eltern ist hier, Hilfe zur Selbsthilfe zu bieten und allmählich eigene Verantwortungsbereiche abzugeben.

Dies ist manchmal auch für die Eltern ein schwieriger Lernprozess. Nur ein Beispiel: Nichts ist einfacher, als seinem Kind die Kleidung, die es anzuziehen hat, aus dem Schrank zu reichen. Als Mutter, Vater hat man dann auch die Sicherheit, dass Tochter oder Sohn „richtig" angezogen sind. Man läuft weder Gefahr, dass das Kind sich auf dem Schulweg wegen unpassender Kleidung eine Erkältung einfängt, noch dass die Lehrerin möglicherweise einen falschen Eindruck von der elterlichen Fürsorge, Sauberkeit und Modebewusstheit erhält. Nur, diese Risiken müssen Eltern eingehen, wenn sie ihre Erziehungsaufgabe ernst nehmen. Auch wenn ihr Kind dann vielleicht mal mit unterschiedlich farbigen Strümpfen in die Schule geht. Ebenso wie sie das Risiko eines unaufgeräumten Kinderzimmers in Kauf nehmen müssen, wenn sie nach und nach ihrem Kind die Verantwortung für seinen Raum überlassen.

Verantwortung abzugeben kann auch schwierig sein, weil man seinem Kind zu wenig zutraut, zu wenig von ihm erwartet, zu rasch mit Besorgnis und Zweifel reagiert, seinem Kind zu schnell Schwierigkeiten aus dem Weg räumen will und Aufgaben abnimmt, weil man nachgibt, um seine Ruhe zu haben, seinem Kind keine Frustrationserlebnisse zumuten möchte, eine Konfrontation scheut, sich vielleicht auch um den Finger wickeln lässt.

Aber denken Sie daran: Obwohl heute immer wieder die Erziehung zur Verantwortung als wichtiges oder gar wichtigstes Erziehungsziel der Schule genannt wird – ohne Eltern geht es nicht, wenn Kinder lernen sollen, mit der Zeit für andere und für sich selbst Verantwortung zu übernehmen.

Taschengeld – verantwortlich mit Geld umgehen

Es gibt kein Gesetz, das Eltern vorschreibt, dass und wie viel Taschengeld sie ihren Kindern zur Verfügung stellen müssen. Sicher wird niemand bezweifeln, dass der richtige Umgang mit Geld zu den Erziehungsaufgaben verantwortungsvoller Eltern gehört. Den lernt man nur durch Erfahrung (meist durch schlechte, nämlich, dass man Geld für etwas ausgegeben hat, was man eigentlich nicht braucht; manchmal aber auch durch gute: Ich habe gespart, und jetzt kann ich mir das kaufen, was ich schon so lange haben wollte).

Diese Erfahrungen können und sollten Kinder mit dem Taschengeld machen dürfen.

Taschengeld heißt Geld, das dem Kind regelmäßig, unabhängig von Leistung und zur freien Verfügung ausgezahlt wird. Das klingt ganz einfach, setzt aber einiges an Überlegung voraus. Zum Beispiel: Ab welchem Alter bekommt unser Kind Taschengeld?

Ein sinnvoller Umgang mit Geld ist sicher erst möglich, wenn ein Kind eine Vorstellung von Zahlen hat. Manche Kinder haben dies schon vor der Einschulung, andere erwerben sie im Laufe der ersten Klasse. Als wichtiger Einschnitt in Richtung Selbstständigkeit und Großwerden bietet sich jedoch für alle der erste Schultag als erster Taschengeldtag an. Und wie viel soll das Kind bekommen? Um es vorweg zu sagen: Ein Standardtaschengeld, das für alle Kinder richtig ist, gibt es nicht. Zu viele Faktoren müssen berücksichtigt werden: Die Höhe ist abhängig vom Alter, von der Kinderzahl in einer Familie, vom Einkommen der Eltern, von dem, was durchschnittlich in der Klasse des Kindes üblich ist (Ist dieses Thema schon auf einem Elternabend besprochen worden?) und von dem, was ein Kind tatsächlich davon bestreiten muss.

Im Allgemeinen müssen jüngere Kinder von diesen Beträgen nicht ihr Schulmaterial, Kindergeburtstagsgeschenke (die Geschenke für die eigene Familie natürlich schon), Kleidungsstücke und den Eintritt ins Schwimmbad oder Bus- und Straßenbahnfahrten bezahlen. Es wird meist für Süßigkeiten, Eis, Heftchen, kleines Spielzeug, später dann für

So viel Taschengeld bekommen Kinder heute durchschnittlich in etwa

Alter	Betrag
Im Vorschulalter (ab etwa 5 Jahren)	1,00 Euro (Woche)
ab Schuleintritt (bis 7 Jahre)	2,00 Euro (Woche)
8 und 9 Jahre	3,00 Euro (Woche)
10 und 11 Jahre	15,00 Euro (Monat)
12 und 13 Jahre	17,50 Euro (Monat)
14 und 15 Jahre	26,50 Euro (Monat)
16 und 17 Jahre	35,00 Euro (Monat)

Wir und die anderen

Ist eine Familie gut betucht, sollten sich die Beträge an Freunden und Schulkameraden orientieren. Dann haben alle die gleichen Voraussetzungen.

Umgekehrt gilt: Ist ein durchschnittliches Taschengeld für jedes Kind nicht „drin“, so verstehen Kinder dies! Die Höhe des Taschengeldes bietet eine gute Gelegenheit, um mit dem Kind über die finanzielle Situation der Familie zu sprechen. Gemeinsam lässt sich dann auch über Sparmöglichkeiten nachdenken.

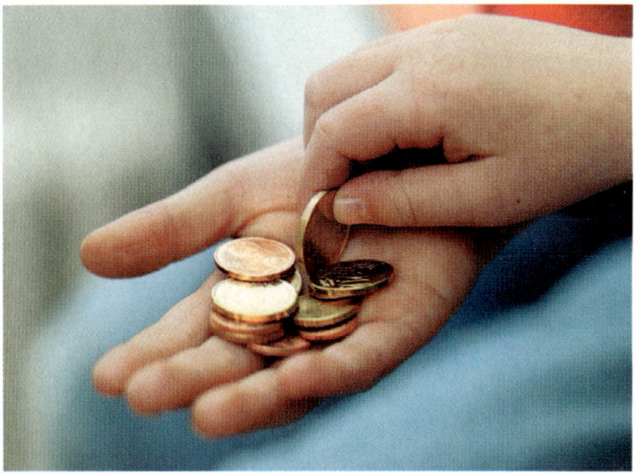

den Kinobesuch, CDs und den ersten Lippenstift verwendet.

Für manche Jugendlichen, frühestens ab 14 Jahren, ist es jedoch sinnvoller, wenn sie mehr Taschengeld erhalten (eventuell durch Überweisung auf ein Konto), wovon sie dann zum Beispiel auch Hefte und Stifte für die Schule (pädagogisch besonders sinnvoll für Kinder, die ständig etwas verlieren), Busgeld und vielleicht ein „cooles" T-Shirt, das Ihr Kind höchst erstrebenswert findet, Ihnen aber gar nicht gefällt, bezahlen können und müssen.

Übrigens: Ihr Kind wird nicht lernen, mit seinem Geld umzugehen, wenn Sie

- ihm ständig Vorschriften machen, was es nun kaufen soll und was nicht,
- es mit Taschengeldentzug bestrafen,
- ihm ständig Vorschüsse gewähren oder
- häufige Extrazahlungen einplanen. Haben sich diese in Ihrer Familie eingebürgert, rechnen Sie lieber noch einmal durch, wie viel Taschengeld Ihr Kind braucht.

Der „Taschengeldparagraph"

Kinder sind natürlich nicht oder nur beschränkt geschäftsfähig. Wenn also Ihr Kind etwas gekauft hat, dessen Besitz Sie, aus welchen Gründen auch immer, nicht erlauben wollen und können, muss der Verkäufer die verkaufte Ware zurücknehmen und den Kaufpreis rückerstatten. So schreibt es das Bürgerliche Gesetzbuch (BGB) in den §§ 107 und 108 fest.

Diese Paragraphen lassen aber Ausnahmen zu, zum Beispiel durch den so genannten Taschengeldparagraphen (§ 110 BGB): Kinder über sieben Jahre können auch ohne Zustimmung ihrer Eltern Kaufverträge abschließen, wenn dies im Rahmen ihres Taschengelds bleibt.

Was dies im Einzelnen bedeutet, ist dem Ermessen des Verkäufers überlassen, denn dieser Paragraph enthält keine Summenbegrenzung. Als Anhaltspunkt gilt meist: Wenn die Kinder mit ihrem Taschengeld bar bezahlen, sind sie nicht auf die Zustimmung ihrer Eltern angewiesen.

Eine Einschränkung gilt für den Kauf von Tieren. Diese dürfen erst an Jugendliche (Fische dürfen erst an 14-Jährige, warmblütige Tiere, also zum Beispiel ein Zwergkaninchen, sogar erst an 16-Jährige) abgegeben werden, unabhängig von der Höhe ihres Preises.

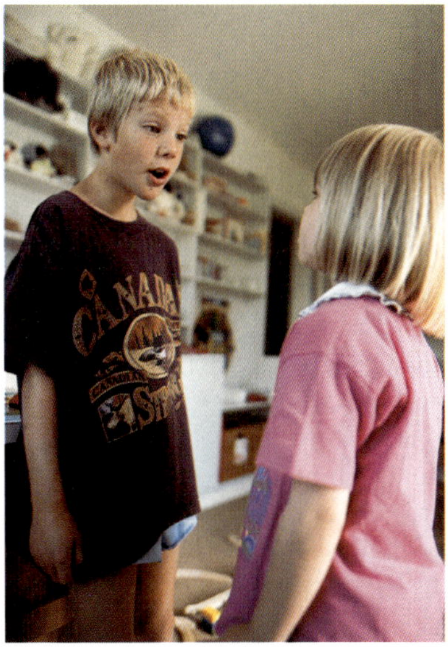

Geschwister sind zum Streiten da

Gestresste Eltern können ein Lied davon singen, wie anstrengend ein Wochenende sein kann, wenn Geschwister nur noch streiten. Gute Ratschläge wie: „Haltet euch raus! Lasst sie streiten!“ sind zwar nett gemeint, gehen aber an der Realität des Familienlebens vorbei. Erstens gibt es bei diesen endlosen Streitereien Machtgefälle, die häufig ein Eingreifen erfordern. Zweitens – und dies ist wohl das Wesentliche – werden die meisten Geschwisterkämpfe inszeniert, um die Eltern zu verwickeln. Und die fallen meist auch darauf herein, und wenn nicht, provozieren die Streitenden eben noch ein bisschen mehr.

Geplagte Eltern mögen folgende Beobachtungen trösten: Spannungen, Streit und regelrechte Kämpfe zwischen Geschwistern sind unvermeidlich. Experten sagen sogar, dass zwei ganz normale Geschwister ungefähr die Hälfte ihrer gemeinsamen Zeit im „Clinch“ liegen. Am schlimmsten sind erfahrungsgemäß die Jahre zwischen sechs und neun. Eigentlich bietet sich alles als Gegenstand einer Auseinandersetzung an. Lange – langweilige – Autofahrten sind ein Paradebeispiel.

Es gibt wohl kein Rezept, solche Auseinandersetzungen zu vermeiden. Bewährt hat sich aber, wenn Eltern

- jedem Kind gleich viel Aufmerksamkeit schenken (nicht dieselbe, denn Kinder sind unterschiedlich!),
- klare familiäre Regeln setzen und durchsetzen, welche „Waffen“ erlaubt sind und welche nicht,
- Kinder nicht miteinander oder gar gegeneinander vergleichen,
- den Kindern eigene Konfliktlösungsmöglichkeiten überlassen (so viel wie möglich – siehe oben!) und auf schlichtes „Petzen“ möglichst nicht reagieren,
- gemeinsame Aktivitäten unter den Geschwistern anregen, aber auch jedes Kind ermutigen, sein eigenes selbstständiges Leben zu führen.

Das Kinderzimmer: Ein stabiles Übungsfeld

Das Positive am Streit unter Geschwistern ist, dass er in den wenigsten Fällen das Risiko beinhaltet, wirklich zum Beziehungsabbruch zu führen. Vor allem in der mittleren und späten Kindheit dient der Umgang miteinander als Beziehungstraining. Hier lernt man, sich durchzusetzen und auch einmal einzustecken, um kurz darauf wieder auszuteilen, und es schafft die Möglichkeit, alle erdenklichen (geschwisterlichen) Umgangsformen

Wie es weitergeht

Vielleicht beruhigt es Sie: Ein, zwei Jahre später wird der offene Streit weniger, und auch die Themen ändern sich.

Im Jugendalter sind zwar die Widersprüchlichkeiten dieser Beziehung, das Pendeln zwischen Liebe und Hass, Rivalität und Loyalität noch einmal besonders groß. Gleichzeitig gewinnt aber die Beziehung an Selbstverständlichkeit. Oft werden gerade in diesem Alter die Geschwister zu den wichtigsten Vertrauten – und sie helfen einander bei der Ablösung von den Eltern. Und später? Im frühen und mittleren Erwachsenenalter treten andere Beziehungen – Partnerschaften, Ehe, eigene Kinder – in den Vordergrund. Die Nähe zu den Geschwistern wird in der Regel geringer, die Kontakte nehmen ab. Aber die Beziehung „ruht" nur. Sie lässt sich mit einer „Versicherung" vergleichen: Man kann auf sie zurückgreifen, wenn es nötig ist. Und sie wird dann, wenn die Kinder aus dem Haus sind, aller Erfahrung nach wieder an Intensität zunehmen – vor allem dann, wenn das Erinnern an alte Zeiten an Bedeutung gewinnt.

auszuprobieren, ohne Gefahr zu laufen, wirklich abgelehnt, ausgeschlossen, verlassen und für immer ausgestoßen zu werden.

Denn Geschwisterbeziehungen sind Beziehungen ganz besonderer Art: Was sie vor allen anderen zwischenmenschlichen Beziehungen auszeichnet, ist die Selbstverständlichkeit. Die Geschwisterbeziehung ist weder frei wählbar noch aufkündbar. Geschwister hat man einfach: Als Kind muss man sich mit ihnen arrangieren. In den vielen Jahren des Zusammenlebens entstehen Selbstverständlichkeiten und Gemeinsamkeiten, wie sie in keiner sonstigen Beziehung gegeben sind. Die Nichtkündbarkeit macht sie meist zu einer relativ sicheren Beziehung, auf die im Notfall zurückgegriffen werden kann.

Das heißt nun nicht, dass die Beziehung einfach ist. Im Gegenteil. Es gibt wohl wenig Beziehungsformen, die zwiespältiger (ambivalenter) sind. Zur Geschwisterbeziehung gehören Zuneigung und Abneigung, Solidarität und Rivalität, Nähe und Distanz, Liebe und Hass – und dies oft gleichzeitig und von Anfang an. Somit gehört zu jedem Geschwisterleben auch der lange und schwierige Prozess, miteinander in gegenseitiger Akzeptanz und hoffentlich zu aller Zufriedenheit zurechtzukommen.

Das „Einzelkind"

Eine bekannte amerikanische Psychologin hat einmal das Bonmot geprägt: „Worunter Einzelkinder besonders leiden, sind die Vorurteile, denen sie begegnen." Tatsächlich sind diese bis heute nicht auszurotten. Einzelkinder gelten vielfach als verwöhnt, unselbstständig, kontaktschwach, altklug, als Streber und Egoisten.

Und dies, obwohl jeder weiß, dass auch Geschwisterkinder durchaus all diese negativen Eigenschaften, die man Einzelkindern zuschreibt, zeigen können. Sicher, es gibt Unterschiede im Aufwachsen: Innerhalb der Familie ist ein Einzelkind ohne Rivalen, mit dem es die emotionale und materielle Zuwendung der Eltern teilen muss. Direkte Vergleichs- und deshalb auch Streitmöglichkeiten um die Wahrung einer gerechten Verteilung und damit die typischen Machtkämpfe und Geschwisterkonflikte entfallen.

Häufig geht es „Einzelkindern" auch finanziell besser. Sie haben aller Wahrscheinlichkeit nach mehr Raum zur Verfügung, erleben teurere Ferienreisen, können kostspieligere Hobbys pflegen und mehr außerschulische Fördermöglichkeiten in Anspruch nehmen als Kinder, deren Eltern eben nicht nur für eines zahlen müssen.

Was sagen uns Studien?

- Einzelkinder leben häufiger in Ein-Elternteil-Familien.
- Sie erleben häufiger als Geschwisterkinder Trennung, Scheidung und Wohnungswechsel.
- Unter den Eltern sind mehr Akademiker und Selbstständige.
- Häufiger sind beide Eltern berufstätig.
- Die meisten Einzelkinder sind nicht kontaktärmer, unsozialer, weniger durchsetzungsfähig und weniger einfühlsam als Geschwisterkinder.
- Einzelkinder sind oft leistungsorientierter, flexibler, anpassungsfähiger, selbstständiger, unabhängiger.

Aber: Das so genannte typische Einzelkind, das heißt das Einzelkind, das den gängigen Vorurteilen entspricht, ist ein Konstrukt. Denn Kinder, die von ihren Eltern als Prinz beziehungsweise Prinzessin aufgezogen und von allen sozialen Übungsfeldern – angefangen vom Spielplatz über den Kindergarten bis zur Schule und dem Sportverein – ferngehalten werden, um die sich alles Sorgen, Wünschen, Hoffen und Befürchten der Eltern dreht, sind selten. Viel wahrscheinlicher ist heute ein Aufwachsen mit Eltern, die, weil sie eben nur ein Kind haben, in der Lage und aufgrund ihrer Ausbildung willens sind, auch mit Kind ihre bisherige Lebens- und Freizeitgestaltung weiterzuführen und ihre beruflichen Pläne weiterzuverfolgen. Ihr Kind wird also früher selbstständig.

Tatsächlich werden Einzelkinder sehr viel häufiger und früher außerhalb der Familie betreut, sei es in Kinderkrippen, Kinderläden oder von einer Tagesmutter, die fast immer selbst ein Kind hat und vielleicht noch weitere Kinder mit betreut. Es lernt, sich schon früh in außerfamiliären Betreuungsangeboten unter Gleichaltrigen zurechtzufinden, und erlebt hier sicher ebenso viel wie oder gar mehr Konkurrenz und Rivalität als unter Geschwistern unterschiedlichsten Alters. Inzwischen gibt es viele Studien, die – vielleicht deshalb – Einzelkindern bescheinigen können, zwar streitsüchtiger, aber insgesamt aufgeschlossener, selbstsicherer und kooperativer zu sein.

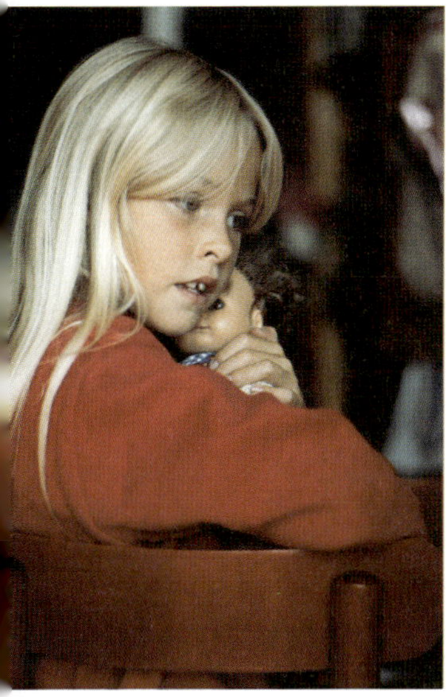

Die Familie bricht auseinander

Jede dritte Ehe in Deutschland wird heute geschieden, so die Statistik. Mehrheitlich sind es die „jüngeren" Paare, die auseinander gehen. Das heißt: Unter den 160 000 bis 200 000 Kindern (zählt man die geschätzte Zahl der Kinder aus gescheiterten nicht-ehelichen Partnerschaften mit), die jährlich von der Trennung ihrer Eltern betroffen sind, gibt es besonders viele Kinder, die noch nicht oder gerade die Grundschule besuchen. Und diese Kinder brauchen Eltern – beide Eltern!

Trotz Trennung: Eltern bleiben Eltern

Krieg zwischen Eltern ist für Kinder generell eine emotionale Katastrophe. Lange Zeit sah man den besten und auch einzigen Weg, den klassischen Scheidungskrieg zu vermeiden und so zum Abbau der dadurch bedingten psychischen Belastungen beizutragen, darin, mit der Scheidung das Sorgerecht auf den Elternteil zu übertragen, der das Kind anschließend weiter betreut. Der andere erhielt – als verbleibenden „Rest" seines verfassungsrechtlich garantierten Elternrechts – ein Umgangsrecht. Die Folge: Unter dieser Regelung hatte bereits ein Jahr nach der Scheidung fast die Hälfte aller Kinder keinen Kontakt mehr zum nicht betreuenden und damit meist auch nicht-sorgeberechtigten Elternteil. Die Kin-der wuchsen also in der Regel ohne Väter auf. Da jedoch immer deutlicher wurde, dass Kinder weniger unter dem Scheidungsakt als solchem, sondern vor allem unter der Verschlechterung oder gar dem Verlust der Beziehung zu Vater oder auch Mutter als Folge von deren Scheidung leiden, suchte man neue Wege, um dem „Kindeswohl" besser gerecht zu werden.

Ein wichtiger Schritt in die richtige Richtung war die Einführung der „gemeinsamen Sorge", die 1998 im Zuge der Reform des Kindschaftsrechts als Regelfall gesetzlich verankert wurde. Mit

Richtig entschieden

Dass die Gesetzgeber 1998 trotz aller Befürchtungen richtig entschieden haben, hat eine vom Bundesfamilienministerium in Auftrag gegebene Studie gezeigt. Die Bilanz, die fünf Jahre nach Inkrafttreten des Gesetzes gezogen werden kann, ist die: drei von vier geschiedenen Elternpaaren leben inzwischen mit dem gemeinsamen Sorgerecht und fahren gut damit – vor allem die Kinder. Wo Eltern das gemeinsame Sorgerecht ausüben, zeigen Kinder sehr viel weniger psychische „Folgeschäden" der Scheidung ihrer Eltern (→ Seite 224). Denn die gemeinsame Sorge der Eltern zwingt diese zur Anstrengung, dem Wohl ihres Kindes gerecht zu werden. Dass es nach wie vor Eltern gibt, die dieses aufgrund ihrer Trennung aus den Augen verlieren, ließ sich jedoch durch Gesetzesänderungen nicht vermeiden!

dieser Neuregelung wurde der Gesetzgeber dem Grundsatz gerecht, dass Eltern auch nach der Scheidung Eltern bleiben. „Gemeinsame Sorge" als Regelfall bedeutet: Vater und Mutter tragen auch bei dauerhafter Trennung und bei Scheidung die Verantwortung für ihr Kind gemeinsam und üben die elterliche Sorge auch weiterhin gemeinsam aus. Nur wenn ein Elternteil die Alleinsorge (→ Seite 213) ausdrücklich beantragt, wird die Frage vor Gericht verhandelt. Dies gilt auch, wenn Eltern vor der Trennung nicht verheiratet waren. Haben sie damals durch eine Sorgerechtserklärung erklärt, die elterliche Sorge gemeinsam ausüben zu wollen (möglich durch die Reform des Kindschaftsrechts 1998), so gelten für sie im Trennungsfall dieselben Rechte und Pflichten wie im Scheidungsfall verheirateter Eltern.

Die „elterliche Sorge"

Die „elterliche Sorge" umfasst alle gesetzlichen Rechte und Pflichten gegenüber ihren minderjährigen Kindern. Sie beinhaltet auch die gesetzliche Vertretung und die Vermögens- und Personensorge. Zur letzteren gehört die Sorge für das körperliche und seelische Wohlergehen des Kindes, das Aufenthaltsbestimmungsrecht, die medizinische Versorgung und später dann das Schulbestimmungsrecht.

Um die tatsächliche Ausübung der gemeinsamen elterlichen Sorge nach Trennung und Scheidung im Alltag überhaupt praktizierbar und möglichst konfliktfrei zu gestalten, unterscheidet das Gesetz Angelegenheiten von erheblicher Bedeutung, die nur im Einvernehmen beider Elternteile zu entscheiden sind, von Angelegenheiten des täglichen Lebens, die der Elternteil allein zu regeln hat, bei dem das Kind vorwiegend lebt, der es also hauptsächlich versorgt.

„Angelegenheiten von erheblicher Bedeutung" sind zum Beispiel:

- der Aufenthalt des Kindes (bei wem wohnt es?)
- der Unterhalt
- der Schulbesuch (Einschulung, Schulart, Wahl der weiterführenden Schule), später dann Ausbildung und Berufswahl
- größere medizinische Eingriffe, die die Einwilligung der Eltern voraussetzen.

Andere „Angelegenheiten des täglichen Lebens“ können sein:
- die Organisation des täglichen Lebens: wie Bettgehzeiten, Ernährung, Freizeitgestaltung, Kleidung, häusliche Pflichten,
- normale Arztbesuche.

Es handelt sich also um Entscheidungen ohne weit reichende oder gar unumkehrbare Folgen.

Dem Elternteil, bei dem das Kind wohnt, wurde damit eine Alleinentscheidungsbefugnis in Angelegenheiten des täglichen Lebens eingeräumt. Lebt das Kind beispielsweise beim Vater, kann er natürlich entscheiden, was es isst, wann es ins Bett muss, wie hoch sein Taschengeld ist, ob und ab wann es allein mit seinen Freunden ins Kino gehen darf und so weiter. Er muss sich mit seiner Ex-Frau nicht darüber auseinander setzen, ob das Kind nun einen Turnverein besuchen darf oder nicht, welche Fernsehsendungen es sieht und ob es zum Kindergeburtstag des Nachbarjungen gehen darf.

Eine Einigung über die Frage, ob ihr Kind vorzeitig oder per Antrag eingeschult werden soll, ob es prinzipiell Fernsehen darf oder nicht, vegetarisch ernährt werden soll und so weiter, müssen Eltern mit gemeinsamer Sorge aber auch gemeinsam treffen.

Das gemeinsame Sorgerecht setzt bei den Eltern ein hohes Maß an Toleranz, Kompromissbereitschaft, Zuverlässigkeit und Einfühlungsvermögen in die Bedürfnisse und Schwierigkeiten ihres Kindes voraus. Es erfordert, dass sie die Konflikte, die sie als Paar austragen, von ihrer Elternschaft trennen.

„Alleinsorge“

Eine gemeinsame Regelung in Erziehungsfragen zu treffen ist selbst für Elternpaare, die dauerhaft durch Liebe und Respekt miteinander verbunden sind, manchmal schwierig genug. In der meist konfliktgeladenen Beziehung eines sich trennenden Paares besteht die Gefahr, dass alte Vorwürfe und immer noch schwelende Konflikte verstärkt über die Kinder ausgetragen werden. Dem vorzubeugen, gibt es weiterhin die Möglichkeit einer „Aufhebung der gemeinsamen elterlichen Sorge“ und damit der „Alleinsorge“. Sie setzt den Antrag eines der beiden Elternteile voraus. Diesem Antrag ist jedoch nur dann stattzugeben, wenn – so heißt es im Bürgerlichen Gesetzbuch (§ 1671 BGB) –
- der andere Elternteil zustimmt, es sei denn, dass das Kind das 14. Lebensjahr vollendet hat und es selbst der Übertragung widerspricht, oder
- zu erwarten ist, dass die Aufhebung der gemeinsamen Sorge und die Übertragung der Alleinsorge auf den Antragsteller dem Wohl des Kindes am besten entspricht.

TIPP

Weitere Informationen

Das Bundesministerium der Justiz hat verständlich und einfühlsam alle einschlägigen Fragen zum neuen Kindschaftsrecht im Internet unter www.bmj.bund.de (Rubrik Ratgeber & Broschüren) beantwortet.

Trennungen trennen – auch bei gemeinsamer elterlicher Sorge

Die gemeinsame elterliche Sorge enthebt sich trennende Paare jedoch nicht von der letztlich ausschlaggebenden Entscheidung: Bei wem wohnt das Kind? Wer übernimmt die tägliche Versorgung? Wer trennt sich tageweise, wochenweise von seinem Kind?

Die Beantwortung dieser Fragen kann kein Gesetz erleichtern. Sie erfordert von jedem Elternteil ein großes Maß an Ehrlichkeit, Einsicht, Selbstkritik, Realitätssinn, Einfühlungsvermögen und Kompromissbereitschaft, und das in einer Situation, in der gerade dies besonders schwer zu leisten ist.

Fragen, die Eltern sich selbst ehrlich beantworten müssen:

- Wer hat bisher die tägliche Versorgung des Kindes zum größten Teil übernommen? Dazu gehören die vielen Kleinigkeiten des Alltags, vom Kontrollieren des täglichen Zähneputzens und dem abendlichen Vorlesen, vom Beaufsichtigen der Hausaufgaben, vom Fahrdienst bis hin zu den Gesprächen mit Lehrern.
- Wer wird dem Kind seine gewohnte Umgebung, seine Schule, seine Freunde, kurz: sein soziales Netz erhalten können?
- Für wen wird es leichter sein, für den Unterhalt des Kindes zu sorgen?
- Bei wem ist es wahrscheinlich, dass er auch über längere Zeit verlässlich für das Kind sorgen kann?
- Dazu kommt leider auch: Will ich wirklich für mein Kind sorgen
- oder will ich nur meinem „Ex", der dies auch beansprucht, weh tun?

Wenn Eltern sich bemühen, diese Fragen nach bestem Wissen und Gewissen zu beantworten, wird fast immer sehr schnell klar, bei wem das Kind auf Dauer „besser" lebt.

Nur ein Witz?

Der bekannte amerikanische Kinderarzt T. B. Brazelton hat vorgeschlagen, dass das Kind das Recht haben solle, an ein- und demselben Ort zu leben, seine Eltern dagegen die Pflicht haben, jeweils mit Sack und Pack ihre Sorgepflicht in der Wohnung des Kindes anzutreten. Wie ironisch auch immer dieser Vorschlag gemeint sein mag, er regt zum Nachdenken an!

Das Umgangsrecht

Zum Kindeswohl gehört der Umgang mit beiden Elternteilen. Deshalb hat es ein gesetzlich festgeschriebenes Recht auf regelmäßigen Kontakt auch mit dem Elternteil, bei dem es nicht lebt. Das Recht auf Umgang gilt auch umgekehrt. Auch nach der Trennung bleibt jeder Elternteil zum Umgang mit dem Kind berechtigt. Großeltern, Geschwister, Pflege- und Stiefeltern, mit denen das Kind vor der Trennung zusammengewohnt hat, sind in dieses Umgangsrecht eingeschlossen, soweit der Kontakt mit ihnen dem Wohl des Kindes dient.

Für die Eltern beinhaltet das Umgangsrecht jedoch auch eine Umgangspflicht. Diese gilt für beide Eltern:

- Der Elternteil, bei dem das Kind nicht lebt, ist verpflichtet, zu seinem Kind regelmäßigen und verlässlichen Kontakt zu pflegen.
- Der Elternteil, bei dem das Kind lebt, muss diesen Kontakt ermöglichen.
- Beide Eltern haben die Pflicht, den Umgang so spannungs- und konfliktfrei wie es geht zu gestalten.

Es gibt eine Vielzahl von Möglichkeiten, wie Eltern und Kinder das Umgangsrecht handhaben. Viele Faktoren sind dabei zu berücksichtigen, spielen bei den konkreten Absprachen eine Rolle: Da ist die Entfernung zwischen den Wohnungen, der Arbeitsalltag der Eltern, ihre Arbeitsbelastung, der Tages- und Wochenablauf des Kindes und vor allem sein Alter. Gerade in der Anfangszeit nach der Trennung kommt es auf genaue Absprachen an. Zu schnell treten im allgemeinen Durcheinander der ersten Zeit die Bedürfnisse des Kindes in den Hintergrund.

Das neue Gesetz, das die gemeinsame elterliche Sorge zum Regelfall gemacht hat, setzt voraus, dass Eltern sich ohne gerichtliche Regelung über die konkrete Ausgestaltung des Umgangsrechts einigen, macht es also zur Sache beider Eltern, eine für alle Beteiligten zufriedenstellende Besuchsregelung zu finden.

Betreuter Umgang

Leider gibt es Eltern, die ihren Paarkonflikt auch auf die Frage des Umgangs ausdehnen, und gerade die Ausgestaltung des Umgangsrechts bietet sich dann an, zum Schaden aller Beteiligten, besonders aber des Kindes, alte Rechnungen zu begleichen. Nicht selten werden dann die Treffen zur Qual für das Kind, das aus Loyalität zu einem Elternteil das Zusammensein mit dem anderen gar nicht genießen darf und möglicherweise mit Verhaltensauffälligkeiten, Schlafstörungen, allerlei somatischen Beschwerden oder entschiedener Verweigerung auf das Chaos reagiert. Dies scheint dann wieder den verfeindeten Eltern Munition zu liefern im Kampf um die Verhinderung des Umgangs.

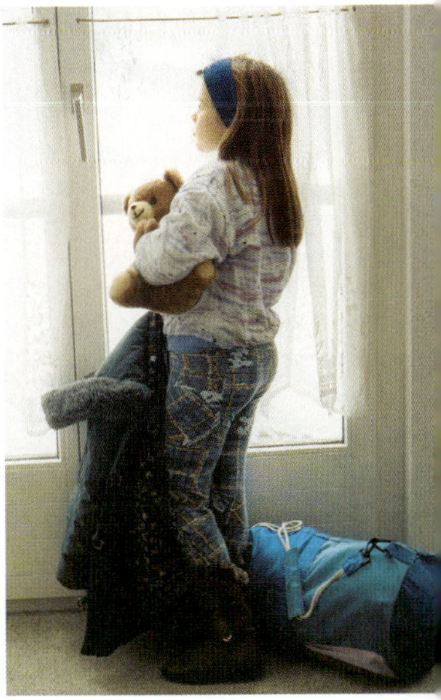

In solchen Fällen gibt es die Möglichkeit eines gerichtlich angeordneten betreuten Umgangs, der meist durch den Kinderschutzbund oder ähnliche Institutionen organisiert wird. Diese stellen Räumlichkeiten zur Verfügung, in denen sich der ausgegrenzte Elternteil und das Kind treffen können. Eine unabhängige Betreuungsperson – meist ehrenamtliche Mitarbeiter – kümmert sich während des Treffens um die Belange der Kinder und sorgt – wenn dies nötig ist – für ein entspannteres Verhältnis zwischen Elternteil und Kind. Ziel ist, den Kindern auch dann eine Beziehung und Bindung zu beiden Elternteilen zu ermöglichen, wenn das Konfliktpotenzial so groß ist, dass die Ex-Partner nicht in der Lage sind, den Umgang mit beiden Eltern sicherzustellen und damit zusätzlich zu den Problemen der Scheidung an sich noch der Verlust eines Elternteils käme.

Mediation und Beratung

Was im Gesetz der gemeinsamen elterlichen Sorge und den Regeln zum Umgangsrecht so vernünftig formuliert ist, stellt viele Eltern, die sich in der Trennungs- und Scheidungsphase befinden, erst einmal vor ein kaum lösbares Problem: Wie sollen wir, die wir selbst durch unsere Trennung überfordert sind, einvernehmlich zum Wohl unseres Kindes dessen Angelegenheiten regeln?!

Nur wenigen Eltern gelingt dies ohne Hilfe. Zu sehr hindern eigene Gefühle der Trauer, Angst, Wut, des Hasses und der Enttäuschung, vielleicht auch Scham und Schuld daran, auch jetzt „gute" Eltern zu bleiben, die elementaren Bedürfnisse ihres Kindes richtig wahrzunehmen und sie zu befriedigen. „Gute" Eltern erkennen dies und nehmen in dieser Situation, die zweifellos zu den schwierigsten in einem Elternleben gehört, die Hilfen in Anspruch, die ihnen rechtmäßig zustehen.

Jugendamt und Familienberatung

Eltern, die sich trennen, haben einen Rechtsanspruch auf Beratung durch das Jugendamt. Diesen Anspruch regelt das Kinder- und Jugendhilfegesetz (§ 17 Abs. 2 KJHG).

„Im Falle der Trennung und Scheidung sind Eltern unter angemessener Beteiligung des betroffenen Kindes oder Jugendlichen bei der Entwicklung eines einvernehmlichen Konzepts für die Wahrnehmung der elterlichen Sorge zu unterstützen; dieses Konzept kann auch als Grundlage für die richterliche Entscheidung über die elterliche Sorge nach Trennung und Scheidung dienen."

Damit Eltern minderjähriger Kinder ihr Anspruch auf Beratung bekannt wird, informiert das Gericht, bei dem der Scheidungs-

TIPPS

Weitere Informationen

- Die Deutsche Arbeitsgemeinschaft für Jugend- und Eheberatung e. V. (DAJEB) Bundesgeschäftsstelle
Neumarkter Straße 84 c
Tel 0 89/4 36 10 91
Fax 0 89/4 31 12 66
bietet unter www.dajeb.de die Adressen von Beratungsstellen in Wohnortnähe.

- Der Verein Humane Trennung und Scheidung e. V. (VHTS) Dachverband
Schneppenhorstweg 5
13627 Berlin
Tel. 0 30/ 3 82 70 52
Fax 0 30/3 81 50 22
ist ebenfalls im Netz unter www.vhts.de zu erreichen.

Nicht erst, wenn das Kind in den Brunnen gefallen ist

Beratung und Unterstützung durch die Jugendhilfe, durch Erziehungs-, Konflikt- und Familienberatungsstellen stehen nicht erst im Falle einer Scheidung zur Verfügung. Alle Eltern haben nach Paragraph 17 KJHG Absatz 1 VIII einen Anspruch auf Beratung in Fragen der Ehe und Partnerschaft. Diese soll helfen

1. ein partnerschaftliches Zusammenleben in der Familie aufzubauen und fortzuführen,
2. Konflikte und Krisen in der Familie zu bewältigen,
3. im Fall der Scheidung oder Trennung Bedingungen zu schaffen, die es erlauben, dass die Eltern ihre Verantwortung zum Wohl ihres Kindes wahrnehmen.

antrag eingereicht wurde, das zuständige Jugendamt. Dieses nimmt dann von sich aus Kontakt zu den scheidungswilligen Eltern auf. Die Beratung ist kostenfrei. Beratungsgespräche im Sinne dieses Paragraphen des KJHG bieten auch andere – freie – Einrichtungen der Jugendhilfe an. Dazu gehören zum Beispiel Beratungsstellen des Diakonischen Werks, der Caritas, der Arbeiterwohlfahrt und andere (→ Seite 287)

Der Rechtsanspruch auf Beratung ist ein Angebot, das auch abgelehnt werden kann, und leider wird das Beratungsangebot immer noch viel zu selten in Anspruch genommen. Denn es gibt (zu) viele Eltern, die angesichts der persönlichen Katastrophe, die eine Trennung von ihrem Partner für sie bedeutet, das Wohl ihres Kindes aus den Augen verlieren. Sie bemerken nicht, dass sie ihre eigenen Bedürfnisse und Gefühle daran hindern, das, was sie als Paar betrifft, vom Wohl des Kindes zu trennen, und wissen nicht, dass diese unheilvolle Vermischung dazu führen kann, dass ihr Kind durch unlösbare Loyalitätskonflikte in seiner gesunden Weiterentwicklung behindert wird.

Mediation

Mediation ist vor allem dann sinnvoll, wenn unabhängig vom Kindeswohl auch noch andere Themen strittig sind. Fragen, die in der Mediation beantwortet werden, sind zum Beispiel:

- Bei wem sollen die Kinder wohnen?
- Wie wird die Besuchsregelung gestaltet?

- Wer bleibt in der bis dahin gemeinsamen Wohnung?
- Wie wird das Vermögen aufgeteilt?
- Wer bezahlt die gemeinsamen Schulden?

Der Mediator, eine neutrale dritte Person ohne eigene Entscheidungsmacht, ermöglicht dem sich trennenden Paar, eigenverantwortlich gemeinsame Lösungen für die Zukunft zu erarbeiten. Dabei geht es nicht um Sieg oder Niederlage einer der beiden Parteien. Das Ziel ist die Verständigung, die eine einvernehmliche Planung der Zukunft als getrennte Eltern eines gemeinsamen Kindes erst möglich macht. Mediation setzt die Absicht und die Fähigkeit voraus, eigene Vorstellungen zu entwickeln und sich mit denen des anderen auseinander zu setzen. Paare, die eine Mediation in Anspruch nehmen, haben in der Regel die Hoffnung auf einvernehmliche Lösungsmöglichkeiten nicht aufgegeben, haben aber festgestellt, dass die jetzige Ausnahmesituation ihnen ein ruhiges zielorientiertes Gespräch unmöglich gemacht hat.

Die Trennungs- und Scheidungsmediation kann je nach anstehenden Problemen und Konflikten unterschiedlich viel Zeit in Anspruch nehmen. Mediatoren gehen im Allgemeinen von drei bis zehn Stunden aus. Deren Kosten liegen derzeit zwischen 50 und 100 Euro/Stunde. Sie sind als außergewöhnliche Belastung steuerlich absetzbar. Die Vereinbarung, die am Ende getroffen wird, kann nach juristischer Überprüfung als Grundlage für einen Scheidungsvergleich oder eine notarielle Beurkundung dienen.

Familiengericht

Ziel des neuen Kindschaftsrechts sind außergerichtliche einvernehmliche Regelungen. Manche Eltern jedoch sind trotz Beratung und Mediation noch nicht sofort in der Lage, Entscheidungen zum Wohl des Kindes eigenverantwortlich zu treffen. Hier wird auf Antrag das Familiengericht tätig. Dabei geht es nicht immer um die Frage, ob die gemeinsame Sorge zugunsten einer „Alleinsorge" (→ Seite 213) aufgegeben werden soll. Auch wenn der Aufenthaltsort strittig ist oder die Eltern sich über die Regelung des Umgangs nicht einigen können, können sie ihren Konflikt gerichtlich lösen lassen. Die anfallenden Kosten übernimmt die Justizkasse. Bei allen familiengerichtlichen Verfahren hat das Jugendamt eine Mitwirkungspflicht – das heißt: Die Stellungnahme erfahrener Sozialarbeiter, Psychologen und Pädagogen liefert die Grundlage für den Gerichtsbeschluss. Dazu sind Gespräche mit allen Beteiligten – ab etwa fünf Jahren auch mit den betroffenen Kindern – nötig, in denen gemeinsam nach Lösungen gesucht wird. Die schriftliche Stellungnahme des Jugendamtes, die dem Familien-

Das Umgangsrecht – ein Beispiel

Können sich Eltern nicht über die konkrete Ausführung des Umgangsrechts einigen und tragen diesen Konflikt vor das Familiengericht, so entscheidet dieses durch einen für beide Eltern verbindlichen Beschluss über

- den Ort der Besuchskontakte
- den Rhythmus (täglich, wöchentlich, vierzehntäglich, monatlich)
- die Dauer (stundenweise, tageweise, Wochenende mit oder ohne Übernachtung, Wochen)
- die Uhrzeit (Beginn und Ende der Besuchskontakte)
- die Feiertags- und Ferienregelung.

gericht zugeht, wird mit den Beteiligten abgestimmt. Zum Abschluss des Verfahrens kommt es in aller Regel zu einer mündlichen Verhandlung.

Zwangsmaßnahmen und Ordnungsstrafen können zur Durchsetzung des familiengerichtlichen Beschlusses eingesetzt werden. Der Elternteil, bei dem das Kind lebt, hat die Verantwortung und die Pflicht, die Besuchsregelung durchzusetzen.

Ein Antrag auf gerichtliche Regelung sollte immer erst als letzte Möglichkeit ins Auge gefasst werden. Denn ein Gang zum Gericht bedeutet oft eine langwierige Prozedur. Richter, ein Mitarbeiter des Jugendamts und manchmal auch noch ein vom Richter bestellter Gutachter (meistens ein Psychologe, Psychiater, Kinder- und Jugendpsychiater oder Sozialpädagoge) müssen sich über die Eltern, ihre berufliche Situation, ihre Lebensgewohnheiten und vor allem ihre Beziehung zum Kind auf der einen Seite und über das Kind und dessen Wünsche und Bedürfnisse auf der anderen Seite ein Urteil bilden.

Abzuwägen ist bei allem wohlmeinenden Vorgehen von Gericht, Behörden, Anwälten und Gutachtern: Das betroffene Kind wird dadurch möglicherweise tiefer in Loyalitätskonflikte verstrickt, obwohl es doch beide Elternteile liebt und möchte, dass seine Eltern zusammenbleiben.

PAS – ein neuer Begriff in der Rechtsprechung

In der Rechtsprechung zum Sorge- und Umgangsrecht taucht in den letzten Jahren ein neuer Begriff auf, das PAS (Parent Alienation Syndrom, deutsch: Eltern-Entfremdungs-Syndrom). Dieser Begriff beschreibt das Bündel von Symptomen (Syndrom), unter denen Scheidungskinder leiden, denen die für sie so wichtige innere Bindung zu beiden Elternteilen nicht „erlaubt" ist. Erlaubt deswegen nicht, weil ein Elternteil, meist derjenige, bei dem das Kind augenblicklich lebt, aus Wut auf den Partner, aus Enttäuschung und Gekränktheit, nicht mehr die notwendige Bindungstoleranz – also die Fähigkeit, die Bindung des gemeinsamen Kindes an den anderen Elternteil zu tolerieren – besitzt, die es dem Kind möglich macht, auch den anderen zu lieben.

Aufgrund eigener nicht gelöster Konflikte mit dem Ex-Partner erschweren sie ihrem Kind den Kontakt zum Vater, beziehungsweise zur Mutter, sei es dadurch, dass er/sie den Umgang durch vielerlei vorgeschobene Gründe schwierig oder unmöglich macht, oder aber auch dadurch, dass er/sie den anderen ständig abwertet oder durch offen zur Schau gestellte negative Gefühle wie Wut, Enttäuschung, Hass und Verachtung dem Kind signalisiert: Der andere ist „böse", oder: Wenn du ihn trotzdem liebst, bis du „böse". Dass ein Kind, das solchermaßen „programmiert" wird, keine gute Beziehung zum vermeintlich bösen Elternteil halten kann, liegt auf der Hand. Um sein Wohl zu garantieren, gehen Familienrichter deshalb heute so weit, in Fällen, in denen die Sorgerechtsregelung gerichtlich entschieden werden muss, dem Elternteil die Erziehungsfähigkeit, also auch die Befähigung zur elterlichen Sorge abzusprechen, der die Bindungstoleranz vermissen lässt und damit verhindert, dass sein Kind die notwendige Bindung zum anderen Elternteil bewahrt und fortentwickelt.

Nach der Trennung

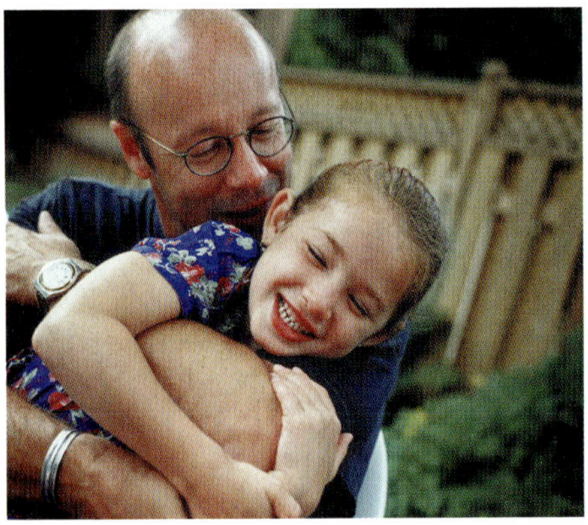

Die Nachscheidungsfamilie

Trotz der endgültigen Scheidung besteht „Familie" weiter. Dem entspricht der Begriff der Nachscheidungsfamilie, der heute gern verwendet wird. Solche Nachscheidungsfamilien können ganz unterschiedlich aussehen. Vielleicht haben die Eltern ihre Beziehung bald wieder zumindest so weit „normalisiert", dass trotz räumlicher Trennung dem Kind Vater und Mutter emotional weiterhin konfliktfrei zur Verfügung stehen, auch wenn das Kind mit Mutter beziehungsweise Vater allein aufwachsen muss. Möglicherweise wird das Kind aber auch in einer Einelternfamilie aufwachsen, in der der abwesende Elternteil faktisch keine oder nur noch eine sehr geringe Rolle spielt.

Gerade für jüngere Kinder – und damit auch jüngere Eltern – ist die Einelternfamilie meist nur von kurzer Dauer. Neue Personen erweitern sie. Verschiedenste Formen sind möglich. Vielleicht hat Mutter oder Vater – möglicherweise auch nur für einen begrenzten Zeitraum – einen neuen Partner, eine neue Partnerin gefunden, die sich gar nicht als „neuer Vater, neue Mutter" in die Familie einbeziehen lassen wollen und können. Vielleicht entwickelt sich zum Kind auch eine freundschaftliche Ebene, die diese zum Stiefvater, zur Stiefmutter werden lassen. Und vielleicht sind diese „Neuen" auch selbst Vater oder Mutter und bringen nun ihre Kinder mit in die „alte" Einelternfamilie, und eine neue große Familie entsteht.

Die Familie von „allein Erziehenden"

Durch das neue Scheidungsrecht hat im Grunde genommen der Begriff des allein Erziehenden nach einer Trennung seinen Sinn verloren, zumindest wenn diese so verläuft, wie der Gesetzgeber es vorschreibt. Denn das gemeinsame Sorgerecht beinhaltet ja auch das gemeinsame Erziehungsrecht und damit auch die gemeinsame Erziehungspflicht.

Dennoch bedeutet es natürlich eine neue Herausforderung, nach der Trennung als Vater oder Mutter allein mit dem Kind, den Kindern zu leben. Die größten Aufgaben sind, dem Kind, den Kindern

- so wenig Änderungen wie möglich zuzumuten
- und ihm, ihnen so viel Zeit wie es geht mit dem nicht im gemeinsamen Haushalt lebenden Elternteil zu ermöglichen.

Hängt das Gelingen der zweiten Aufgabe im Allgemeinen vom guten Willen und der Anstrengung der geschiedenen Eltern ab, ist die Lösung der ersten fast immer abhängig von Bedingungen, die sich aus der Trennung selbst ergeben: Ein Wohnortwechsel für einen Elternteil steht an. Die Betreuung der Kinder wird für denjenigen, bei dem die Kinder leben, oft schwieriger – und damit auch die Vereinbarkeit von Familie und Beruf. Vor allem, wenn die Kinder klein sind, kommt für allein Erziehende eine Vollzeit-Berufstätigkeit häufig nicht infrage. Materielle Einbußen sind zu erwarten. Die statistische Wahrscheinlichkeit, Sozialhilfe als Hilfe zum Lebensunterhalt und zur Existenzsicherung in Anspruch nehmen zu müssen, steigt.

Fast immer herrscht großer Beratungsbedarf. Je nach Problem sind dafür das Sozialamt, das Jugendamt, das Amt für Wohnungswesen, das Arbeitsamt oder die Krankenkasse beziehungsweise Krankenversicherung zuständig. Wer meint, die nun auf ihn zukommenden Probleme allein bewältigen zu müssen, tut weder sich noch seinen Kindern etwas Gutes. Das heißt: Nehmen Sie Ihr Recht auf Beratung und Unterstützung in Anspruch!

TIPPS

Weitere Informationen

- Der Bundesverband alleinerziehender Mütter und Väter e. V.
  Hasenheide 70
  10967 Berlin
  Tel. 0 30/69 59 78-6
  Fax 0 30/69 59 78-77
  hat im Frühjahr 2002 ein Taschenbuch **Alleinerziehend – Tipps und Informationen** neu aufgelegt. Mitglieder erhalten dieses Buch kostenlos zugesandt.
  Nicht-Mitglieder bekommen es unter oben genannter Adresse für 5 Euro inklusive Portokosten.
- Unter der Beratungs-Hotline 01 90/89 89 29 (1,86 Euro/Minute) ist auch ein erster Kontakt möglich und unter www.vamv.de gibt es Informationen im Netz.

Stieffamilien

Geschiedene Frauen und Männer finden oft über kurz oder lang neue Partner, Lebenspartner, und versetzen ihre Kinder damit in die Situation, mit einem neuen „Vater", einer neuen „Mutter" und möglicherweise mit neuen Geschwistern zurechtkommen zu müssen.

Auch wenn – was häufig leider noch nicht der Fall ist – die neue Beziehung nach abgeschlossener Verarbeitung des Verlustes aufgenommen wird und deshalb für die Partner einen Gewinn bedeutet, erleben Kinder sie meist erst einmal als Verrat. Diese Reaktion ist völlig normal. Viele geraten noch einmal in die Loyalitätskonflikte der Zeit, in der sich die Eltern getrennt haben, und dies besonders, wenn die Eltern ihre Beziehung noch nicht geklärt haben. Für diese Kinder hieße den neuen Partner zu akzeptieren, den eigenen Vater, die eigene Mutter zu verraten.

Oft empfinden Kinder den neuen Partner als Bedrohung der eigenen möglicherweise noch sehr labilen Sicherheit, wenigstens auf ein Elternteil bauen zu können. Ihre Angst, auch den verbleibenden Elternteil zu verlieren, zwingt sie zur Anpassung, die ihnen eine adäquate Verarbeitung der Krise nicht erlaubt.

Viele Kinder, die langfristig an Scheidungsfolgen leiden, haben sehr früh eine „neue Mutter", einen „neuen Vater" und „neue Geschwister" bekommen. „Stieffamilien" stehen deshalb vor einer besonders schwierigen Aufgabe, die nur gut zu lösen ist, wenn alle Seiten Geduld, Einsicht und Verständnis aufbringen. Sie dürfen nicht vergessen: Stieffamilien haben für Kinder immer einen Sonderstatus. Je mehr dies sowohl die leiblichen Eltern als auch die Stiefeltern akzeptieren, desto größer sind die Chancen,

TIPPS

So werden die neuen Beziehungen konfliktfreier

Machen Sie sich klar:

- Die Bildung neuer Beziehungen aller (Stief-)Familienmitglieder braucht Zeit. Erwarten Sie nichts Unmögliches, weder von Ihrem Kind, von Ihrem Partner, noch von sich selbst.
- Führen Sie Ihren neuen Partner erst dann als möglichen Stiefvater, mögliche Stiefmutter ein, wenn Sie sich wirklich über die Tragfähigkeit der neuen Beziehung sicher sind. Wichtig: Ihr neuer Partner ist nie ein neuer Vater, nie eine neue Mutter.
- Ermöglichen Sie Ihrem Kind die alten Bindungen weiter, sowohl zu seinem Vater beziehungsweise seiner Mutter, aber auch zu Ihnen in der von früher bekannten Weise.
- Gestehen Sie aber auch Ihren neuen (Stief)-Kindern zu, abzuwarten. Die Bindung an die leiblichen Eltern führt zwangsläufig zu Loyalitätskonflikten, die erst einmal eine Beziehung zu Ihnen erschwert, wenn nicht unmöglich macht. Gerade besonders liebevolle Stiefeltern können bei Kindern starke Loyalitätskonflikte auslösen, die es zu verstehen gilt.
- Widerstehen Sie der Versuchung, sich als neue Familie unter Leugnung der Realität um besondere „Normalität" zu bemühen. Sie lassen damit das Kind mit seiner Wahrnehmung, seinen Gefühlen allein.
- Eine alte Familiengeschichte mit der Vielzahl von gemeinsamen Erfahrungen, Konflikten, Kompromissen, Lösungen und Lösungsversuchen, aber auch Wertsystemen und Wertvorstellungen in eine neue zu integrieren bedarf häufig therapeutischer Unterstützung. Scheuen Sie sich nicht, diese anzunehmen!

dass die Krise gut bewältigt wird, für ihr Kind, die „neue“ (Stief-) Familie und den leiblichen Vater, die leibliche Mutter, die nun nicht mehr in die neue Familie gehören.

Erwiesen und mutmachend ist die Erkenntnis: Die Kinder, die sich als Teil einer „Mehrelternfamilie“, die leibliche Eltern und Geschwister und Stiefmutter/Stiefvater und Stiefgeschwister umfasst, geborgen fühlen können, tragen die geringsten Risiken, als Scheidungskinder unter lebenslangen Folgen leiden zu müssen.

Die schmerzlose Scheidung?

Trennungen/Scheidungen sind für alle Beteiligten, für Eltern wie Kinder eine möglicherweise traumatische Erfahrung. Dass sie manchmal notwendig werden, wissen wir. Dies zu verstehen und zu akzeptieren fällt Kindern jedoch schwer. Hierfür gibt es zahlreiche Gründe:

- Ein Kind erleidet die Scheidung der Eltern fast immer passiv. Gewiss – die Eltern haben sich die Entscheidung nicht leicht gemacht. Ihre Trennung ist der Schlussstrich, weil es keine andere Lösung mehr gab. Und dennoch hatten sie meist im Gegensatz zu Ihrem Kind die Möglichkeit, zu handeln.
- Die Erfahrungen, die die Eltern als Paar miteinander teilen, sind nicht die des Kindes. Es hat ein anderes inneres Bild von seinem Vater, seiner Mutter. Diese sind Teil seiner Persönlichkeit, ein wesentlicher Teil, der ihm nun in seinem Erleben genommen werden könnte.
- Ein Kind kann sich nicht teilen. Es ist Teil eines Dreiecks zwischen Vater und Mutter. Auch im Fall der Trennung der Eltern bleibt das Kind Teil dieses Dreiecks mit seinen ganz besonderen seelischen Bindungen und Verpflichtungen. Jede Trennung, die ein Kind zwingt, dies infrage zu stellen, Bindungen und Loyalitäten aufzukündigen, wird zur Katastrophe, da sie zum Selbsterleben des Kindes gehören, ein Teil seiner selbst sind. Der Riss in der Ehe der Eltern geht so durch das Kind selbst.
- Kinder haben einen anderen Begriff von Zeit. Sie können die Gegenwart weder als vorübergehend noch die Zukunft als anders, besser denken. Sie können deshalb auch nicht wie ihre Eltern die gegenwärtige Trennungssituation als Lösung eines vergangenen Problems und als Chance für einen Neubeginn sehen.
- Ein Kind kann die Trennung seiner Eltern nicht verstehen. Deren Gründe für Trennung mögen ihnen selbst oder Außenstehenden noch so nachvollziehbar sein: Einem Kind sind diese nicht plausibel zu machen. Dazu kommt: Solange Kinder Schwierigkeiten haben, von der eigenen Perspektive zu abstrahieren (→ Seite 40), also auch die familiären Probleme losgelöst von der eigenen Per-

son zu sehen, bleibt ihnen als Erklärung nur übrig: Die Trennung hat mit mir zu tun. Oder: Ich habe die Trennung verursacht. Und dann: Ich bin schuldig.

- Aber auch dann, wenn Kinder das „egozentrische Alter" (→ Seite 40) längst hinter sich gelassen haben: Ein Kind will die Trennung seiner Eltern oft nicht verstehen. Es hält diese Ehe, diese Familie für die einzige, beste und für unzerstörbar. Auch vernünftige Argumente vermögen es nicht zu überzeugen, dass andere Möglichkeiten für alle Beteiligten besser sind. Es hat seine eigene Sicht auf die Ehe seiner Eltern und seine Familie und will diese Situation, die ihm die Sicherheit für seine weitere Entwicklung bieten soll, auf alle Fälle erhalten. Auch später, wenn Kinder verstehen können, werden sie hartnäckig an ihrer Ursprungsfamilie festhalten und diese gegen alle Veränderungswünsche und -bestrebungen ihrer Eltern verteidigen.
- Auch eine „normale Scheidung" von der ersten schmerzlich verspürten Entfremdung zwischen den Partnern, dem ersten Gedanken an Trennung über die Zeit großer Verunsicherung, Angst und Traurigkeit bis zur endgültigen Trennung und zur Rückkehr zu einer wie auch immer gearteten Nachscheidungsrealität dauert oft Jahre. Eine lange Zeit in einem Erwachsenenleben, und eine noch viel längere Zeit gemessen an einem Kinderleben.

Wie Kinder auf die Trennung ihrer Eltern reagieren

Die Trennung der Eltern verarbeiten Kinder verschiedenen Alters ganz unterschiedlich. Säuglinge erleben eher seismographisch die emotionale Befindlichkeit der unmittelbaren Betreuungsperson, also meist der Mutter, als dass sie direkt den Verlust eines Elternteils wahrnehmen. Erst ab eineinhalb bis zwei Jahren werden sie sich zunehmend des Verlustes eines Elternteils bewusst. Da sie bis weit ins Kindergartenalter Beziehung und Zuneigung vornehmlich über die Befriedigung ihrer Bedürfnisse bewerten, muss die durch die Trennung notwendigerweise geringere Verfügbarkeit eines Elternteils für sie als Liebesentzug erscheinen. Die Schuld dafür suchen sie bei sich, da sie noch nicht in der Lage sind, die Welt aus einer anderen Perspektive als der eigenen zu verstehen. Starke Verunsicherung, Schuldgefühle, Angst und Wut sind die Folge. Sie sind die Ursache für die im Zusammenhang mit der Trennung der Eltern beobachtbaren Verhaltens- und Stimmungsveränderungen, die ebenfalls vom Alter und Entwicklungsstand des Kindes abhängen. Im Vorschul- und frühen Schulalter sind leichte Irritierbarkeit, Aggressivität und Ess- und Schlafstörungen häufig. Trennungsängste zeigen sich bis weit ins Schulalter. Viele Kinder, die bisher problemlos allein einschlafen konnten, brauchen

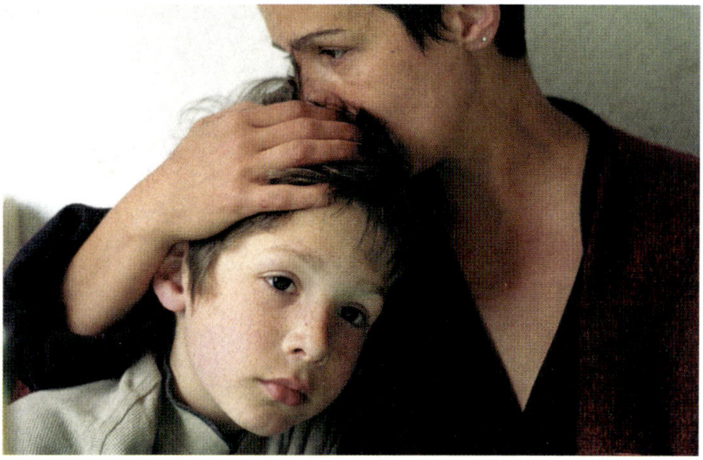

plötzlich wieder die Nähe eines Elternteils. Sie haben Schwierigkeiten, Freunde zu besuchen oder gar bei ihnen zu übernachten. Sie zeigen damit ihre Angst, letztlich von beiden – nicht nur vom ausziehenden Elternteil – verlassen zu werden.

Die Schuldgefühle, die viele Kinder haben, können depressiv machen, zu allgemeiner Teilnahmslosigkeit, Antriebsschwäche, Konzentrationsschwierigkeiten, Schlaf- und Essstörungen führen.

Viele Kinder, deren Eltern sich trennen, wirken in der akuten Trennungsphase in der Schule wie abwesend und sind deshalb oft nicht in der Lage, dem Unterrichtsgeschehen zu folgen. Leistungseinbrüche bis hin zu Leistungsversagen können die Folge sein.

Vor allem Jungen scheinen durch Aggressivität auch die Belastbarkeit der Mutter-/Vaterliebe testen zu wollen. Oder sie zeigen damit ihre Wut auf den verlassenden oder auch den vertreibenden Elternteil oder auf beide, die ihnen diese Katastrophe eingebrockt haben, und sie zeigen dies durch bockiges und ablehnendes Verhalten. Aber auch bei ihnen sind allgemeine Trennungsängste oder auch Angstzustände nicht selten.

Manche scheinen sich damit durch Verhaltensauffälligkeiten und „Unarten“ in eine Sündenbockrolle hineinmanövrieren zu wollen. Die Strafen, die sie damit verdienen, lässt sie in ihrem Erleben auch die „Schuld“ an der Trennung ihrer Eltern, meist der „Vertreibung“ des Vaters sühnen.

Manche Kinder, häufig Mädchen im Vorschul- und Schulalter, reagieren überangepasst, sind ganz die „große, vernünftige Tochter“, sei es aus Angst, den verbleibenden Elternteil auch noch zu verlieren, oder aus Sorge um die Mutter, den Vater und dem Bedürfnis, Mutter, Vater nicht noch mehr zu belasten. Sie verneinen, verleugnen ihre gefühlsmäßigen Reaktionen. Ihr Leiden findet im Verborgenen statt, zeigt sich vielleicht in ganz anderen Zusammenhängen oder zu einem viel späteren Zeitpunkt. Denn das

Ausbleiben sichtbarer Gefühlsäußerungen – worüber Eltern, die sich trennen, oft sehr erleichtert sind – bedeutet ja nicht, dass ein Kind diese Gefühle nicht hat. Es deutet meist eher auf Schwierigkeiten hin, mit den ängstigenden Gefühlen fertig zu werden, sie zu bewältigen.

Sehr häufig gerade bei jüngeren Schulkindern ist die Scham. Kinder, die im Gegensatz zu allen anderen – so glauben sie zumindest – keine „normale" intakte Familie aufweisen können, schämen sich, verleugnen möglicherweise vor den anderen, dass in ihrem Elternhaus „etwas nicht stimmt", vermeiden deshalb Verabredungen zu Hause, die die „Schande" offenbar machen könnten. Manche Kinder behelfen sich sogar mit Fantasien, in denen die Trennung nicht stattgefunden hat. Sie erzählen von der immer noch heilen Familie, an deren Existenz sie tatsächlich glauben.

Kinder im späteren Grundschulalter geraten häufig in Loyalitätskonflikte. Weil sie zunehmend die Gefühle anderer verstehen, neigen viele auch zu einer starken Solidarisierung mit dem Elternteil, der als schutzbedürftiger wahrgenommen wird. Manche fühlen sich verpflichtet, sich als Vermittler oder Ratgeber anzubieten.

Und wenn alles vorbei ist?

Als Nachscheidungsphase bezeichnet man die Zeit, in der sich das neue Familiensystem stabilisiert. Sowohl die Eltern als auch die Kinder passen sich an die neue Situation an, arbeiten an der Wiederherstellung eines neuen psychischen Gleichgewichts. In dieser Nachscheidungsphase, die etwa ein Jahr, manchmal aber auch viel länger dauert, klingen die für die Scheidungsphase selbst typischen Gefühle wie Schmerz, Trauer, Wut und Angst nach und nach ab. Den meisten Kindern gelingt es in dieser Zeit auch, Abstand zu gewinnen und sich innerlich von der Familienkrise zu distanzieren. Viele Kinder hoffen dennoch weiterhin auf eine Aussöhnung der Eltern. Die Scheidung ist für sie nicht endgültig.

Auch in dieser Phase fallen Scheidungskinder im Vergleich zu anderen häufig noch auf. Dabei unterscheiden sich Jungen und Mädchen deutlich. Während bei Jungen eher aggressives und impulsives Verhalten beobachtet wird, das sie in Schwierigkeiten in der Schule bringen kann, passen sich Mädchen eher an die neue Situation an und übernehmen Verantwortung für das Funktionieren der „Restfamilie". Vor allem wenn sie schon vor der Scheidung gute Schülerinnen waren, neigen sie dazu, sich verstärkt um gute Leistungen zu bemühen, um so vielleicht Ängsten, depressiven Verstimmungen und Einbrüchen im Selbstwertgefühl gegenzusteuern.

Mögliche lebenslange Folgen ...

Zu der Frage, inwieweit Kinder aus Scheidungsfamilien lebenslang unter den Folgen dieses Schicksals zu leiden haben, gibt es inzwischen eine Vielzahl von Langzeituntersuchungen. Einiges spricht dafür, dass viele Scheidungskinder eine Hypothek mit sich tragen, die auch ihr Erwachsenenleben beeinflusst. Diese Hypothek zeigt sich in erhöhter Sensibilität und Verletzlichkeit, in vermehrter Skepsis in Bezug auf eigene Partnerschaften. Sie zeigt sich in eigenen Schwierigkeiten, „Familie“ zu leben. Nicht selten sind auch Zweifel, Misstrauen und Verunsicherung, wenn es um die Ausgestaltung von Beziehungen überhaupt geht.

Aber das muss nicht sein! Aufgrund vieler Studien schätzen Forscher heute, dass in geschiedenen oder wiederverheirateten Familien etwa 20 bis 25 Prozent der Kinder über längere Zeit auffällige Reaktionen zeigen – im Gegensatz zu geschätzten 10 Prozent der Kinder in nicht geschiedenen Familien. Das heißt: Die überwiegende Mehrheit aller Scheidungskinder entwickelt sich nach vorübergehenden Anpassungsschwierigkeiten durchaus gesund. Was aber diese Studien ebenfalls gezeigt haben: Sowohl die unmittelbaren Scheidungsreaktionen als auch die, die sich trotz äußerer Stabilisierung als langfristige, möglicherweise lebenslange Folgen erweisen, hängen außer von Alter und Geschlecht des Kindes von vielen weiteren Faktoren ab.

... und wie man sie vermeidet

Von besonders großer Bedeutung für die Reaktion auf die Trennung ist das Verhältnis des Kindes zu beiden Elternteilen vor und während der Trennungsphase, aber auch die Art und Weise der Beziehung, die die Eltern als Paar früher und jetzt zu gestalten in der Lage sind. Für die meisten der „auffälligen Kinder“ war die Scheidung der Eltern nur „das Ende der Fahnenstange“. Die nachhaltigsten negativen Reaktionen auf die Scheidung der Eltern zeigen Kinder, die vorher schon lange Phasen der familiären Spannung, der Auseinandersetzung zwischen den Eltern und oft auch der Vernachlässigung ihrer emotionalen und materiellen Bedürfnisse erlebt haben.

Kinder, die besonders schlecht und ohne Hilfestellung mit der ihnen abverlangten Bewältigung zurechtkommen, wurden in den Zeiten der Konflikte vor der Trennung als Bundesgenossen, Partnerersatz, Spion oder auch Sündenbock missbraucht und müssen auch noch lange danach diese Rollen übernehmen.

Großen Einfluss auf die Reaktion eines Kindes haben auch die Rahmenbedingungen, unter denen die Trennung, Scheidung stattfindet, welche äußeren Veränderungen sie nach sich zieht und wie das soziale Netzwerk beschaffen ist, in dem die Kinder Zuflucht finden können: Für viele Kinder bedeutet die Scheidung ihrer Eltern zusätzlich den Beginn neuer Verunsicherungen und Krisen. Verwandte und Freunde der Familie verschwinden mit dem sich verabschiedenden Elternteil, Nachbarn ziehen sich zurück, die finanzielle Situation der Restfamilie ist meist nicht mehr so gut wie vor der Scheidung, ein Umzug steht an. Zur Scheidung kommt so ein zweiter massiver Einbruch in das seelische Erleben eines Kindes hinzu, weil sein erworbenes Bindungsgefüge außerhalb der zerbrechenden Familie (Verwandte, Freunde, Nachbarschaft, Schule, Hort, Sportverein oder Ähnliches ...), das ihm jetzt Halt und Sicherheit geben könnte, ebenfalls zerstört wird. Deshalb ist es so wichtig, dass Eltern ihren Kindern durch die Scheidung nicht noch weitere Verluste und Trennungen aufbürden. Denn zusätzlich zur inneren Stabilität braucht ein Kind in Trennungs- und Scheidungssituationen so viel äußere Stabilität wie möglich. Die Bedürfnisse des Kindes haben Vorrang bei der Diskussion um die Wohnung, den Wohnort und den (möglicherweise neuen) Arbeitsplatz!

Was es Kindern schwer macht, wieder Tritt zu fassen

Es scheint Kindern besonders schwer zu fallen, ihr inneres Gleichgewicht wieder zu finden, wenn sie

- sich selbst für die Trennung der Eltern verantwortlich machen,
- noch immer auf Versöhnung hoffen,
- sich im Loyalitätskonflikt zwischen den Eltern erleben,
- weiterhin Angst um den Verlust der Eltern haben,
- weiterhin Wut und Ablehnung gegenüber dem verlassenden Elternteil empfinden,
- sich als Belastung für die Eltern sehen,
- auf neue Partner der Eltern langfristig eifersüchtig sind.

Dies ist vor allem dann der Fall, wenn Eltern

- selbst voll Schmerz, Trauer, Wut und Enttäuschung die Trennung nicht verkraften,
- nur mit Angst in die Zukunft blicken, also lange nicht zu ihrem psychischen Gleichgewicht zurückfinden,
- mit ihrer Funktion als unmittelbare Betreuungsperson überfordert sind,
- ihrer Verantwortung als Eltern nach der Trennung nicht gerecht werden, also weiterhin in Spannung, Enttäuschung, Wut mit- oder – genau genommen – gegeneinander leben,
- mit dem Umgangsrecht nachlässig und unzuverlässig umgehen oder ganz darauf verzichten,

- um Unterhaltszahlungen streiten,
- ihre Kinder in ihre Auseinandersetzungen hineinziehen, das heißt: sie entweder zu unbedingter Treue im Kampf gegen den anderen verpflichten oder gewissermaßen als Geisel in ihren Auseinandersetzungen mit dem Ex-Partner verwenden,
- sie als Sündenbock missbrauchen,
- ihnen andere Rollen zuweisen, die ihnen nicht gemäß sind,
- und vor allem: wenn sie den Kindern ihre Gefühle der Angst, Trauer und Wut einfach „absprechen“, indem sie ihnen – auch um des eigenen Seelenfriedens willen – glauben machen, alles bleibe für sie beim Alten, nichts sei eigentlich passiert, „schmerzlose“ Scheidungen seien möglich.

TIPPS

Die Hauptaufgaben liebender Eltern

Zu dem Durcheinander der Gefühle (Trauer, Depression, Wut, Angst vor der Zukunft, vor dem Alleinsein, vielleicht auch Zufriedenheit über die eigene Entschlusskraft), in das ein Elternpaar durch Trennung gestürzt wird, kommt hoffentlich eine Hauptsorge hinzu: Wie helfen wir unserem Kind, diese Situation so unbeschadet wie möglich zu überstehen?

Die Hauptaufgaben der Eltern sind in einer solchen Situation:

- Die Trennung so zu gestalten, dass ihr Kind seine innere Bindung an beide Elternteile erhalten kann.
- Die Liebe des ehemaligen Partners zum Kind und dessen Liebe zum anderen Elternteil anzuerkennen.
- Zu begreifen, dass ein Kind beide Eltern braucht. Es muss – auch wenn es sich in der Katastrophe nur an einen geklammert hat – jederzeit von sich aus auch zum anderen wieder aktiv die Beziehung aufnehmen können. Dies kann es nur, wenn ihm von beiden Sicherheit und Zuverlässigkeit vermittelt wird und beide ihre Bindung an ihr Kind aufrechterhalten, das heißt, sich nach wie vor liebend um es bemühen.

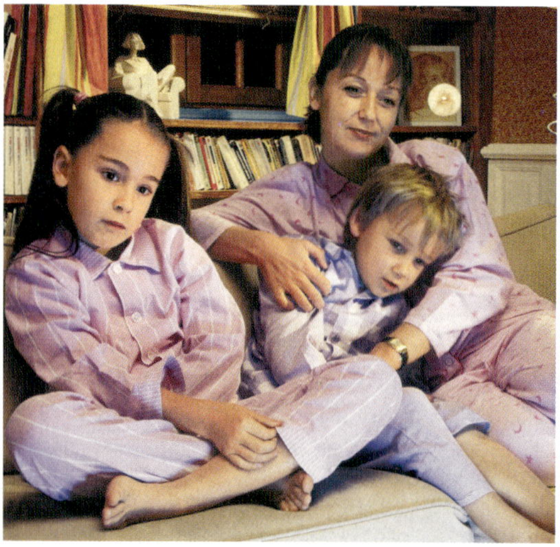

Familienalltag – Medienalltag?

Fast könnte man versucht sein, Familienalltag und Fernsehalltag gleichzusetzen, zumindest wenn man das Ergebnis einer Umfrage unter Kindern im Alter zwischen 6 und 13 Jahren liest, die im Auftrag eines privaten Fernsehsenders durchgeführt wurde. Die Frage, auf die 805 Test-Kandidaten antworteten, lautete: „Was würdest du auf eine einsame Insel mitnehmen?". Dabei kam Erstaunliches zutage: An Essen und Trinken dachten nur 1 Prozent der Kinder. „Die Eltern" wünschten sich nur 3 Prozent. Mit 32 Prozent, und damit eindeutig und mit großem Abstand am häufigsten, wurde der Fernsehapparat gewählt. Ohne ihn können sich Kinder also ein Leben gar nicht vorstellen. Auf Platz 2 (13 Prozent) kamen „Bücher". Dahinter: Computer/Internet (12 Prozent), Playstation, Gameboy, Radio und Cassetten (jeweils 8 Prozent), Walkman/CD-Player (7 Prozent), Spielzeug (3 Prozent). Erschreckend?

Und noch mehr Zahlen: Kinder im Grundschulalter sehen im Durchschnitt pro Tag etwa 90 Minuten fern. Das heißt, es gibt zwar Kinder, die weniger als diese Zeit vor dem Fernsehgerät sitzen. Nicht wenige verbringen aber auch mehr Zeit vor der Mattscheibe – und zwar mehr als mit irgendeiner anderen Aktivität (außer Schlafen natürlich!).

Kann ein solcher Fernsehkonsum ohne negative Auswirkungen auf die „Konsumenten" bleiben?

Inzwischen besteht unter Medienwissenschaftlern Übereinkunft darüber, dass Fernsehen in diesem Ausmaß schädlich ist – ungeachtet des Inhalts der Sendung. Aber auch Eltern, deren Kinder nicht zu den Vielsehern gehören, machen sich Sorgen: Wie kann ich als Vater, Mutter mein Kind erziehen, wenn der Fernsehapparat insgeheim miterzieht?

Der Fernsehapparat als Miterzieher

Kontroversen: Pro ...

Schulkinder sind neugierig und begierig, die Welt um sie herum immer besser kennen zu lernen und zu verstehen. Da ist zum einen die reale Welt, in der sie leben, die sie tagtäglich umgibt, die sie zum Greifen vor und um sich haben. Das Fernsehen liefert eine zweite „künstliche" Welt, die ebenso wie die erste begriffen werden will, die aber auch „ergreift" und verändert.

Dass Fernsehen gerade im Grundschulalter positive Effekte haben kann, steht deshalb außer Zweifel. Denn Kinder lernen nun einmal aus dem, was sie sehen und hören.

- Nicht zu unterschätzen ist der hohe Informationsgehalt. Viele Grundschulkinder erwerben sich durch das Fernsehen ein umfangreiches Wissen in Wissenschaft und Technik, Natur und Umwelt und sind auf diese Weise ihren Altersgenossen früherer Jahre weit voraus.
- Möglich ist auch die Erweiterung des sozialen Horizonts. Einen großen Teil ihres Wissens über soziale Beziehungen und soziales Verhalten erwerben Kinder über das Fernsehen. Sie können eigene Vorstellungen und Vorurteile im Vergleich mit dem, was sie im Fernsehen sehen, relativieren lernen und erhalten so die Chance, „über den eigenen Tellerrand zu gucken". Es wird aus fernen Ländern und von anderen kulturellen Lebensformen berichtet, und vielleicht führt dies dazu, dass Ihr Kind mehr Offenheit, Toleranz, Interesse und Verständnis gegenüber anderen Menschen und Kulturen entwickeln lernt.
- „Gute" Fernsehhelden können – auf die Neigung Ihres Kindes zur Nachahmung vertrauend – Ihre soziale und moralische Erziehung unterstützen.
- In guten Kindersendungen sieht Ihr Kind zudem ein Spiegelbild seiner eigenen Welt, seiner Probleme und ihre mögliche Lösung. Und wenn es eine Lösung zum jetzigen Zeitpunkt nicht gibt, so weiß es, dass es mit dem, was es gerade beschäftigt, nicht allein ist, sondern dass seine eigenen Probleme und Ängste sogar wichtig und bedeutsam genug sind, dass sie im Fernsehen dargestellt werden – und dies kann erst einmal schon eine große Hilfe sein.

Mit gutem Beispiel voran

Eine Reihe von Untersuchungen überprüfte beispielsweise die Wirkung von Kindersendungen, deren erklärtes Ziel es ist, prosoziale Verhaltensweisen (also zum Beispiel Zusammenarbeit, Verständnis für andere, Hilfsbereitschaft) zu fördern. Ihre Ergebnisse konnten den Erfolg der pädagogischen Anstrengungen bestätigen. Dabei war Folgendes besonders interessant: Prosoziale Darstellungen beeinflussen das Verhalten stärker als antisoziale. Verkürzt ausgedrückt: Kinder übernehmen eher die guten als die schlechten Eigenschaften der Hauptdarsteller.

- Kinder in der Entwicklung gewinnen durch das Fernsehen auch Einblick in Verhaltensweisen und deren Motive, in Empfindungen, Gefühle, Gedanken von älteren Kindern, von Jugendlichen und Erwachsenen, die ihnen vielleicht beim Sortieren und Klären neuer Erlebensweisen, in die sie gerade hineinwachsen, helfen.

... und kontra

Gerade das letzte Argument hat nun einen entschiedenen Kritiker der heutigen Fernsehwelt auf den Plan gerufen. In seinem vielzitierten Buch vom „Verschwinden der Kindheit" beklagt der Soziologe Neil Postman, dass dadurch, dass das Fernsehen Kindern früh Einblick in alle Lebensbereiche gewährt, das Ende der „Kindheit" programmiert sei. Denn zu dieser gehöre eben das Nichteingeweihtsein in die Geheimnisse, Probleme, Tabus des Erwachsenenlebens. Nicht alle Pädagogen, Psychologen und Philosophen unterstützen diese kulturpessimistische Weltsicht und die radikale Kritik der Fernsehkultur. Doch sind auch sie beunruhigt.

Fünf begründete Befürchtungen

Vor allem fünf Fragen, die auch Eltern besonders beschäftigen, haben Medienforscher, Psychologen und Pädagogen in einer Vielzahl von Untersuchungen zu beantworten versucht. Die Ergebnisse solcher Untersuchungen haben viele Befürchtungen über die negativen Folgen des Viel- und Exzessivsehens bestätigt.

Wenig – viel – erschreckend viel!

Im Allgemeinen vergleicht man bei Studien, die die Wirkung des Fernsehens zum Gegenstand haben, Exzessiv-, Viel- und Wenigseher. Experten gehen davon aus, dass sich immer mehr Kinder zu Vielsehern entwickeln. Sie sehen mehrere Stunden am Tag, das heißt auch viele Sendungen hintereinander, manchmal schon früh am Morgen und meist auch sehr lange am Abend. Etwa 35 Prozent der Sechs- bis Achtjährigen errechneten Medienexperten als Vielseher. Exzessivseher (Kinder, die mehr als 30 Stunden in der Woche vor der Mattscheibe sitzen) machen schon 20 Prozent dieser Altersgruppe aus.

Befürchtung 1: Zu viel Fernsehen macht inaktiv

Familien von Vielsehern verbringen zwar nicht weniger Zeit zusammen, aber sie sprechen, spielen und unternehmen weniger miteinander. Kinder im Grundschulalter, die viel fernsehen, spielen und lesen weniger, treiben seltener Sport und verabreden sich nicht so oft. Übrigens: Kinder berufstätiger Mütter, die allein zu Hause sind, sehen nicht unbedingt mehr fern als die, deren Mütter daheim sind. Für Vorschulkinder gilt sogar: Kinder, die zu Hause betreut werden, sehen mehr fern als Kinder, die den Kindergarten oder andere Einrichtungen besuchen.

Verkabelt und allein

Einer groß angelegten Studie zufolge steigt der Fernsehkonsum gerade bei Kindern im Durchschnitt auf das Doppelte, wenn der Haushalt verkabelt wird. Besonders ausgeprägt ist dies bei Kindern, die einen eigenen Fernsehapparat besitzen. Sie machen auch den höchsten Anteil der Spät- und Nachtseher aus und natürlich auch der Kinder, die allein vor dem Fernsehapparat sitzen. Gerade die Vielseher bekommen also überwiegend keine Hilfen, die ihnen das bessere Verstehen und die Beurteilung einer Sendung erleichtern. Sie bleiben über Jahre den Großteil ihrer Freizeit ohne Korrektiv zum Fernsehen, dessen Vorgaben damit ausschlaggebend für ihre weitere Entwicklung werden.

Befürchtung 2: Zu viel Fernsehen macht krank

Exzessives Fernsehen ist allein schon wegen des stundenlangen Stillsitzens schädlich. Kinderärzte, die über die Zunahme von Haltungsschäden schon im Grundschulalter klagen, machen dafür vor allem den Mangel an Bewegung verantwortlich.

Eine weitere Folge: Kinder, die fernsehen anstatt ihrem altersgemäßen Bewegungsdrang gerecht zu werden, leiden weit mehr unter Übergewicht als andere. (Eine Studie mit übergewichtigen Kindern ergab: Sie wurden bereits schlanker, wenn der Fernseher nicht mehr als sieben Stunden in der Woche lief!) Außerdem gehören für viele dieser Vielseher zum Nachmittag vor der „Glotze" leider allzu häufig bedenkliche Snacks für den „kleinen Hunger zwischendurch" bestehend aus Chips, Schokoriegel und Co. oder Softdrinks, die zum Beispiel im Vorabendprogramm der Privatsender in jedem zweiten Werbespot angepriesen werden.

Befürchtung 3: Zu viel Fernsehen macht dumm

In vielen Untersuchungen konnte diese Befürchtung für „Exzessivseher" bestätigt werden. Zum Beispiel: Da Kinder zwischen fünf und acht Jahren ohnehin eher zu einer rigiden Weltsicht, also zu einer klaren Unterteilung in Gut und Böse und zu starren Geschlechtszuschreibungen neigen, kommen die Klischees über Frauen und Männer, Minderheiten, soziale Schichten und Klassen, wie sie häufig gerade in schlechten Sendungen zu finden sind, ihrem Bedürfnis, ihre Welt zu ordnen, entgegen. Die Folge ist, dass Kinder, die viel fernsehen – und damit eben auch sehr viele Klischees vorgesetzt bekommen –, weit länger an einer kindlich vereinfachten Weltsicht festhalten.

Eine Vielzahl von Untersuchungen hat auch eine sichere Beziehung zwischen der Dauer des wöchentlichen Fernsehens und dem allgemeinen Leistungsniveau in der Schule ergeben. Vor allem gilt dies natürlich für die Lesefähigkeit, auf die starker Fernsehkonsum (mehr als drei Stunden täglich) offensichtliche negative Auswirkungen hat. Experten gehen aber zudem davon aus, dass durch exzessives Fernsehen die Fähigkeit schulischen Lernens insgesamt beeinträchtigt wird. Inzwischen weiß man beispielsweise, dass besonders aufregende (also etwa gewalttätige) Fernsehsequenzen dazu beitragen, dass gerade Gelerntes schlicht wieder vergessen wird. Wer also Vokabeln lernt und sich dann einen Krimi „reinzieht“, hat oft umsonst gelernt. (Diese „Nebenwirkung“ des Fernsehens betrifft vor allem Jungen, weil diese sehr viel häufiger als Mädchen aufregende Sendungen ansehen).

Aber auch ohne aufregende Szenen „verdummt“ exzessives Fernsehen. Viele Pädagogen beklagen inzwischen den Mangel an eigenen Bildern und Ideen der heutigen Grundschulkinder und führen dies auf die erlernte Passivität angesichts einer nicht endenden Bilderflut zurück. Fernsehen lädt dazu ein, sich ohne eigene Anstrengung „berieseln“ zu lassen. Es fordert keine Konzentration, wenn es, wie in vielen Familien üblich, eben einfach so nebenher „läuft“. Auch wenn ein Kind einen Film bewusst ansieht, bringt es im Allgemeinen weit weniger geistige Anstrengung auf, als es zum Beispiel in einer Schulstunde oder beim Lesen eines Buches erforderlich wäre. Erfahrungsgemäß schalten Fernsehkinder innerlich ab – leider nicht das Gerät –, wenn sie etwas nicht verstehen, oder sie schalten um auf ein anderes Programm, das eben wieder nur Fertignahrung serviert.

Befürchtung 4: Zu viel Fernsehen macht Angst

Für viele Eltern ist diese Wirkung des Fernsehens die augenfälligste und „störendste“. Schon während des Fernsehens werden Kinder häufig unruhig oder zeigen deutlich ihre Angst. Fernsehen am Abend kann ein Kind am Einschlafen hindern oder es in der Nacht aufschrecken lassen. Ein wichtiger Grund liegt im Medium selbst. Im Gegensatz zum Buch oder zu erzählten Märchen zwingt ein Fernsehfilm oder eine Fernsehnachricht dem Kind seine Bilder auf. Diesen Bildern können sich nicht nur Kinder viel schwerer entziehen als etwa dem gesprochenen oder gelesenen Wort. Auch scheinbar harmlose Filme leben ja von dieser Suggestionskraft des Bildes. Ihre Inszenierung ständig steigender Spannung lässt dem Kind – und dem Erwachsenen – wenig Raum für Distanz. Wenn schon Erwachsene beim Zuschauen vergessen, dass in jedem Film nur Schauspieler und Filmleute am Werk sind, so ist gerade für Kinder im frühen Grundschulalter die Unterscheidung zwischen Fiktion und Wirklichkeit eine Fähigkeit, die sie immer noch nicht zuverlässig zur Verfügung haben. Je jünger Kinder sind, desto stärker wirken filmische Tricks und Verwandlungseffekte, desto mehr werden sie von Geräuschen und Musik in Bann gezogen, desto weniger können sie sich aktiv dem Sog der Bilder entziehen. Da genügt dann zum Beispiel eine Großaufnahme in einem Tierfilm, um kurz darauf im Bett eine uralte Angst vor Monstern wiederzubeleben.

Aber ein Kind sieht ja nicht nur „harmlose“ Filme: Nachrichten, Berichte, Diskussionen und Shows zeigen Gefahren, die Eltern nicht einfach mit dem Hinweis „das ist ja nur im Fernsehen“ abtun können. Wenn ein Kind tagtäglich mit Krankheiten,

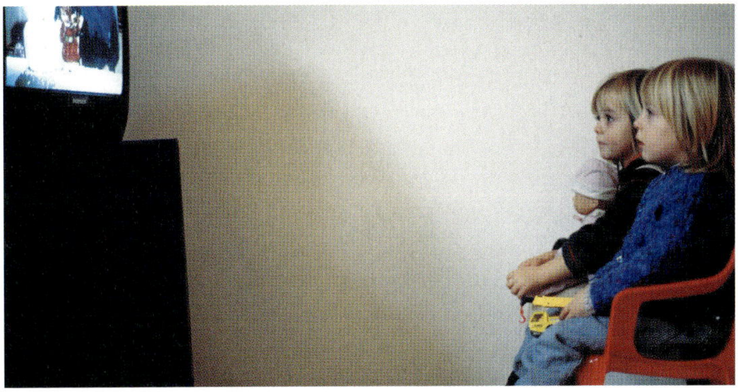

Gewalthandlungen, Mord und Totschlag, mit Krieg und ungelösten, vielleicht unlösbaren Problemen einer zerstörten Natur konfrontiert wird, bleibt ihm kaum eine Verarbeitungsmöglichkeit.

Im Gegensatz zu Märchen etwa, die ja Konflikte, Gewalt und Tod auch nicht aussparen, bieten solche Sendungen nicht die Beruhigung, dass Entwicklung möglich ist und das Gute siegt. Sie zeigen vielmehr, dass die Welt, in die das Kind hineinwächst, angsterregend ist. Dem Kind wird seine eigene Hilflosigkeit offenkundig, aber, was noch schlimmer ist, ihm wird klar, dass auch seine Eltern – und mit diesen alle Erwachsenen, auch die ganz Mächtigen – ohnmächtig sind. Zum „Kindsein“ gehört aber eine positive Einstellung zu sich selbst, Vertrauen in die Fähigkeiten der Erwachsenen und die Gewissheit, dass im Grunde genommen die Welt, so wie sie ist, in Ordnung ist oder zumindest in Ordnung gebracht werden kann.

Befürchtung 5: Zu viel Fernsehen macht aggressiv

In der Diskussion über mögliche negative Einflüsse auf das Verhalten von Kindern wird vor allem der Vorwurf, Fernsehen mache aggressiv, schon lange diskutiert. Dabei wurde anfangs mit einigem Recht die Eindeutigkeit eines ursächlichen Zusammenhangs – weil Kinder im Fernsehen Aggressivität sehen, werden sie aggressiv – bestritten. Eines der Argumente ist natürlich: Aggressive Kinder bevorzugen aggressive Sendungen, was dann nichts über das Fernsehen als Ursache aussagt. Jedoch sinkt die Zahl der Experten ständig, die mit diesem Einwand prinzipiell die aggressionsfördernde Wirkung des Fernsehens infrage stellen.

Es herrscht vielmehr zunehmend Einigkeit darüber, dass das Fernsehen zwar sicher nicht die einzige und auch nicht die wirkungsvollste Ursache aggressiven Verhaltens ist. Durch Mediengewalt sind Kinder dann jedoch besonders gefährdet, wenn mehrere Risikofaktoren zusammentreffen. Der Einfluss des Fernsehens wirkt in diesem Fall wie ein Verstärker und kann in Extremfällen auch der Auslöser von Gewalt werden.

Gewalt und Fernsehen

Eine Langzeitstudie, die die Entwicklung aggressiver Verhaltensweisen bei Jungen, beziehungsweise Männern im Zusammenhang mit dem Konsum aggressiver Fernsehsendungen über 22 Jahre verfolgte, kam zu folgenden Ergebnissen:

- Erstens konnte innerhalb der untersuchten Gruppe der achtjährigen Jungen eine direkte Abhängigkeit nachgewiesen werden zwischen ihrem Konsum aggressiver Sendungen und dem Grad ihrer Aggressivität im Umgang mit Gleichaltrigen. (Hier ist also der Schluss wahrscheinlich, dass aggressive Kinder aggressive Filme bevorzugen.)
- Zweitens ergab sich auch eine sichere Entsprechung zwischen ihrer Vorliebe für Aggressivität und Gewalt im Fernsehen, die sie mit acht Jahren zeigten, und dem Ausmaß ihrer Aggressivität mit 19 und dem Grad ihrer kriminellen Auffälligkeit im Alter von 30 Jahren.
- Im Verlauf der folgenden 22 Jahre kristallisierte sich jedoch aufgrund genauer Analysen ein drittes Ergebnis heraus: Unter den schon damals aggressiven Achtjährigen waren diejenigen, die am meisten fernsahen, mit 19 beziehungsweise 30 Jahren besonders aggressiv oder gar kriminell.

Einen ähnlichen verhängnisvollen Teufelskreis registrierte eine Forschergruppe, die parallele Langzeituntersuchungen in verschiedenen Ländern Europas und Asiens, in den USA und Australien durchgeführt hatte. Trotz einzelner Unterschiede in den jeweiligen Ländern zeigte sich überall, dass von Anfang an aggressive Kinder immer mehr Gefallen an Gewaltdarstellungen im Fernsehen fanden, aber auch dass die Kinder, die zahlreiche Gewaltdarstellungen im Fernsehen gesehen hatten, in diesem Zeitraum aggressiver als die anderen Kinder wurden. Das heißt: Aggressive Kinder ziehen aggressive Filme vor. Aber auch: Aggressive Filme machen aggressive Kinder auf Dauer noch aggressiver.

Und nun? – Fernsehverbot?

Bedeutet dies nun, dass Sie als verantwortungsvolle Eltern das Fernsehgerät aus der Wohnung verbannen sollen, um Ihr Kind vor seinen verhängnisvollen Wirkungen zu bewahren?

Eltern, die so argumentieren und handeln, vernachlässigen eine wichtige Erziehungsaufgabe, nämlich den sinnvollen Umgang mit dem Fernsehen und seine richtige Nutzung zu vermitteln. Denn Fernsehen will gelernt sein!

Zum vernünftigen Umgang mit dem Fernsehen

Die negativen Auswirkungen des Fernsehens beziehen sich natürlich besonders auf Kinder, die viel fernsehen. Das bestätigen Studien immer wieder. Die Viel- und Exzessivseher sehen fern anstatt zu spielen, zu malen, zu bauen, zu toben, zu lernen, mit Freunden und Eltern zu reden oder einfach einmal nichts zu tun und abzuwarten, was ihnen durch Kopf und Gemüt geht. Sie gewöhnen sich daran, Ergebnisse serviert zu bekommen, anstatt sie sich zu erarbeiten, und sie haben rein zeitlich betrachtet auch wenig Gelegenheit, die Inhalte, die ihnen das Fernsehen anbietet, an der Wirklichkeit zu messen.

Worauf Eltern achten sollten

- **Erstens:** Das A und O eines vernünftigen Umgangs mit dem Medium Fernsehen ist natürlich erst einmal die Zeitbeschränkung: Über den Daumen gepeilt gelten heute folgende Zeitangaben für die maximale (!) Dauer des täglichen Fernsehkonsums:
  - 3- bis 5-Jährige täglich nicht länger als eine halbe Stunde,
  - 6- bis 9-Jährige nicht länger als eine Stunde
  - und 10- bis 13-Jährige nicht länger als 90 Minuten.

(Kleinkinder gehören nicht vor den Fernseher, auch wenn einige Sender für sie inzwischen spezielle Angebote ausstrahlen).

- **Zweitens:** Ebenso wichtig ist natürlich die Auswahl des Films. Herum„zappen", um zu sehen „was kommt", ist bei Erwachsenen eine schlechte Angewohnheit und für Kinder gefährlich. Aus dem Zusammenhang einer Handlung herausgerissene Episoden und Bilder sind völlig unverständlich und verleiten zum Hängenbleiben ohne Rücksicht auf die Qualität eines Films. Mit der vorherigen Auswahl der Filme oder Berichte haben Sie auch Einfluss auf die konkrete Zeit, die Ihr Kind dann vor dem Apparat sitzt. Feste Limitierungen in Absprache mit dem Kind haben sich bewährt. Aber auch sie werden Ihnen nicht Diskussionen, Bitten um mehr und manchmal das Gewähren von Ausnahmen (vielleicht für einen längeren Spielfilm, den Sie gemeinsam mit Ihrem Kind anschauen) ersparen. Besser als ein striktes tägliches Zeitlimit ist für ältere Kinder im Allgemeinen ein Wochenplan.

Wählen Sie also gemeinsam mit Ihrem Kind aus einer Programmzeitschrift die Sendungen aus, die es sehen möchte und darf. Auseinandersetzungen sind dabei sicher nicht zu vermeiden. Sie sind aber auch ein guter Anlass, mit Ihrem Kind im Gespräch zu bleiben, herauszufinden, was es besonders interessiert. Kriterien für die Auswahl sollten sein: Ist unser Kind alt genug für einen Film? Können wir davon ausgehen, dass der Film für unser Kind nicht zu gewalttätig, zu ängstigend, zu schwer verständlich oder zu „dumm", weil in fahrlässiger Weise vereinfachend ist?

Stellen Sie im Nachhinein fest, dass der Film Ihren Vorstellungen nicht entspricht, empfiehlt es sich nicht immer, einfach abzuschalten. Ein offener Schluss ängstigt und beunruhigt manchmal mehr als eine wie auch immer geartete Lösung am Ende. Setzen Sie sich zu Ihrem Kind und schauen Sie mit. Helfen Sie ihm bei eigenen aktiven Rückzugs- oder Bewältigungsmöglichkeiten: selbst ausschalten, weggucken, Ohren zuhalten, oder sich Sicherheit auf Ihrem Schoß zu holen, später darüber sprechen (das Kind – nicht Sie!), Szenen nachspielen und Ähnliches mehr.

● **Drittens:** Ihr Kind lernt erst den Umgang mit dem Medium Film. Es dauert lange (bis ins späte Grundschulalter), bis Kinder hinter Einzelheiten, Nebenhandlungen und nebensächlichen Details einen „roten Faden“ erkennen können. Bis dahin verstehen sie Handlungen nur dann, wenn es sich um einfache Ereignisse handelt, die sie aus ihrer eigenen Erfahrung heraus kennen. (Deshalb sind zum Beispiel Werbespots so beliebt!) Einzelheiten verknüpfen Kinder ihren gedanklichen Fähigkeiten entsprechend. Da jüngeren Kindern das Denken in Kausalitäten: also „etwas passiert jetzt, weil ...“ schwer fällt, bleiben einzelne Szenenfolgen nebeneinander stehen. Sie können nicht als Ursache und Folge aufeinander bezogen werden. (Noch acht-, neunjährige Kinder erzählen: „und dann – und dann – und dann“, → Seite 49).

Und ganz wichtig: Ihr Kind entwickelt erst nach und nach die Fähigkeit, zwischen der Filmrealität und dem wirklichen Leben zu unterscheiden. Helfen Sie ihm dabei! Dies heißt nicht nur, das Blut im Film als „Ketchup“ zu identifizieren, sondern Sie müssen immer wieder darauf hinweisen, wann und warum eine Szene unrealistisch ist. Dies gilt vor allem bei Gewaltdarstellungen. Ihr Kind muss wissen, dass ein Mensch, wenn er tatsächlich so übel zugerichtet wurde wie eben der Schauspieler, manchmal Wochen und Monate im Krankenhaus liegt, um wieder gesund zu werden – und nicht am Abend wie im Film wieder frisch rasiert an der Bar stehen kann. Aber: Auch wenn Ihr Kind weiß, dass das Blut eigentlich Ketchup ist, wird ihm dies nicht helfen, wenn es erst einmal von einem Film in den Bann gezogen und überwältigt wurde.

● **Viertens:** Fernsehen kann auch aktiv gestaltet werden. Stellen Sie einfache Fragen über die Sendungen, die Kinder anschauen. Fragen Sie die Kinder, was sie von dem Programm halten. Vielleicht fantasieren Sie während der Werbepausen gemeinsam, wie es weitergehen könnte, was als nächstes passieren wird. Vergleichen Sie Ihre Antworten mit dem, was dann im Film geschieht. Überlegen Sie, ob die Figuren das, was sie machen, auch in Wirklichkeit tun würden. Rätseln Sie mit Ihrem Kind, wie der Trick funktioniert, wenn eine Szene in Wirklichkeit nicht so ablaufen kann? Geben Sie Ihren Kindern Verständnishilfen über die Absichten von Sendungen, die sie im Fernsehen sehen, und versuchen Sie, sie spielerisch einzuordnen. Zum Beispiel versucht das Fernsehen, den Kindern etwas „zu verkaufen“, ihnen etwas „beizubringen“ oder sie „zu unterhalten“? Und: Unterstützen Sie Ihr Kind dabei, sich durch die Fernsehsendungen „aktivieren“ zu lassen: Zeichnen, Rollen übernehmen, Fernsehshows erfinden, selbst ein Video drehen, Sportler „imitieren“ und selbst Sport treiben. Übrigens: Gerade, wenn Kinder gemeinsam fernschauen, ist die Möglichkeit der „Aktivierung“ besonders groß.

TIPPS

Weitere Informationen

- Im Netz bekommen Sie Hinweise zur „Kindertauglichkeit“ von aktuellen Sendungen unter www.flimmo.de
- Die Informationsbroschüre der Bundeszentrale für politische Bildung **Über Medien reden** (2003) ermöglicht Eltern, sich mit dem Medienkonsum ihrer Kinder und den damit zusammenhängenden Problemen positiv auseinander zu setzen.
  Sie kann kostenlos unter der Bestellnummer 5540 bezogen werden bei:
  Bundeszentrale für politische Bildung
  Adenauerallee 86
  53113 Bonn
  oder im Internet unter www.bpb.de
  Stichwort: Bestellen.
- Buchtipp zur Softwarewahl:
  Thomas Feibel:
  Der Große Kinder-Software-Ratgeber 2004,
  Reinbek bei Hamburg, 12,90 Euro.

- **Fünftens:** Richtige Nutzung bedeutet auch, die Ängste, Aggressionen, die Unruhe und Zappeligkeit, die schlechten Noten und die „Fernsehsucht“ verstehen zu lernen. Nicht immer ist das Fernsehen schuld. Manche Eltern, Erzieher, Politiker machen es sich durch diese Schuldzuweisung zu einfach. Familiäre Spannungen, soziale Unsicherheiten, kein Raum zum Spielen, Toben, Erkunden, Entmutigung und Misserfolgserlebnisse in der Schule sind weit häufiger die Ursache, und ein Fernsehverbot hilft in diesen Fällen auch nicht weiter! Oder doch? Weil Kinder dann wieder die Energie, Zeit und Kraft bekämen, zu spüren, was ihnen tatsächlich fehlt. Ihr Kind braucht für seine Freizeit Raum und Zeit, Möglichkeiten, Freunde, Ihr Engagement und Interesse und manchmal auch Anregung und Hilfe. Es muss das Gefühl erleben können, selbst etwas zu leisten und dass Anstrengung Spaß machen kann. Dann wird das Fernsehen eine Freizeitbeschäftigung unter vielen bleiben – und das ist die richtige Nutzung.

Werbeerziehung

Fernzusehen ohne Werbung zu sehen ist kaum mehr möglich. Nicht mehr die Eltern als Konsumenten, die Kinder selbst sind inzwischen eine beliebte Zielgruppe der Fernsehwerbung, vor allem der einschlägigen kommerziellen Sender, geworden. Und gerade bei Kindern sind Werbespots sehr beliebt. Ihre Hauptdarsteller sind natürlich in den Zeiten, in denen Kinder vor dem Fernseher sitzen, Kinder im Vorschul- und Schulalter. Die dargestellte Wirklichkeit ist die der Kinder. Die Sequenzen sind kurz und verständlich, sprachlich und optisch eingängig und leicht erinnerbar. In einem Wort: Sie sind wirksam, das heißt, als Werbestrategie ausgesprochen effektiv. Jede Mutter, jeder Vater kann ein Lied davon singen.

Und nicht nur das Fernsehen und dessen Werbung hat es auf Kinder (und damit natürlich auf den Geldbeutel ihrer Eltern abgesehen). Werbung, die den Konsum bestimmter Produkte zum „Muss“ für ein gelingendes Leben macht, ist allgegenwärtig. Auf dem Schulweg, auf Plakaten, in Schaufenstern, in Zeitschriften, im Radio, in den Gesprächen mit Gleichaltrigen auf dem Pausenhof – sie ist aus dem Alltag eines Kindes nicht mehr auszublenden. Zurecht wird also „Werbeerziehung“ mit dem Ziel, Kinder „werbekompetent“ zu machen, zu einem wichtigen Bestandteil elterlicher Erziehung.

Kinder müssen lernen,

- Werbung vom eigentlichen Programm zu unterscheiden,
- wie ein Werbespot „wirkt“ und wodurch,
- die eigenen Wünsche von denen, die die Werbung suggeriert, abzugrenzen,
- einzusehen, dass nicht jedes Produkt, das angeboten wird, gekauft werden kann und muss.

Ebenso wichtig ist jedoch, dass Kinder erfahren, dass der Wert eines Menschen, sein Wohl und Wehe nicht von dem, was er kauft und kaufen kann, abhängt. Und sie müssen genügend Selbstbewusstsein entwickeln, damit sie in der Lage sind, sich nicht nur in Bezug auf Werbung eine eigene Meinung zu bilden und sich nicht unkritisch von anderen und von der Werbung beeinflussen zu lassen.

Computerkids

In fast allen Kinderzimmern steht heute ein Computer, eine Playstation oder zumindest deren reduzierte Form, der Gameboy.
Im Gegensatz zu anderen Medien sind Computer oder Gameboys aktive, reagierende Partner und fordern ihrerseits zur Aktivität heraus. Jedes Kind findet seinen aktiven Platz in der Welt, die der Computer simuliert.

Gefragt sind hier räumliches Vorstellungsvermögen (die Information auf der platten Fläche des Bildschirms betrifft Ereignisse in einem dreidimensionalen Raum), eine ausgefeilte Hand-Augen-Koordination (nach Piaget die Basis der geistigen Entwicklung) und die Fähigkeit, verschiedene gleichzeitige Ereignisse zu kombinieren, und das alles mit großer Reaktionsschnelligkeit (ein „Autofahrer“ am Joystick, der im Rennen eine Kurve fährt, muss je nach Geschwindigkeit andere Winkel bei der Steuerung berücksichtigen). Auf dem Computerbildschirm erwarten ein Kind Aktion, Konkurrenz, Sieg und Niederlage und vor allem die Befriedigung von Allmachtsfantasien in einer (Schein)Welt, in der es selbst eine Rolle übernehmen kann und in der es durch eigene Leistung Einfluss und Macht hat.

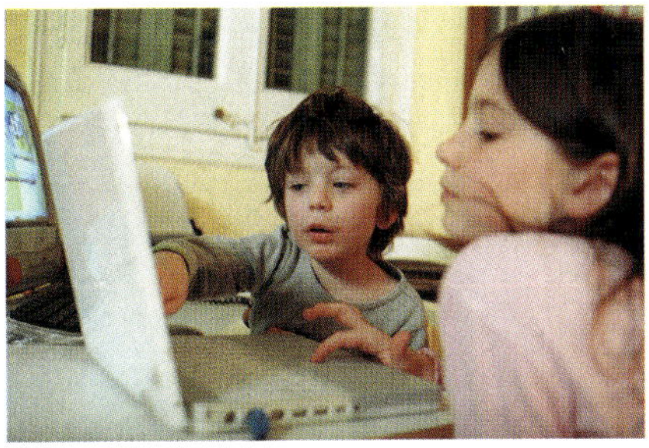

Was die Computerwelt bewirkt

Diese (Schein)Welt ist nun bei vielen Spielen eine Welt, in der unsere moralischen und ethischen Vorstellungen keinerlei Bedeutung haben. Punkte machen ist hier oft gleich Töten, der Joystick das Maschinengewehr, und was oder wer erschossen wird, ist eigentlich gleichgültig. Den Gegner vernichten löst alle Konflikte und macht Spaß. Das ist die Erfahrung, die vermittelt wird.

Wie gehen Kinder mit dieser Aggressivität auf dem Computerbildschirm um?

Im Allgemeinen geht es ihnen – so das Ergebnis einer Untersuchung – bei Videospielen nicht um Aggressivität. Wichtig ist die Dynamik des Spiels, die nicht mit aggressiven Inhalten gekoppelt sein muss. Gleichzeitig zeigen sich hier deutliche Geschlechtsunterschiede. In einem Experiment wurde Jungen und Mädchen dasselbe Videospiel in zwei verschiedenen Versionen (die eine aggressiv, die andere gewaltfrei) angeboten. Ergebnis: Die Jungen bevorzugten die aggressive, die Mädchen die gewaltfreie Version.

Eine weitere Studie zum Thema ergab: Wenn ein Kind sich allein mit einem aggressiven Spiel beschäftigt, steigt hinterher seine Aggressivität. Spielen aber zwei Kinder gegeneinander, zeigen sich diese Kinder danach weniger aggressiv. Denn das Spiel ist dann ein Wettbewerb, der nicht durch Gewalt, sondern nur durch äußersten Einsatz von Schnelligkeit, Spielintelligenz und Konzentration gewonnen werden kann. Und zu diesem Einsatz sind Kinder hier fähig.

Der PC im Kinderzimmer – ein Muss?

Laufen Kinder, die nicht im schon im Grundschulalter lernen mit dem PC umzugehen, Gefahr, den Anschluss ans elektronische, digitale Zeitalter zu verpassen?

Müssen sich verantwortungsbewusste Eltern – vor allem jetzt nach den Ergebnissen der großen PISA-Studie – den Herausforderungen des so genannten Computerzeitalters stellen, indem sie ihrem Kind so früh wie möglich Zugang zum PC gewähren und Geld in die wachsende Branche der Lernsoftware investieren, um ihren Kindern die befürchtete Berührungsangst vor dem Computer zu ersparen?

Wohl kaum! Eine Vorbereitung auf die digitale Arbeitswelt von morgen ist durch den PC im Kinderzimmer nicht erreichbar. Denn kein Wirtschafts- und Technologiebereich verändert sich so schnell wie die IT-Branche, also der Bereich der Informationstechnologie. Was Kinder heute lernen, ist in spätestens fünf bis zehn Jahren veraltet. Und was sie dann lernen müssen, lernen sie mit Sicherheit schneller als ihre Eltern.

Es gibt auch Experten, die meinen, dass Aggression durch aggressive Spiele abreagiert wird, die Spieler werden also nicht aggressiver, sondern friedlich. Über den Frust und die daraus folgende Aggression entscheidet vielmehr der Spielerfolg: Niederlagen machen aggressiv – wie so oft im wirklichen Leben.

Unabhängig von der Aggressivität der Spiele lässt sich ein Problem nicht von der Hand weisen: Der Spieler spielt und spielt – häufig bis zur geistigen und physischen Erschöpfung, und jeder errungene Punkt, jedes gewonnene „Leben", jede abgewehrte Attacke stacheln zu mehr Anstrengung an. Auf diese Weise kann das Spielen am Computer suchtartige Züge bekommen. Und dies ist es, was viele Eltern angesichts ihrer Sprösslinge vor dem Bildschirm befürchten. Kinder vergessen alles um sich herum, andere Spiele, das Essen, die Hausaufgaben und vor allem die Zeit.

Was Eltern tun können

Sollten Eltern also den Computer verbieten, den Gameboy verschenken? Wie beim Fernsehen können wohl Eltern trotz ihrer Bedenken auch hier nicht wie Don Quichotte gegen die Windmühlenflügel der neuen Medienkultur anrennen. Wenn Kinder keine reale Welt für Abenteuer, Erfindungsgeist und Einfluss zur Verfügung haben (seien es nun ein Kartoffelacker, auf dem sie mithelfen müssen, eine Straße, auf der sie Fahrradrennen veranstalten können, oder Gärten für das früher so beliebte Räuber-und-Gendarm-Spiel), müssen sie wohl vermehrt in einer Scheinwelt diesen Bedürfnissen nachkommen. Ist Ihr Kind tatsächlich von einer „Computersucht" befallen, achten Sie darauf, dass die Welt, in die es sich zurückzieht, nicht die einzige bleibt, in der es sich wohl fühlt und „Erfolg" hat – in welchem Sinn auch immer. Denn diese ist nun wirklich – auch bei guten Spielen – sehr reduziert: Leistung, Sieg, Berechnung, schnelle Reaktion und Aktion sind nur ein Ausschnitt des Lebens und sicher nicht der wichtigste!

Eltern können und sollen jetzt noch Einfluss auf die Auswahl der Spiele nehmen (bei älteren Kindern und Jugendlichen wird das schon schwierig). Es gibt auch gute Spiele, in denen das Training konsequent logischen Denkens im Vordergrund steht, die vielfältige strategische Überlegungen notwendig machen und die durch ihre Themen (Hauseinrichtung, Stadtplanung, Umweltschutz,

TIPPS

Weitere Informationen zu Computerspielen

- Die „Unterhaltungssoftware Selbstkontrolle" informiert unter www.usk.de über die verschiedenen Spielgenres, bietet eine gute Auswahl hilfreicher Links und hält Testberichte der STIFTUNG WARENTEST bereit.
- Auch unter www.test.de finden Sie dazu Tests und Informationen der STIFTUNG WARENTEST.
- Und die Linzer Arbeitsgemeinschaft Computer und Spiel (ACOS) gibt unter www.acos.at eine Übersicht mit Testberichten von Computerspielen.

Managementsimulation und so weiter) Kindern wirklich Einblick in die planerischen Anforderungen der vorgestellten Themenbereiche gewähren. Diese „Simulationsprogramme“ verlangen Entscheidungen und führen die Konsequenzen jeder Entscheidung vor. Als „Planspiele“ erlauben sie Experimente und „Probehandlungen“ und können Wirklichkeitsbereiche „erfahrbar“ machen, die Kindern sonst verschlossen blieben.

Es gibt auch Spiele und Spielmöglichkeiten, in denen ein Kind nicht allein und gänzlich isoliert von der Umgebung und vor allem von seinen Freunden vor dem Bildschirm ist. Beliebt sind Spiele für mehrere Spieler oder das Einzelspiel, bei dem der Freund als Kommentator und Kritiker daneben sitzt. Für viele Kinder bietet sich hier auch die Gelegenheit, gemeinsam mit Freunden einen Bereich zur Verfügung zu haben, in dem die Eltern nun wirklich nicht „mitkommen“ und rettungslos unterlegen sind. Und das ist manchmal auch wichtig.

Edutainment

Viel ist heute von Edutainment die Rede: „Lernen mit Spaß“ wird hier versprochen, und das geht so: Eine riesige Hochglanz-Verpackung, ein Tier oder Fabelwesen als „guide“, 3D-Grafik, Multimedia und vor allem Action dienen dazu, alle möglichen Lerninhalte ans Kind zu bringen. Vielleicht haben Sie Glück und Ihr Kind lässt sich mit diesen Mitteln zum Rechnen, Lesen, Schreibenlernen verführen. Oft ist der Einsatz des PC fürs Lernen jedoch sinnvoller, wenn weniger auf den (vermeintlichen) Spaß als auf die Effektivität des Lernprogramms geachtet wird. Aber auch dann ist „Spaß“ natürlich nicht ausgeschlossen. Im Gegenteil: Auch Software ohne aufwendigen „Spaß-Anteil“, die aber entdeckendes und selbst gesteuertes Lernen ermöglicht, die jedem Benutzer seinen eigenen (Lern)Weg zugesteht, kann Kinder fesseln. Genau dies sollte also ein gutes Computer-Lernspiel leisten. Was Experten außerdem von guten Computer-Lernspielen fordern:

- Die Möglichkeit mehrerer Lösungswege.
- Adäquate und motivierende Rückmeldungen und die Möglichkeit der Dokumentation der Lernfortschritte.
- Zeitliche Variabilität (Kinder können sich also ihren Möglichkeiten entsprechend auf kürzere oder längere Lernphasen einlassen).
- Eine den Lernfortschritten des Spielers/Lerners angepasste Flexibilität im Schwierigkeitsgrad.
- Die Möglichkeit, mit anderen gemeinsam zu spielen/arbeiten.

Dass das Programm natürlich das notwendige Maß an Hilfestellungen bereitstellen muss, dass es auch bei Fehlbedienung stabil bleiben muss, dass es nicht immer die modernste Hardware

TIPPS

Weitere Informationen zu Edutainment

- Die Aktion Jugendschutz Baden-Württemberg hat eine Broschüre herausgegeben, die sich mit „Edutainment" beschäftigt. In dieser werden Eltern Qualitätskriterien an die Hand gegeben, die die Suche auf dem Markt der Kinder-Software-Produkte erleichtern soll. Sie ist zu beziehen unter:

Aktion Jugendschutz Baden-Württemberg
Stafflenbergstraße 44
70184 Stuttgart
Tel. 07 11/23 73 7-0
Fax 07 11/2 37 37 30
E-Mail ajs.bw@z.zgs.de
www.ajs-bw.de

- Eine ausgezeichnete Darstellung und Kritik aller gängigen Computerspiele und Computer-Lernspiele für alle Altersstufen und Schulfächer und die Möglichkeit zum (kostenlosen) Download findet sich unter www.lernspiele.at im Internet: **Otto's Lernspiele-Lexikon**. (Es ist auch als CD erhältlich.)

voraussetzen darf, muss nicht eigens betont werden.

Leider sind Eltern als Käufer kaum in der Lage, vor dem Kauf diese wünschenswerten Eigenschaften zu überprüfen. Bestehen Sie also auf ausführlicher Beratung und Darstellung des jeweiligen Spiels oder Programms, um den Kauf eines Computerspiels nicht zum Kauf der „Katze im Sack" werden zu lassen.

Tipps für Eltern

- Einen ausreichend großen Bildschirm (mindestens 15 Zoll) und eine gute Grafikkarte mit 24 Bit Farbtiefe bei einer Auflösung von 800 auf 600 Bildpunkte) zur Verfügung stellen.
- Ein gebrauchter PC tut es für Grundschulkinder allemal. Die Spiel- und Lernsoftware für diese Altersstufe begnügt sich mit der Technologie von gestern. Auch ein eigener Internet-Zugang ist für Kinder dieses Alters weder nötig noch erwünscht.
- Auf die Haltung achten. Ihr Kind muss aufrecht sitzen, den Bildschirm gerade vor sich haben, die Handgelenke im Verhältnis zum Unterarm gerade und die Maus mit aufgelegtem Unterarm halten können und vor allem nicht zu lange in einer Haltung verharren müssen. „Dynamisches Sitzen" mit häufigem Wechsel der Stellung ist angesagt.
- Zeitgrenzen setzen (→ Seite 246).
- Eigene Medienkompetenz erwerben: Überlassen Sie den Computer nicht ganz Ihren Kindern, sondern lernen Sie selbst, damit umzugehen. Das verschafft Ihnen die Möglichkeit, den Überblick über die Spiele Ihres Kindes zu behalten. (Übrigens: Leider sind vermutlich alle Vorurteile berechtigt, die Sie gegenüber Daten haben, die aus dem Internet heruntergeladen, auf dem Schulhof getauscht und zu Hause kopiert werden.)
- Über schlechte oder gefährliche und jugendgefährdende Computerspiele nur zu jammern nützt nichts. Verschaffen Sie sich einen Überblick über den Markt, um bessere Alternativen anbieten zu können!
- Vergessen Sie nicht: Es gibt auch Spielalternativen ohne Computer, die Ihrem Kind vielleicht nur nicht von allein einfallen, ihm aber genauso viel Spaß machen.

Gameboys

Gameboys sind längst in viele Kinderzimmer eingezogen. Insbesondere bei Jungen zählen sie fast zur „Grundausstattung". Die Verbesserung von Reaktionsgeschwindigkeit und Konzentrationsfähigkeit, die möglicherweise durch das Spiel erreicht wird, ist oft teuer erkauft. Was schon fürs Computern gilt, droht bei diesen Medien noch mehr: die „Sucht". Und wie beim Computer kann diese zu nicht wegzudiskutierenden körperlichen Schäden führen. Speziell bei Gameboys mit ihren winzigen und schlechten Bildschirmen werden die Augen so einseitig beansprucht, dass bei Vielspielern die Entwicklung des räumlichen Sehens – ein wichtiger Prozess dieses Alters – beeinträchtig werden kann. Die eingeschränkte Handmotorik kann zudem bei exzessivem Gameboy-Spielen noch mehr als am PC schon im Grundschulalter zu den ansonsten von EDV-Angestellten beklagten RSI (→ Kasten) führen.

RSI bei Grundschulkindern?

Experten sehen heute schon bei Vorschul- und Grundschulkindern die Gefahr der so genannten Maus-Hand beziehungsweise der R(repetitive) S(stress) I(injuries) als Folge einer einseitigen und falschen Belastung der Hand- und Armmuskulatur durch exzessive Computernutzung. Dabei handelt es sich um minimale Verletzungen im Muskelgewebe, die durch Überlastung entstehen und deren Narben – so haben Untersuchungen bei Studenten, die schon früh viel Zeit am Computer verbracht haben, ergeben – später zu Beschwerden und Funktionsstörungen führen können.

Kinder im Netz

Das Internet, ein Netz von Rechnern weltweit (world wide web), macht es möglich, dass jeder überall durch einen Mausklick auf Informationen zugreifen kann. Alles Wissen ist für jeden vorhanden. Und nicht nur das: Über E-Mails und Chatrooms kann jeder mit jedem kommunizieren – die offene Gesellschaft. Dass diese schier unbegrenzten Möglichkeiten vor Missbrauch nicht gefeit sind, ist eine Gefahr, die Eltern, deren Kinder „ins Netz" gehen, mitbedenken müssen. Ihnen deshalb jedoch den Zugang zu verbieten, kann keine Lösung sein. Denn es bietet auch für Kinder im Grundschulalter viele Vorteile:

- Seiten zu praktisch allen Wissensgebieten
- Informationen und Austausch über Hobbys (Tiere, Musik, Basteln, Malen und so weiter)
- Tipps zum Lernen und Lernforen
- E-Mail-Freundschaften in alle Welt
- Online-Spiele und Online-Lernprogramme

Aber auch hier gilt natürlich das, was auch fürs Fernsehen gesagt wurde: Eine wichtige Aufgabe der Eltern ist es, ihre Kinder medienkompetent, in diesem Fall „internet-kompetent" zu machen.

TIPPS

„Internet-Erziehung“

Internet-kompetent zu werden geht am besten Schritt für Schritt.

- Der erste: Ihr eigenes Know-how als Erziehungsberechtigte. Also: Lernen Sie selbst, wie man mit dem Computer und dem Internet umgeht. Wenn Sie selbst wissen, wovon Sie sprechen und Ihr Kind in Sachen Computer und Internet verstehen, wirken (begründete) Verbote besser. Machen Sie sich über Gefahren und Risiken schlau. Auch hier bietet das Internet jede Menge Informationen speziell für Eltern.
- Der zweite: Machen Sie sich klar, welches Ziel Sie für Ihr Kind anstreben. An erster Stelle steht sicher die Fähigkeit, wie man gewünschte Informationen am effizientesten aufspürt und wie man das Gefundene richtig einschätzt und sortiert. Um dieses Ziel zu erreichen, reicht Internet-Nutzung nicht! Sehr viel Wissen, das man andernorts – zum Beispiel in der Schule – erwirbt, ist die Voraussetzung, um in der Informationsflut, die durch den Zugang des WWW ins Zimmer schwappt, nicht zu ertrinken, sondern sie für sich nutzbar zu machen.
- Der dritte: Medienpädagogen empfehlen, mit Kindern offen über die Gefahren und Risiken freier Internetnutzung zu sprechen! Die wichtigsten:
  - Exzessive Internet-Nutzung, die „süchtig“ machen kann.
  - Der Kontakt mit jugendgefährdenden Seiten beziehungsweise Gefahren, die durch mögliche Verabredungen in Chatrooms lauern.
  - Explodierende Kosten.

Die Kosten

Beginnen wir mit den Kosten: Wenn Sie selbst eifriger „Surfer“ sind, wissen Sie am besten, wie schnell die Telefonrechnung ins Unermessliche steigen kann. Machen Sie dies Ihren Kindern klar. Informieren Sie sich auf jeden Fall über günstige Internet-Zugänge. Vielleicht bietet Ihre Gemeinde sogar kostenlose oder vergünstigte Internet-Zugänge an. Gehen nicht nur Ihre Kinder, sondern auch Sie selbst sehr häufig „ins Netz“, empfiehlt es sich, die Einrichtung einer Flatrate (stabiler Monatsbeitrag, ganz gleich wie viel Stunden Sie online sind) durchzurechnen. Die Voraussetzung für eine Flatrate ist aber ein DSL-Zugang, und dieser ist derzeit leider noch nicht überall verfügbar. Informationen über Flatrate-Anbieter und günstige Internet-Tarife finden Sie bei **www.teltarif.de.** Aber Vorsicht: Auch mit dem günstigsten Tarif ist man nicht vor Abzocke durch das Anklicken von Seiten gefeit, die nur sorgfältig versteckt auf ihre „Geschäftsbedingungen“ hinweisen und ihre Inhalte gegen horrende Summen freigeben.

Surf-Zeiten

Das Bundesministerium für Familie, Senioren, Frauen und Jugend macht in der Broschüre „Ein Netz für Kinder – Surfen ohne Risiko?“ folgende Vorschläge zur Zeitgestaltung:

- Sieben bis elf Jahre: Das Interesse für den Computer und das Internet ist nicht mehr zu bremsen. Oft surft man mit Freunden und Freundinnen und das vielleicht auch mal einen ganzen Nachmittag lang. Das Interesse dafür kann aber zeitweise auch völlig ausbleiben. Täglich festgelegte Zeitvorgaben sind deshalb nicht sinnvoll.

  Besser: ein „Zeit-Guthaben" über eine Woche (Beispiel: Ihr Kind darf pro Woche etwa acht Stunden insgesamt fernsehen, am Computer spielen oder surfen. Dieses Zeit-Guthaben kann es dann je nach Lust und Laune einsetzen.
- Ab zwölf Jahren: Ganze Nachmittage hintereinander in Spielwelten zu verbringen, ist für Jugendliche in diesem Alter nicht ungewöhnlich. Das Gleiche gilt ebenso für das Lesen von Büchern. Bedenklich wird dieser Mediengebrauch dann, wenn das Familienleben, die Freunde und die Hausaufgaben über einen längeren Zeitraum darunter leiden.

Die Sicherheit

Die Kehrseite des freien Zugangs zum Netz: Jeder kann alles „hineinstellen", und jeder alles „herausholen". Um Kinder vor schädlichen, zum Beispiel pornographischen, rassistischen und anderen menschenverachtenden Inhalten zu schützen, wird häufig der Einbau von so genannten Filtern (Spam-Filter) empfohlen. Diese sorgen dafür, dass bestimmte Webseiten durch festgelegte Schlüsselwörter nicht angezeigt werden können und E-Mails mit bestimmten Schlüsselwörtern oder von bestimmten Absendern gleich endgültig gelöscht werden. Für besorgte Eltern gibt es auch die Möglichkeit, durch die Installation spezieller Software (zum Beispiel Cyber-Patrol) den Zugriff auf bedenkliche Seiten zu sperren. Besser ist es jedoch, mit den Kindern offen über die Möglichkeit zu sprechen, dass sie absichtlich oder unabsichtlich auf Seiten mit pornographischem, rassistischem, menschenverachtendem Inhalt stoßen können, und jederzeit für ein Gespräch darüber auch offen zu sein. Gerade Kinder im Grundschulalter sind noch gerne bereit, gemeinsam mit ihren Eltern zu „surfen". Nutzen Sie diese Möglichkeit (sie wird nicht lange bestehen)! Nehmen Sie sich die Zeit, um sich mit Ihrem Kind vor den Computer zu setzen und gemeinsam (eventuell auch „ungefiltert") zu surfen. Sie erfahren dabei auch vieles über die Surfgewohnheiten Ihres Kindes, ohne es zu kontrol-

TIPPS

Informationen zur Sicherheit im Internet

- Das Faltposter **Der richtige Dreh im www** und die Broschüre **Ein Netz für Kinder – Surfen ohne Risiko** sind kostenlos bei der Broschürenstelle des Bundesministeriums für Familie, Senioren, Frauen und Jugend erhältlich. Tel. 01 80/5 3 293 29 E-Mail broschuerenstelle@bmfsfj.bund.de
- Zum gemeinsamen Lesen von Kindern und Eltern ist www.blinde-kuh.de/fbitips.html gedacht. (Sicherheits-Tipps vom FBI, übersetzt von der Suchmaschine www.blinde-kuh.de).
- Eine Einführungsseite für Kinder ist die von www.internet-seepferdchen.de/sicher.htm

lieren. Stoßen Sie dabei auf Seiten, die Sie nicht gutheißen können, reden Sie mit Ihrem Kind darüber. Begründen Sie, warum Sie nicht wollen, dass es diese Seiten besucht.

Wichtig ist vor allem auch die Sicherheitserziehung, wenn ein Kind beginnt, sich in Chatforen zu bewegen oder eine eigene E-Mail-Adresse einrichtet.

Und Handys?

Wer „in" sein will, braucht ein Handy. So suggeriert es zumindest die Werbung und hat Erfolg damit – sogar schon bei jüngeren Schulkindern. Denn es lässt sich nicht leugnen: Auch Grundschulkinder finden sich und andere sehr viel „cooler" mit als ohne. Aber brauchen sie ein Handy? Ganz sicher nicht, solange sie noch nicht allein unterwegs sind. Und auch dann, wenn die ersten selbstständigen Schwimmbadbesuche oder Stadtbummel anstehen, kann zwar das Handy in der Tasche durchaus für Kind und Eltern beruhigend sein, notwendig ist es aber in der Regel nicht! Wer dennoch über den Kauf eines Handys als nicht zu toppendes Weihnachtsgeschenk nachdenkt, sollte drei Dinge wissen:

- Kinder, die gerade erst lernen, mit Geld umzugehen, können noch nicht die Verantwortung für die laufenden Kosten übernehmen.
- Kinder, die gerade erst lernen, ihre „sieben Sachen" ordentlich zusammenzuhalten, neigen natürlich dazu, Dinge, also auch ein Handy, zu verlegen oder gar zu verlieren.
- Kinder, die gerade lernen, ihr Selbstwertgefühl über ihr Fähigkeitsselbst (das, was sie können) und damit über ihr „Werk" (→ Seite 59) zu definieren, geraten allzu leicht in Versuchung, sich und andere über Konsum und Besitz zu beurteilen.

Das heißt:

- Eltern müssen (nicht nur vor dem Gesetzgeber) die Verantwortung über die Kosten (mit)tragen. Ein Tipp: Um ein Abgleiten in die roten Zahlen zu vermeiden, kommt nur ein Handy ohne Vertrag und das Telefonieren auf Vorkasse (also prepaid) infrage.
- Eltern müssen immer wieder erinnern und nachhaken. Ein Tipp: Dem Kind nur dann das Handy mitgeben, wenn es wirklich sinnvoll erscheint.
- Eltern müssen gegensteuern und konsequente Werbeerziehung (→ Seite 239) betreiben. Ein Tipp: Grundschulkindern am besten kein Handy kaufen!

TIPPS

Schützen Sie Ihr Kind!

Falls Ihr Kind ein Handy benutzt, ist es wichtig, gegen eine Belastung durch Funkwellen vorzusorgen. Erläutern Sie Ihrem Kind, dass es gesünder lebt, wenn

- es Gespräche kurz hält,
- nicht in Kellern, Garagen, Autos telefoniert (höhere Sendeleistung).

Elektrosmog! (?)

Im Zusammenhang mit Handys und dem Mobilfunknetz geistern allerlei Schlagwörter durch Medien, Diskussionsforen und Bürgerinitiativen. Die am meisten beunruhigen können (und wohl auch sollen) sind „Elektrosmog“ und vor allem „die Strahlen“, die von Handys und den Sendemasten des Mobilfunknetzes ausgingen. Das Merkwürdige dabei ist, dass beide Begriffe nicht dem physikalischen Phänomen, das möglicherweise im Zusammenhang mit Handys schädlich sein könnte, gerecht werden: Es handelt sich nämlich weder um „Smog“ (der Begriff stammt aus der Klimaforschung) noch um „Strahlen“, sondern um ein elektromagnetisches Feld, das Handys und Mobilfunksendemasten umgibt.

Sind Handys schädlich?

Seit Erfindung des Mobilfunks gibt es Kritiker, die vor den schädlichen Wirkungen der elektromagnetischen Felder, die vor allem von Handys und den dazu gehörigen Sendemasten ausgehen, warnen. Eine Vielzahl von Forschungsprojekten versucht seitdem der Schädlichkeit dieser elektromagnetischen Felder nachzugehen. Das Ergebnis: Bis heute lässt sich kein gesicherter Zusammenhang zwischen der flächendeckenden Ausweitung des Mobilfunknetzes und verschiedenen Erkrankungen nachweisen. Dennoch warnt das Bundesamt für Strahlenschutz (BfS) vor Verharmlosung, ohne jedoch Panikmache betreiben zu wollen. Zwar gebe es derzeit keinen wissenschaftlichen Nachweis für Zusammenhänge zwischen Erkrankungen und „Mobilfunk-Strahlung“, wohl aber Hinweise auf mögliche Risiken und Fragen, die verunsichern können. Deshalb könne – so das BfS – die Notwendigkeit von Vorsorge auch nicht ernsthaft bestritten werden. Die Empfehlung: Beim Kauf auf das Umweltsiegel „Blauer Engel“ achten, der dafür steht, dass bestimmte empfohlene Grenzwerte nicht überschritten werden. Dieser ist jedoch bisher kaum vergeben, unter anderem deshalb, weil viele Handyhersteller ihn selbst dann nicht beantragen, wenn ihr Gerät unter dem Grenzwert bleibt. Dennoch: Nachfragen – denn sicher ist sicher!

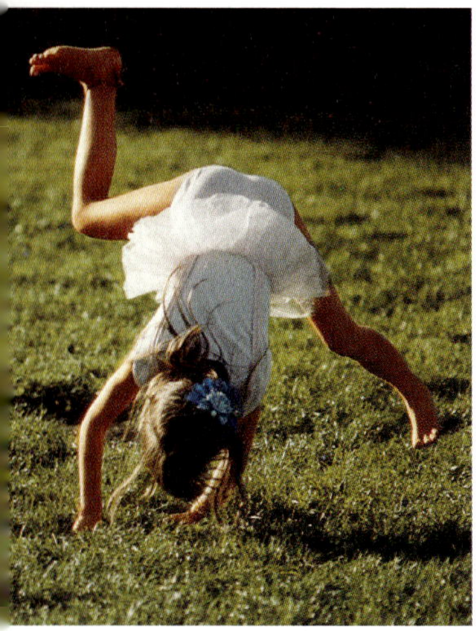

So bleibt Ihr Kind gesund

Gesundheit ist gerade in den Grundschuljahren kein Thema, das besonders viel Aufmerksamkeit erfordert. Kinderärzte nennen diese Jahre biologisch stabil, auch wenn Kinder in dieser Zeit häufig über verschiedenste Schmerzen – Kopf-, Bauch-, Ohrenschmerzen – klagen. Meist stecken nur kleinere Infektionskrankheiten dahinter. Viele Kinder auf engem Raum – da lässt sich Ansteckung nicht vermeiden. Einige wenige Tage zu Hause, und schon ist Ihr Kind wieder gesund und munter.

Kind krank? Ihr Anspruch als Arbeitnehmer

Schon wieder hat Ihr Kind eine dicke Erkältung eingefangen, wacht morgens mit Fieber auf. Ein krankes Kind gehört nicht in die Schule! Allein zu Hause kann es auch nicht bleiben. Was nun? Wer betreut es? Glücklicherweise ist dies inzwischen für Arbeitnehmer geregelt.

Sie haben in diesem Fall grundsätzlich einen Anspruch auf bezahlte Arbeitsfreistellung gegenüber ihrem Arbeitgeber. Hat der Arbeitgeber die bezahlte Freistellung bei der Erkrankung eines Kindes im Arbeitsvertrag jedoch ausgeschlossen, so muss er nur unbezahlt freistellen und die Krankenkasse zahlt gesetzlich Versicherten unter den folgenden Bedingungen ein Kinderpflege-Krankengeld (derzeit 70 Prozent des Bruttoverdienstes, begrenzt auf 90 Prozent des Nettogehaltes):

Mütter und Väter bekommen es für jedes gesetzlich krankenversicherte Kind, das unter zwölf Jahren ist und von keiner anderen Person im Haushalt gepflegt werden kann, bis zu zehn Tage im Jahr. Das macht bei Familien mit zwei erwerbstätigen Eltern pro Kind 20 Tage, für zwei Kinder stehen zweimal 20 Tage zu, bei drei und mehr Kindern zweimal 25 Tage – jeweils pro Jahr. Allein Erziehende haben ein Anrecht auf dieselbe Anzahl von Tagen. Das heißt: Eine alleinerziehende Mutter mit zwei Kindern kann für bis zu 40 Arbeitstage Kinderpflege-Krankengeld erhalten.

Voraussetzung ist allerdings, dass die Person, die das Krankengeld beansprucht, selbst auch in der gesetzlichen Krankenkasse versichert ist. Privat Versicherte gehen beim Kinderpflege-Krankengeld leer aus.

Das laute Jammern über die dazugehörenden körperlichen Beschwerden hängt bei vielen Kindern mit der neuen Körperwahrnehmung zusammen und mit der Fähigkeit, über sich selbst und ihr Befinden nachzudenken (→ Seite 47). Wer dies tut, wird einfach hin und wieder irgendein Wehwehchen spüren. Und Schulkinder wissen inzwischen auch schon gut, dies dann – bewusst oder unbewusst – zu inszenieren, um vielleicht mehr Aufmerksamkeit, einen Erlass von häuslichen Pflichten, leckere Hustenbonbons oder vielleicht sogar einen schulfreien Tag „herauszuschlagen". Die Schwierigkeit für die Eltern besteht dann darin zu entscheiden, wann tatsächlich „etwas Ernstes" dahinter steckt und wann ein Kind eben diese oder jene Zuwendung, Entlastung, aber manchmal auch ein „Nein, du gehst jetzt in die Schule" braucht.

„Drückeberger"

Dass nicht alles, was ein Schultag, der gerade vor einem liegt, möglicherweise mit sich bringt, unbedingt angenehm ist, wissen wir alle aus unserer Schulzeit. Und manchmal scheint die Strategie der Vermeidung – nämlich einfach zu Hause zu bleiben – die verlockendste Möglichkeit. (Auch das kennen wir vielleicht sogar aus unserem Berufsalltag.) Wenn es dann auch noch gerade im Hals kratzt und die Nase läuft ...! Manchmal mag ein Tag zu Hause dann tatsächlich der Gesundheit gut tun.

Oft nützt es Ihrem Kind aber mehr, den Schulbesuch zu wagen. Denn eine einfache Erkältung muss kein Hinderungsgrund sein, in die Schule zu gehen. Und spätestens in der Pause, wenn es mit seinen Freunden herumtobt, ist der Schnupfen vergessen. Das was ihm „Bauchschmerzen" bereitet hat, hat sich als weit weniger schlimm herausgestellt und konnte mit links bewältigt werden. Diese Erfahrung ist „gesünder" als ein Tag im Bett! Das gilt natürlich nicht, wenn ein Kind ernsthaft krank ist und beispielsweise Fieber hat.

Vorsorge ist keine Hexerei

Was in diesen Grundschuljahren aber ganz wichtig bleibt, ist die Vorsorge und Vorbeugung, um die Gesundheit, die Ihr Kind jetzt hoffentlich erlebt, zu bewahren. Dies gilt in allen Lebensbereichen und betrifft so unterschiedliche Themen wie Impfen, Ernährung und dem Vorbeugen von Unfällen, aber auch Hygiene, Zahnpflege, Kieferorthopädie und nicht zuletzt Gesundheitserziehung mit dem Ziel eines verantwortlichen Umgangs mit der eigenen Gesundheit. Auch wenn die Schule hier immer mehr auch ihren Beitrag leistet: Es sind vor allem die Eltern, die für die Gesundheit und Gesundheitsvorsorge ihrer Kinder verantwortlich sind.

Die richtige Ernährung

Dass Ernährung gesund sein soll, ist wohl eine Binsenweisheit. Denn mit der Ernährung werden die Weichen für das spätere Leben gestellt. Für ein Schulkind heißt dies: Gesunde Ernährung sorgt für seine körperliche und geistige Entwicklung. Sie fördert seine Konzentrations- und Leistungsfähigkeit und sie stärkt seine Widerstandskraft gegenüber Krankheiten.

Wie eine solche gesunde Ernährung aussehen sollte, hat das Forschungsinstitut für Kinderernährung in vielen Broschüren unter dem Thema der „optimierten Mischkost" beschrieben. Diese optimierte Mischkost entspricht dem heutigen Wissen über die richtige Ernährung von Kindern und Jugendlichen. Sie deckt den Bedarf an allen Nährstoffen, die Kinder für Wachstum, Entwicklung und Gesundheit brauchen. Gleichzeitig beugt sie gegen die so genannten Zivilisationskrankheiten (Bluthochdruck, Herz-Kreislauf-Krankheiten, Osteoporose, Gicht) vor. Dass nun Väter und Mütter nicht täglich mit der Küchenwaage den Tagesbedarf

Optimierte Ernährung im Detail

Alter (Jahre)		**4–6**	**7–9**	**10–12**
Energie (kcal/Tag)		1450	1800	2150
Empfohlene Lebensmittel (≧ 90% der Gesamtenergie)				
reichlich				
Getränke	ml/Tag	800	900	1000
Brot, Getreide (-flocken)	g/Tag	170	200	250
Kartoffeln[1]	g/Tag	130	150	180
Gemüse	g/Tag	200	220	250
Obst	g/Tag	200	220	250
mäßig				
Milch, -produkte[2]	ml (g)/Tag	350	400	420
Fleisch, Wurst	g/Tag	40	50	60
Eier	Stck./Woche	2	2	2–3
Fisch	g/Woche	100	150	180
sparsam				
Öl, Margarine, Butter	g/Tag	25	30	35
Geduldete Lebensmittel (≦ 10% der Gesamtenergie)				
zuckerreich	g/Tag	40	50	60
fettreich	g/Tag	10	10	15

1) oder Nudeln, Reis u. a. Getreide
2) 100 ml Milch entsprechen im Kalziumgehalt ca. 15 g Schnittkäse oder 30 g Weichkäse

Quelle: Forschungsinstitut für Kinderernährung Dortmund

ihres Schulkindes errechnen müssen, ist klar. Deshalb haben die Ernährungswissenschaftler drei goldene Regeln formuliert, die als Grundlage jeder vernünftigen – gesunden – Ernährung gelten. Diese lauten:

- Reichlich: pflanzliche Lebensmittel
- Mäßig: tierische Lebensmittel
- Sparsam: Süßes und Fettreiches.

Die Empfehlungen – das ist ja auch das Anliegen der Experten aus Dortmund – lassen viel Spielraum. Ob italienisch, deutsch oder türkisch gekocht wird, ob die Familie mittags zusammen eine warme Mahlzeit einnimmt oder erst abends Gekochtes auf den Tisch kommt, ob ein Kind nun Brot mag oder lieber Müsli, Obst oder Fruchtsaft – immer lassen sich diese Empfehlungen verwirklichen. Wenn Eltern dann noch daran denken, dass Kinder mehrere kleine Mahlzeiten am Tag brauchen, weil ihre Energievorräte schneller erschöpft sind, dass ein in Ruhe eingenommenes Frühstück Konzentrationsproblemen in der Schule vorbeugt und dass Leitungswasser (das, von den Wasserwerken kontrolliert, in Deutschland hygienisch einwandfrei ist), Früchtetees ungezuckert und Mineralwasser die besten Durstlöscher sind, kann eigentlich nichts mehr schief gehen.

Spezielle Kinderprodukte

In der Werbung werden Spezialprodukte, Funktionsdurstlöscher und Nahrungsergänzungsmittel für Kinder angepriesen. Sie sind aber für eine gesunde Ernährung in der Regel unnötig. Überflüssig sind auch spezielle so genannte Kinderprodukte, die mit Vitaminen oder Mineralstoffen angereichert sind.

Warum sind Obst und Gemüse so wichtig?

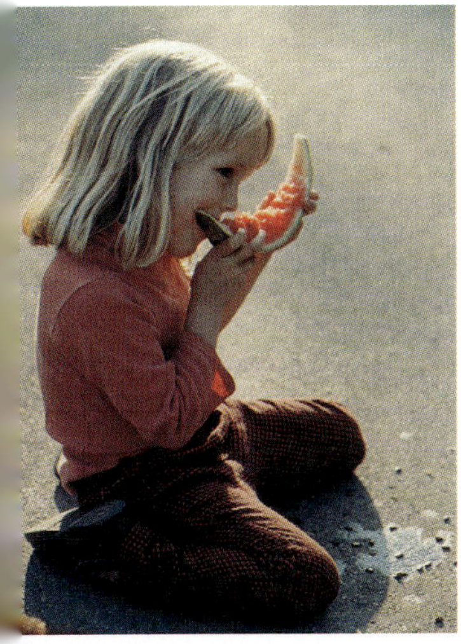

Hunderte von Studien belegen inzwischen, dass Obst und Gemüse unverzichtbar für eine gesunde Ernährung sind. Nachweislich schützen sie zum Beispiel gegen Krebs, gegen Arteriosklerose und damit gegen Herzinfarkt und Schlaganfall, gegen Fettsucht, Diabetes, Bluthochdruck, Gicht und Rheuma. Five-a-day ist deshalb das Motto einer Kampagne, an der viele deutsche Gesundheitsorganisationen beteiligt sind. Denn Ernährungsexperten aus aller Welt empfehlen fünf (five) Portionen Obst, Salat und Gemüse pro Tag (a day). Eine Portion bedeutet eine Handvoll. Dabei gilt: große Hände, große Portionen, kleine Hände, kleine Portionen. Auch Gemüse- und Fruchtsäfte wirken vorbeugend.

Was zeichnet pflanzliche Kost aus? Unter anderem natürlich die Vitamine. Als für die Vorbeugung besonders wichtig gelten dabei die „Antioxidantien“, zu denen die zellschützenden Vitamine C, E, und das Provitamin A (Beta-Karotin) gehören. Ihre Aufgabe: die Jagd auf die freien Radikale. Freie Radikale sind an der Entstehung vieler Krankheiten von Arteriosklerose bis Krebs beteiligt.

TIPPS

Weitere Informationen zur Ernährung

- Wer praktische Tipps und Rezepte braucht, kann sich im Internet noch genauer informieren. Unter www.fke-do.de werden auch die Grundlagen gesunder Ernährung für die einzelnen Altersgruppen vom Säugling bis zum Jugendlichen noch einmal ausführlich erläutert.
- Lesetipps:
  Mathilde Kerstin, Ute Alexy:
  OptimiX – Empfehlungen für die Ernährung von Kindern und Jugendlichen, 2002.
  Zu beziehen ist die Broschüre für 2 Euro über
  FKE Broschürenvertrieb
  Baumschulenweg 1
  59348 Lüdinghausen
  www.fke-do.de/brosch.html

  Schmecken soll's – Ernährung für Kinder – Eine Information Ihrer AOK
  Bestelladresse:
  WDV Wirtschaftsdienst für Medien und Kommunikation mbH & Co. OHG
  Siemensstraße 6
  61352 Bad Homburg
  Tel. 0 61 72/6 70-0
  Fax 0 61 72/6 70-1 44
  Auch als Download verfügbar unter
  www.aid-medienshop.de

Aber Obst und Gemüse bieten noch mehr: die so genannten sekundären Pflanzenstoffe. Das sind natürliche Geschmacks-, Duft- und Farbstoffe sowie pflanzeneigene Enzyme. Zu ihnen zählen beispielsweise die roten, grünen und gelben Farbstoffe in Paprikaschoten, die Duftstoffe in Gurken und der Stoff in Zwiebeln, der uns die Tränen in die Augen treibt. Die Pflanze bildet diese Stoffe, um sich vor natürlichen Feinden wie Insekten, Bakterien und Pilzen zu schützen. Studien haben ergeben, dass sekundäre Pflanzenstoffe auch im menschlichen Körper viele Schutzwirkungen entwickeln. Sie stärken das Immunsystem, wehren Zellveränderungen ab und helfen, den Blutdruck sowie den Cholesterin- und Blutzuckerspiegel zu regulieren. Also: Five-a-day!

Fantasie ist gefragt

Wenn Eltern die Regeln der optimierten Mischkost beherzigen, können sie sicher sein, ihre Kinder gesund zu ernähren. Aber: Was hilft das gesündeste Essen auf dem Teller, wenn Sohn oder Tochter es mit einem „Schmeckt mir nicht" verweigern? Viel Einfallsreichtum ist manchmal gefragt, um Gesundes „ans Kind zu bringen". Lassen Sie also ihre Fantasie walten. Das ist meist effektiver als Konsequenz und Verbote. „Verführen" Sie Ihr Kind: Rohes Gemüse und Obst zum Knabbern zwischendurch im Kinderzimmer und als Beigabe zum Pausenbrot, ein paar Haferflocken unter die Cornflakes gemischt, lustig belegte Vollkornbrote, die verschmähte Milch mit Kakao oder als Milchshake aufgepeppt, gekochte Kartoffeln aus der Hand mit einem leckeren Quark zum Dippen – oft genügen kleine Tricks, die Kinder „schwach" machen. „Schwach" deshalb, weil es sich ja bei vielen dieser lautstark geäußerten Abneigungen auch um einen Machtkampf handelt, den Eltern, wenn es ums Essen geht, aber auf jeden Fall vermeiden sollten.

Zudem sind viele der beliebten Kinder-Hits wie Pizza, Döner, Hamburger und Cornflakes besser als ihr Ruf. Nichts spricht zum Beispiel gegen eine selbst belegte Pizza mit reichlich Gemüse (anstatt der Pizza „Salami" mit fetter Blockwurst und dem dicken

Belag an fettem Käse). Nichts ist auch gegen einen Döner oder Hamburger von unterwegs einzuwenden, in den Sie zu Hause noch viel Salat, Tomaten und Gurken „packen“ können. Und Fischstäbchen mit Ketchup enthalten immerhin Fisch, den viele Kinder sonst überhaupt nicht essen, und Tomaten, wenn auch der Fettanteil in der Panade und der Zuckeranteil im Ketchup nicht gerade den Ernährungsempfehlungen entsprechen. Aber es kommt auch hier auf die Menge an! Das heißt: Solange Ihr Kind sich nur hin und wieder den „Genuss“ von Fastfood, Süßigkeiten und Softdrinks erlaubt, und wenn Sie sich selbst gesund und vernünftig ernähren und Ihrem Kind mit gutem Beispiel vorangehen, ist schon viel gewonnen.

Kindersicherheit

Nach Angaben der Deutschen Gesellschaft für Sozialpädiatrie und Jugendmedizin sterben in Deutschland mehr Kinder an den Folgen von Unfällen als an Krebs und Infektionskrankheiten zusammen. Die risikoreichste Zeit ist das Kleinkindalter. Aber auch Schulkinder leben gefährlich. Dabei sind Unfälle nicht nur Schicksal. Sie lassen sich durch Kenntnis der Unfallursachen, ein entsprechendes Gefahrenbewusstsein und technische Sicherheitsmaßnahmen zu einem großen Teil vermeiden.

Warum gerade Schulkinder gefährlich leben

Unfälle aktiv vermeiden kann nur, wer Gefahren richtig einschätzen kann. Schulkindern fehlen hierfür oft noch die entscheidenden Voraussetzungen. Sie können sich auch noch nicht sicherheitsorientiert verhalten. Denn beides ist von Fähigkeiten abhängig, die erst im Laufe der Kindheit erworben werden:

- Die Reaktionszeit eines Fünfjährigen ist noch doppelt so lang wie bei Erwachsenen.
- Bis zum sechsten, siebten Lebensjahr denken Kinder vornehmlich egozentrisch (→ Seite 40), das heißt: Sie gehen davon aus, dass alle anderen im gleichen Moment auf ähnliche Weise hören, fühlen, empfinden und handeln wie sie selbst.
- Erst ab dem achten Lebensjahr wird das Gehör zur Geräuschlokalisation bei der Gefahrenwahrnehmung mitbenutzt.
- Bis zum zwölften Lebensjahr ist das Gesichtsfeld seitlich um etwa 30 Prozent eingeschränkt, das heißt: Die Sichtperspektive von Kindern unterscheidet sich – auch aufgrund der geringeren Größe – erheblich von Erwachsenen.

- Ein vorausschauendes Gefahrenbewusstsein wird meist erst nach dem 15. Lebensjahr umgesetzt. Gleiches gilt für vorsorgendes Gefahrenbewusstsein.
- Schließlich kann auch Imponiergehabe vor der Gruppe die Unfallgefahr steigern.

Experten haben dabei zwei besonders gefährdete „Unfalltypen", ausgemacht. Als Unfalltyp I bezeichnen sie vor allem kontaktfreudige, dynamische, angstfreie, aber sich selbst überschätzende Kinder. Zum Typ II müssen Kinder gezählt werden, die empfindlich, oft abgespannt und lustlos sind und denen deshalb auch oft Übung im weitesten Sinne fehlt. Weitere wichtige unfallfördernde Eigenschaften sind Aufmerksamkeitsstörungen mit und ohne Hyperaktivität (ADHS, → Seite 136) sowie verschiedene Formen motorischer Entwicklungsstörungen, die ein Kind ungeschickt machen. Für alle diese Kinder ist ein ganz besonders auf ihre Bedürfnisse zugeschnittenes Sicherheitstraining wichtig.

Gefahren – und wie sie eingeschätzt werden

Befragt man Eltern nach dem Risikopotenzial einzelner Umweltgefahren, zeigen sie große Informationslücken. Besonders deutlich wurde dies bei einer Studie, in der sie die gefährlichsten Umwelteinflüsse in einer Skala von 1 bis 10 einstufen sollten. Die ersten zehn Angaben der Eltern unterschieden sich dabei deutlich von den ersten zehn der „Experten". Das Rating der Eltern sah so aus: 1. Kopfverletzungen beim Radfahren ohne Helm, 2. Zeckenbiss, 3. Verletzungen bei Verkehrsunfällen, 4. Meningitis, 5. Kosteneinsparung im Gesundheitswesen, 6. Folgeschäden von Kinderkrankheiten, 7. Hepatitis, 8. UV-Strahlung, 9. Ozon, 10. BSE.

Die Auflistung der ebenfalls befragten Wissenschaftler dagegen sah folgendermaßen aus: 1. Verkehrsunfälle, 2. Unfälle außerhalb von Verkehrssituationen (in der Elterneinschätzung (E): Rang 22), 3. Bewegungsmangel (E: Rang 33), 4. Kopfverletzungen beim Radfahren (E: Rang 1), 5. Passivrauchen, 6. Dieselruß (E: Rang 27), 7. Allergene (E: Rang 34), 8. unausgewogene Ernährung (E: Rang 24), 9. psychischer Stress (E: Rang 26) und 10. Kohlenmonoxid.
Von den Eltern am stärksten überschätzt war das Hepatitis-Risiko, am stärksten unterschätzt der Bewegungsmangel!

Wie Eltern vorbeugen können

International gelten die drei „E" als die wesentlichen Faktoren einer effektiven Vorbeugung gegen Unfälle:
- Engineering = technische Sicherheitsmaßnahmen
- Enforcement = Sicherheitsgesetze, Verordnungen, Normen
- Education = Sicherheitserziehung

Zu Punkt 1 – den technischen Sicherheitsmaßnahmen – gehören Kindersitze im Auto, Fahrradhelme und Knieschützer.

Zu Punkt 2, den von den Eltern durchzusetzenden Normen und Gesetzen gehören zum Beispiel: den Fahrradweg benutzen, im Kindersitz sitzen, die Straßenverkehrsregeln beachten.

Punkt 3 schließlich, die Sicherheitserziehung, umfasst neben ganz konkreter Verkehrserziehung zum Beispiel die elterliche „Erziehung" insgesamt, das heißt auch die Erziehung zur Selbstverantwortung, Selbstachtung und Umsicht.

Das heißt: Eltern sind in allen drei Bereichen gefordert.

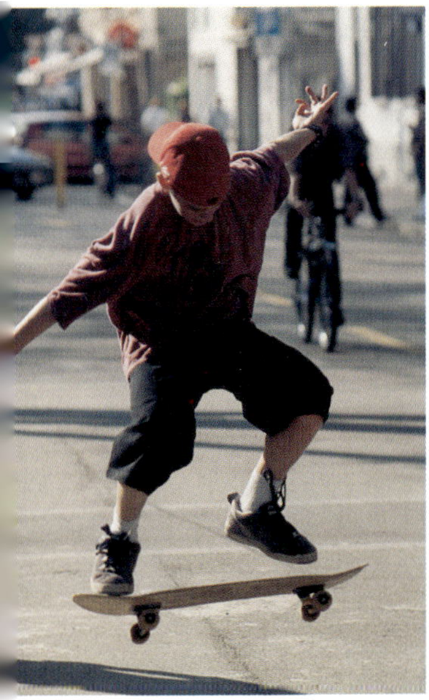

Die häufigsten Unfallarten und was man dagegen tun kann

Stürze

Die häufigste Unfallart ist der Sturz. Schulkinder stürzen aus dem Hochbett, beim Klettern von Bäumen, Mauern oder Geländern und speziell von Sportgeräten wie Skateboard und Inlineskatern. Außerdem kommt es häufig zu einem Sturz nach einem Zusammenstoß bei Mannschaftssportarten (Fußball, Handball und so weiter). Bewegungsfreudige Kinder sind also gefährdet, denn Stürze lassen sich gerade hier kaum vermeiden. Das sollte nun keine Mutter, keinen Vater motivieren, ihr Kind von sportlicher Aktivität fernzuhalten.

Im Gegenteil: Um die Verletzungsgefahr so gering wie möglich zu halten, empfehlen Experten, Bewegungsabläufe bereits im Kindergartenalter zu trainieren und das Fallen zu üben! Auch im Schulalter zeigt es sich, dass geübte Kinder in ihren Bewegungen sicherer und deshalb weniger sturzgefährdet sind! Und von diesen Erfahrungen können sie ihr Leben lang profitieren.

Daneben gibt es natürlich einzelne spezielle technische Sicherheitsvorkehrungen: Achten Sie beim Kauf von Spiel- und Sportgeräten nicht allein auf die CE-Kennzeichnung. Das GS-Zeichen (Geprüfte Sicherheit) erst ist ein Hinweis auf hohe Sicherheitsstandards und Qualität. Stürze, die beim Skaten und ähnlichen „Fun"-Sportarten ja meist nicht zu vermeiden sind, verlaufen glimpflicher, wenn Schutzkleidung mit Helm, Knie-, Handgelenk- und Ellbogenschoner verwendet wird. Bei Hochbetten sollte beim Kauf auf die Sicherheitsnorm EN 716 geachtet werden.

Verkehrsunfälle

Weniger häufig – jedoch leider häufig sehr viel folgenschwerer – sind Verkehrsunfälle. Diese passieren auf dem Schulweg oder nachmittags beim Spielen auf der Straße. Die beste Vorbeugung ist hier die Verkehrserziehung, die so früh wie möglich einsetzen sollte und ständig wiederholt werden muss.

TIPPS

Den richtigen Fahrradhelm kaufen!

Vier einfache Grundregeln sind zu beachten:

- Der Helm muss passen (kein Drücken, kein Wackeln).
- Er muss die Stirn, die Schläfen und den Hinterkopf abdecken.
- Er sollte ein anerkanntes Prüfzeichen (Sicherheitsnorm EN 1078 und Siegel der GS-Prüfung) haben.
- Er muss Ihrem Kind gefallen – sonst trägt es ihn nicht.

Sobald Ihr Kind mit dem Fahrrad unterwegs ist, gilt dies noch einmal ganz besonders. Wichtig ist der Fahrradhelm! Achten Sie beim Kauf auf die Sicherheitsnorm EN 1078 und auf das Siegel der GS-Prüfung. Er kann – so die Berechnung – Aufprallenergie bis zu einer Geschwindigkeit von 15/km pro Stunde neutralisieren und hilft so in 85 Prozent aller Fälle Kopfverletzungen zu vermeiden. Schärfen Sie Ihrem Kind ein, immer nach rechts abzusteigen. Es bietet den lebensrettenden Fluchtweg auf den sicheren Gehweg und lässt das Fahrrad als Knautschzone zurück. Laut Gesetz müssen Kinder bis zum vollendeten achten Lebensjahr den Gehweg benutzen und beim Überqueren einer Fahrbahn absteigen. Für Kinder bis zu zehn Jahren gilt: Sie dürfen auf dem Gehweg fahren, müssen aber nicht. Ab acht Jahren dürfen sie selbst entscheiden, wann sie sich sicher genug für den Radweg oder die Straße fühlen. Eltern sollten diese Zeit dafür nutzen, um auf wenig befahrenen Straßen die Straßensicherheit ihrer Kinder zu trainieren.

Auch als Mitfahrer im Auto sind Kinder gefährdet. Deshalb nie vergessen: Die Sicherung von Kindern, die kleiner als 150 cm sind – im Allgemeinen also bis zum zwölften Lebensjahr – im Pkw durch spezielle gewichtsabhängige Rückhaltesysteme, also Kindersitze, ist gesetzliche Pflicht!

Tierunfälle

In der Statistik zu Unfällen, die speziell Schulkinder betreffen, tauchen auch Tierunfälle auf. Hier dreht es sich vor allem um Bissverletzungen, vorwiegend von Hunden, aber auch von Pferden. In 20 Prozent der Fälle spielt provokantes Verhalten der Kinder eine Rolle, zu 80 Prozent erfolgt der Biss unvermutet. Machen Sie deshalb Ihrem Kind klar:

- Kein fressendes oder schlafendes Tier plötzlich stören.
- Kein Treten oder Ziehen am Schwanz.
- Bei plötzlichem Erscheinen eines Hundes nicht weglaufen, kein Geschrei, keine hektischen Bewegungen machen.
- Niemals Hunden den Rücken zuwenden.
- Mit dem Fahrrad nur langsam und in ausreichender Entfernung an einem Hund vorbeifahren.

Diese Vorsichtsmaßnahmen sollten selbstverständlich sein. Genauso wichtig ist es jedoch, dass Ihr Kind die Hunde der Nachbarschaft und ihr Verhalten kennen lernt, und ihnen angstfrei begegnet.

TIPP

Weitere Informationen zur Unfallverhütung

- Weitere Hinweise zur Unfallverhütung finden Sie auf der Homepage der Bundesarbeitsgemeinschaft Mehr Sicherheit für Kinder e. V. unter www.kindersicherheit.de

„Bewegungserziehung“

Sicher: Kinder bewegen sich von selbst. Aber leider gibt es in unseren Städten immer weniger Möglichkeiten, einfach mal so auf der Straße zu kicken, im nahe gelegenen Wäldchen Versteck zu spielen oder mit den Rädern oder Inlinern die Gegend unsicher zu machen. Deswegen sind heute die Angebote der Sportvereine fast unverzichtbar, um Kindern die ihnen gemäße Bewegung zu ermöglichen. Außerdem: Mit und im Wettkampf auch gegen andere Gleichaltrige zu turnen, kicken, laufen, schwimmen macht einfach Spaß!

Für Eltern bedeutet dies: Finden Sie heraus, welche Sportart Ihrem Kind liegt, das heißt, seinen Fähigkeiten entgegen kommt, wo es vielleicht auch Schwächen kompensieren lernt und vor allem, welche ihm am meisten Spaß macht. Gedanken sollten Sie sich auch darüber machen, ob Ihr Kind eher von einem Mannschaftssport profitiert, der Teamgeist voraussetzt und fördert (!), oder von einer Sportart, bei der es lernt, sich ein ganz persönliches Ziel zu stecken und dies auch zu erreichen. Und denken Sie daran: Ihr Kind wird (hoffentlich!) lange diesen Sporttermin wahrnehmen. Wie gut erreichbar ist die Turnhalle, das Schwimmbad, der Hockeyplatz oder das Fußball-Stadion? Kann Ihr Kind nach und nach den Weg dorthin alleine schaffen oder werden Sie als Chauffeur gebraucht? Gibt es andere Kinder (und deren Eltern) in der Nähe, mit denen Fahrgemeinschaften möglich sind?

Sportart	Ausdauer	Kraft	Beweglichkeit	Gewandtheit/ Reaktion	Füße/ Gelenke
Aerobic	●● (gut geeignet)	●● (gut geeignet)	●● (gut geeignet)	●● (gut geeignet)	●● (gut geeignet)
Badminton	●● (ist möglich)	●● (gut geeignet)	●●● (sehr gut geeignet)	●●● (sehr gut geeignet)	●● (weniger geeignet)
Basketball	●●● (sehr gut geeignet)	●● (gut geeignet)	●●● (sehr gut geeignet)	●●● (sehr gut geeignet)	●● (weniger geeignet)
Eishockey	●●● (sehr gut geeignet)	●●● (sehr gut geeignet)	●● (gut geeignet)	●●● (sehr gut geeignet)	●● (weniger geeignet)
Faustball	●● (weniger geeignet)	●● (gut geeignet)	●● (gut geeignet)	●●● (sehr gut geeignet)	●●● (sehr gut geeignet)
Fußball	●●● (sehr gut geeignet)	●● (gut geeignet)	●● (gut geeignet)	●●● (sehr gut geeignet)	●● (gut geeignet)
Gymnastik	●● (weniger geeignet)	●●● (sehr gut geeignet)	●● (gut geeignet)	●● (gut geeignet)	●●● (sehr gut geeignet)
Handball	●●● (sehr gut geeignet)	●● (gut geeignet)	●● (gut geeignet)	●●● (sehr gut geeignet)	●● (weniger geeignet)
Hockey	●● (gut geeignet)	●● (gut geeignet)	●● (gut geeignet)	●●● (sehr gut geeignet)	●● (weniger geeignet)
Jogging	●●● (sehr gut geeignet)	●● (weniger geeignet)	●● (weniger geeignet)	●● (weniger geeignet)	●● (weniger geeignet)
Radfahren	●●● (sehr gut geeignet)	●● (gut geeignet)	●● (weniger geeignet)	●● (gut geeignet)	●●● (sehr gut geeignet)
Schwimmen	●●● (sehr gut geeignet)	●● (gut geeignet)	●● (weniger geeignet)	●●● (gar nicht geeignet)	●●● (sehr gut geeignet)
Skilanglauf	●●● (sehr gut geeignet)	●●● (sehr gut geeignet)	●● (weniger geeignet)	●● (gut geeignet)	●●● (sehr gut geeignet)
Squash	●● (ist möglich)	●● (gut geeignet)	●●● (sehr gut geeignet)	●●● (sehr gut geeignet)	●● (weniger geeignet)
Tennis	●● (gut geeignet)	●● (gut geeignet)	●●● (sehr gut geeignet)	●●● (sehr gut geeignet)	●● (weniger geeignet) / ●● (gut geeignet)
Tischtennis	●● (weniger geeignet)	●● (gut geeignet)	●●● (sehr gut geeignet)	●●● (sehr gut geeignet)	●●● (sehr gut geeignet)
Volleyball	●● (weniger geeignet)	●● (weniger geeignet)	●●● (sehr gut geeignet)	●●● (sehr gut geeignet)	●● (gut geeignet)
Wasserball	●●● (sehr gut geeignet)	●●● (sehr gut geeignet)	●● (gut geeignet)	●●● (sehr gut geeignet)	●●● (sehr gut geeignet)

●●● sehr gut geeignet ●● gut geeignet ●● ist möglich
●●● gar nicht geeignet ●● weniger geeignet

Besuchen Sie mit Ihrem Kind einige Schnupperstunden, die ihm die Entscheidung, ob ihm nun die Sportart, die Trainer, die anderen Kinder dort zusagen, erleichtern. Und wenn Sie dann das Anmeldeformular ausgefüllt haben, muss Ihrem Kind klar sein: Der Termin steht! Ein „Heute-habe-ich-keine-Lust" sollten Sie nicht gelten lassen. Aber in Ausnahmefällen (zum Beispiel bei einer Einladung zu einem Kindergeburtstag) darf der Termin auch einmal ausfallen.

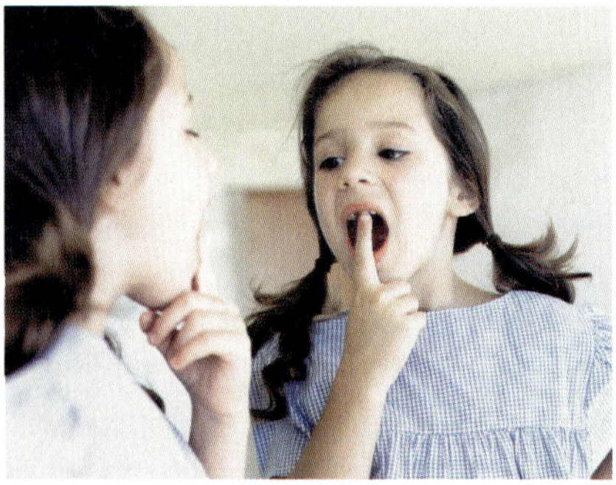

Gesunde Zähne

Das Schulalter ist die Zeit der neuen Zähne – und die sollten nun ein Leben lang halten. Richtige Pflege und zahngesunde Ernährung sind dafür die Grundvoraussetzungen. Dass sich diese Vorsorge (Prophylaxe) lohnt, beweist die Statistik: Während in Deutschland bei Zwölfjährigen vor zehn Jahren im Schnitt bereits drei Zähne defekt waren oder sogar ganz fehlten, ist heute durchschnittlich nur ein Zahn betroffen. Dies ist der Erfolg von Aufklärungs- und Vorsorgemaßnahmen in der Schule und gezielten Vorsorgeprogrammen für Kinder beim Zahnarzt, die die Krankenkassen seit 1989 finanzieren. Einen wesentlichen Anteil am Rückgang von Karies haben auch höhere Fluoriddosierungen in Zahnpasten und der Einsatz von fluoridiertem Speisesalz.

Zahnpflege im Grundschulalter

Im Wesentlichen unterscheidet sich die Zahnpflege von Grundschulkindern nicht von der bei Erwachsenen. Sie sollten die Zähne zweimal täglich nach den Mahlzeiten möglichst drei Minuten lang putzen. Dabei kommt es vor allem auf die Putzmethode an: Es wird nicht mehr wie früher quergeschrubbt, denn das schädigt das Zahnfleisch. Sanfter und gründlicher werden die Beläge entfernt, wenn sie mit vibrierenden Bewegungen gelöst und dann von Rot nach Weiß ausgebürstet werden. Nur auf den Kauflächen sollte noch geschrubbt werden. Falls Sie diese Methode nicht kennen, ist es sinnvoll, den Zahnarzt zu bitten, sie Ihnen und Ihrem Kind zu zeigen.

Zwei Punkte sind aber speziell bei Grundschulkindern zu beachten:

- Eltern sollten bei jüngeren Kindern noch nachputzen. Untersuchungen haben ergeben, dass Kinder nur etwa 25 Prozent der

Beläge beim Zähneputzen entfernen, weil sie mit den komplizierten Handbewegungen, die dafür nötig sind, noch nicht so gut zurechtkommen.

- Und: Ab dem sechsten Lebensjahr sollten Kinder am besten Erwachsenenzahnpasta verwenden, denn sie enthält mehr Fluorid als Kinderzahnpasten. Wenn ein Kind die Pasten für Erwachsene noch zu scharf findet, sind Zahnpasten für diese Altersgruppe, so genannte Juniorzahnpasten, eine Alternative. Sie haben den gleichen Fluoridgehalt wie Zahnpasten für Erwachsene.

Der Fluoridgehalt der Zahnpasta ist deshalb so entscheidend, weil Fluorid eine zentrale Rolle bei der Kariesvorbeugung spielt. Es härtet die Zähne und kann sogar dazu beitragen, bereits entstandene kleinere Schäden wieder zu reparieren. Idealerweise sollten Eltern mit dem Zahnarzt abstimmen, ob das Fluorid in der Zahnpasta und fluoridiertes Speisesalz bei ihrem Kind ausreichen oder zusätzlich der Einsatz von Fluoridgelen oder -lacken sinnvoll ist.

Es lohnt sich, regelmäßig zweimal im Jahr mit dem Kind zum Zahnarzt zu gehen. Er kann Karies im Frühstadium dann rechtzeitig erkennen und gezielte Vorsorgemaßnahmen ergreifen.

Der Zahnarzt schlägt Ihnen vielleicht auch vor, Ihrem Kind die „Fissuren zu versiegeln". Fissuren sind Grübchen und Ritzen in den Backenzähnen. Wenn sie mit einer Kunststoffmasse versiegelt werden, können sich Speisereste in diesen Nischen nicht mehr sammeln. Die Kaufläche erhält eine Art Schutzschicht – eine sehr empfehlenswerte Maßnahme, speziell bei bleibenden Zähnen.

Motorisiert – motiviert

Manche Kinder finden es viel schicker, mit einer elektrischen Zahnbürste zu putzen als sich mit einer Handzahnbürste zu mühen. Auch viele Putzmuffel lassen sich so (zumindest zeitweise) begeistern.

Elektrische Zahnbürsten nehmen Kindern die komplexen Handbewegungen ab, mit denen sie häufig noch Schwierigkeiten haben. Trotzdem geht das Zähneputzen nicht etwa schneller oder wie von selbst. Denn auch eine elektrische Zahnbürste reinigt nur gut, wenn man sie richtig benutzt. Also sollten Eltern trotzdem kontrollieren und auf die Zeitvorgabe achten. In jedem Fall erleichtert eine elektrische Zahnbürste Eltern aber das Nachputzen.

Es ist nicht unbedingt nötig, Kindern eine spezielle elektrische Kinderzahnbürste zu kaufen, denn auch der Bürstenkopf von elektrischen Zahnbürsten für Erwachsene ist sehr klein.

Und: Auch wenn sie ansonsten elektrisch putzen, sollten Kinder mit der Handzahnbürste gut umgehen können, denn nicht immer ist die elektrische Bürste greifbar.

Zahngesunde Ernährung

Natürlich wäre es zur Kariesvorbeugung am besten, Süßigkeiten insgesamt zu meiden, denn es sind vor allem die kurzkettigen Kohlenhydrate, die zum Beispiel in Frucht- und Haushaltszucker stecken, die die größte Gefahr für die Zähne darstellen. Dies lässt sich gerade bei Kindern meist nicht verwirklichen. Aber vielleicht können Sie ja auf drei Dinge achten:

- Kinder (und auch Erwachsene) sollten Süßes nicht in kleinen Dosierungen über den Tag verteilt naschen oder ständig an süßen Getränken nippen, weil dies dazu führt, dass der Speichel nicht die Möglichkeit bekommt, entstandene Schäden zu reparieren. Zumindest für seine Zähne ist es besser, wenn Ihr Kind den dicken Schokoriegel auf einmal vertilgt und dann eine Weile genug von Süßem hat, als wenn es immer mal wieder ein Stückchen Schokolade langsam im Mund zergehen lässt.
- Vielleicht können Sie den Heißhunger Ihres Sprösslings auf Süßes auch häufiger mal durch Süßigkeiten mit dem Zahnmännchen befriedigen. Diese Süßwaren sind für die Zähne kein Problem: Sie enthalten Zuckeraustauschstoffe oder synthetische Süßstoffe. In Deutschland gibt es über 100 Produkte, die das Zahnmännchen-Logo tragen. Die jeweils aktuelle Produktliste kann bei **www.zahnmaennchen.de** eingesehen werden.
- Auch zuckerfreie Kaugummis sind als Süßigkeitenersatz hervorragend geeignet. Sie stimulieren den Speichelfluss, und dies tut den Zähnen gut. Das Zähneputzen können Kaugummis allerdings nicht ersetzen.

Nicht nur kurzkettige Kohlenhydrate, wie sie in Zucker stecken, sind schädlich für die Zähne. Auch die Kohlenhydrate in stärkehaltigen Lebensmitteln wie Cornflakes, Haferflocken oder Teigwaren tragen zur Entstehung von Karies bei. Sie sind aber lange nicht so gefährlich wie Zuckerhaltiges, und: Sie sind vor allem auch für eine ausgewogene Ernährung unverzichtbar. Die Devise kann also nicht lauten, sie zu meiden. Aber auch hier gilt, dass Ihr Kind sie möglichst nicht ständig über den Tag verteilt in kleinen Portionen essen sollte. Wichtig: Nach dem Genuss von Lebensmitteln, die sich an den Zähnen besonders gern festsetzen, wie beispielsweise Kartoffelchips, sollten diese besonders gründlich gereinigt werden.

Wenig bekannt ist, dass auch Säuren, zum Beispiel aus sauren Getränken wie Fruchtsäften, aus Früchten, sauren Drops oder auch Essig, die Zähne angreifen können. Diese Säuren verursachen zwar keine Karies, aber sie können den Zahnschmelz anlösen. Das ist erst einmal nicht besorgniserregend, weil der Schmelz sich dann auch wieder festigt. Aber wer häufig Saures verzehrt und dann unmittelbar im Anschluss die Zähne putzt, läuft Gefahr, sich großflächige Schäden an den Zähnen, so genannte Erosionen, einzuhandeln. Vielleicht haben Sie schon einmal versucht, Kalkränder zu beseitigen. Mit einfachem Schrubben werden Sie es nicht geschafft haben. Aber mit etwas Essigessenz, also konzentrierter Säure, lassen sie sich leicht entfernen. Genauso wirkt die Säure an den Zähnen. Deshalb ist es besser, nach dem Genuss von Saurem nicht sofort die Zähne zu putzen, sondern möglichst eine halbe Stunde damit zu warten. Dann ist der gelöste Zahnschmelz wieder hart.

Zahlreichen Lebensmitteln, insbesondere auch Süßigkeiten, ist Zitronensäure zugesetzt. Diese ist für den Verzehr bewährt und geeignet, aber hier gilt das gleiche Prinzip. Auch Zitronensäure greift den Zahnschmelz an, und zu viel davon kann die Zähne schädigen.

Kieferorthopädie – Zahnregulierung

Bei vielen Kindern zeigen sich mit der Entwicklung der bleibenden Zähne Fehlbildungen von Gebiss und Kiefer. Meist sind solche Fehlstellungen auf entsprechende Erbanlagen zurückzuführen. Manchmal haben jedoch langes Daumennuckeln, Nägel- oder Bleistiftkauen oder ein zu frühes Ausfallen der Milchzähne noch ein Übriges dazugetan.

Nicht alle dieser vom optimalen „Hollywood"-Gebiss abweichenden Befunde sind behandlungsbedürftig. Und vor allen Dingen sollte auch nicht voreilig mit einer Korrektur begonnen werden. Normalerweise ist eine Behandlung frühestens sinnvoll, wenn die bleibenden Zähne teilweise durchgebrochen sind, etwa zwischen dem siebten und dem neunten Lebensjahr.

Aus medizinischen Gründen ist eine kieferorthopädische Behandlung immer dann angezeigt, wenn

- die Kau- und Abbeißfunktion beeinträchtigt ist (zum Beispiel durch einen so genannten offenen Biss),
- eine Störung der Lippen- beziehungsweise Zungenfunktion, des Atmens oder des Sprechens vorliegt (zum Beispiel Lispeln),
- Fehlbildungen bestehen, die das Risiko von Karies oder Zahnfleischerkrankungen erhöhen (zum Beispiel Zahnengstände),
- Funktionsstörungen vorliegen, die zu einer Schädigung der Kiefergelenke führen können.

TIPPS

Wann auf jeden Fall zum Kieferorthopäden?

Sie sollten Ihr Kind auf jeden Fall einem Kieferorthopäden vorstellen, wenn Sie Folgendes feststellen:

- Seitlich und nach vorne oder hinten versetzter Unterkiefer
- Zu wenig Platz für alle Zähne (Schiefstand, oder Zähne in zweiter Reihe)
- Extreme Zahnlücken
- Nicht schließender Biss

Zahn- und Kieferfehlstellungen können auch – und dies kann ebenfalls ein medizinischer Grund für eine Behandlung sein – das Aussehen so beeinflussen, dass der Betroffene seelisch erheblich darunter leidet. Dazu gehören zum Beispiel ein starker Überbiss und vorstehende Schneidezähne (Hasengebiss) oder eine Fehlstellung der Eckzähne, die an ein „Drakula-Gebiss" erinnert.

Für die Behandlung dieser Fehlbildungen hat die Kieferorthopädie außer operativen Eingriffen oder bei sehr engem Zahnstand der Entfernung auch von gesunden bleibenden Zähnen eine Vielzahl von Möglichkeiten und Apparaten entwickelt. Diese dienen dazu, Kräfte auf Zähne und Kiefer auszuüben, mit denen entweder das Wachstum des Kiefers in eine bestimmte Richtung beeinflusst werden kann oder die Zähne in ihrer Stellung verändert, also bewegt werden.

Spangen, Brackets und Co.

Man unterscheidet zwischen herausnehmbaren und festsitzenden Apparaturen. Zu den herausnehmbaren gehören die unter dem Begriff „Zahnspangen" bekannten Platten, die entweder einzeln für einen Kiefer oder doppelt, aber getrennt für beide Kiefer eingesetzt werden. Daneben gibt es noch größere so genannte funktionskieferorthopädische Geräte, die gleichzeitig auf beide Kiefer wirken.

Die „festen Spangen" funktionieren heute meist nach der Multibracket-Technik. Brackets sind kleine Metallschlösser, die auf die Zahnoberfläche jedes einzelnen Zahnes aufgeklebt werden. Sie dienen gewissermaßen als „Haltegriffe", an denen dann die eigentlichen therapeutischen Metallbänder, federnde Drähte, Druck- und Zugfedern oder elastische Gummizüge befestigt werden.

Da bei solchen Kräfteeinwirkungen auf die Zähne häufig auch unerwünschte Ausgleichskräfte auftreten, wird während einer kieferorthopädischen Behandlung manchmal auch der Einsatz von Geräten notwendig, die diese Ausgleichskräfte außerhalb des Mundes ableiten. Hier werden dann der Außenbogen (Headgear) oder die (Delaire-)Gesichtsmaske eingesetzt. Welche dieser Apparaturen im Einzelfall für Ihr Kind sinnvoll und effektiv ist, kann allein der Kieferorthopäde entscheiden. Haben

Mögliche Risiken bei einer Korrektur

- Wenn Ihr Kind seine Zähne während der Dauer der kieferorthopädischen Behandlung nicht besonders gründlich reinigt, besteht die Gefahr, dass es sich durch die Korrektur Karies und Zahnfleischentzündungen einhandelt.
- In seltenen Fällen kann sich bei entsprechender Veranlagung die Zahnwurzel verkürzen, wenn einzelne Zähne stark verschoben oder belastet werden.
- Möglich ist auch, dass die Behandlung nicht erfolgreich abgeschlossen werden kann. Meist liegt ein solcher Misserfolg aber an der mangelnden Mitarbeit des Patienten.

Sie Schwierigkeiten, seinen Behandlungsplan zu verstehen, bestehen Sie auf einem Gespräch oder konsultieren Sie einen zweiten Experten.

Kieferorthopädische Behandlungen werden ab einem festgelegten Schwierigkeitsgrad von den gesetzlichen Krankenkassen zu 80 Prozent sofort übernommen. Wenn der Patient entsprechend mitarbeitet, erstattet die Kasse nach der erfolgreich abgeschlossenen Behandlung auch die restlichen 20 Prozent. Erkundigen Sie sich jedoch vorher genau bei Ihrer Krankenkasse! Gerade heute sind Änderungen in der Erstattungs- oder Übernahmepolitik der Kassen jederzeit zu befürchten.

Festsitzend oder herausnehmbar? – Pro und Kontra

- **Herausnehmbare Spangen** kommen vor allem beim Wechsel vom Milch- zum bleibenden Gebiss bei einfachen Fehlstellungen zum Einsatz. Es gibt nur wenige solche Fehlstellungen, bei denen sie sinnvoll sind.

  Ihre Vorteile: Sie sind einfacher zu reinigen. Bei bestimmten Anlässen (bei Festen oder zum Sport beispielsweise) kann man die Spange herausnehmen. Die Verletzungsgefahr ist geringer. Schäden an den Zahnwurzeln und am Zahnhalteapparat sind seltener.

  Die Nachteile: Die Verantwortung, ob Ihr Kind die Spange trägt, liegt bei ihm selbst, und damit vor allem bei den Eltern. Herausnehmbare Spangen gehen verloren oder werden beschädigt. Die Spange beeinträchtigt die Aussprache. Die Behandlung dauert meist länger als mit einer „festen Spange". Für größere Korrekturen ist sie nicht ausreichend.
- **Festsitzende Apparaturen** dagegen erzielen bei Jugendlichen und Erwachsenen selbst mit ausgeprägten Zahn- und Kieferfehlstellungen Verbesserungen.

  Vorteile: Die Behandlung ist kürzer und das Endergebnis besser. Feste Spangen sind immer im Mund, ein Vergessen, Verlegen und Verlieren ist nicht möglich.

  Ihre Nachteile: Die Apparatur schafft Nischen im Mund. Dort können sich leicht Speisereste festsetzen. Die Reinigung von Zähnen und Spange ist daher wesentlich aufwendiger und erfordert große Disziplin. Sonst besteht die Gefahr, dass sich Ihr Kind die Stellungskorrektur mit mehr Karies erkauft. Sehr feste Nahrungsmittel wie zum Beispiel hartes Brot oder Möhren können die Spange beschädigen.

Impfen – Auffrischen ist wichtig!

Sie haben hoffentlich im Säuglings- und Kleinkindalter daran gedacht: Zur Vorbeugung gehört das Impfen, dessen Ziel es ist, den kindlichen Organismus in die Lage zu versetzen, eine Infektion abzuwehren. Jetzt ist Ihr Kind in der Schule. Auffrischimpfungen werden nötig.

Gehen Sie mit dem Impfpass zu Ihrem Kinderarzt. Er wird Sie beraten. Grundsätzlich leiten auch ihn die Empfehlungen der Ständigen Impfkommission (STIKO) des Robert-Koch-Instituts in Berlin. Dort heißt es

- für das fünfte bis sechste Lebensjahr: In diesem Alter haben Kinder häufig Kontakt mit neuen Umgebungen, die auch neue Ansteckungsquellen mit sich bringen. Daher sollte jetzt die zweite Impfung gegen Masern-Mumps-Röteln (MMR) und die erste Auffrischimpfung gegen Diphtherie und Tetanus (DT/Td) erfolgen.
- für das 9. bis 17. Lebensjahr: Es ist Zeit für die zweite Auffrischimpfung gegen Diphtherie und Tetanus (DT/Td) und die ersten Auffrischungen der Impfungen gegen Kinderlähmung (Poliomyelitis, IVP) und Keuchhusten (Pertussis, aP). Sind Jugendliche noch nicht gegen Hepatitis B (HB) und Masern-Mumps-Röteln (MMR) geimpft, sollte dies jetzt nachgeholt werden. Im 13. Lebensjahr wird zusätzlich eine Impfung gegen Windpocken empfohlen, falls die Jugendlichen bis dahin noch keine Infektion durchgemacht haben.
- Die Impfungen gegen Diphtherie und Tetanus (DT/Td) sollten alle zehn Jahre aufgefrischt werden.

Impfungen gegen Grippe, Hepatitis A, Hirnhautentzündung durch Meningokokken und Pneumokokken sollten mit Ihrem Kin-

Wozu Auffrischimpfungen?

Das Impfen macht sich das „Gedächtnis“ des menschlichen Immunsystems zunutze. Hat der Körper einmal auf die abgeschwächten, abgetöteten oder veränderten Krankheitserreger (Viren oder Bakterien) oder abgeschwächten Bakteriengifte, die beim Impfen injiziert oder geschluckt wurden, mit der Bildung von Antikörpern reagiert, wird er sich später im Fall einer tatsächlichen Infektion mit einem dieser Krankheitserreger „erinnern“ und dann diese krankheitsspezifischen Antikörper aus dem immunologischen Gedächtnis abrufen.

Der Körper ist jetzt immun geworden. Aber: Die Anzahl derjenigen Zellen, die sich noch an ein bestimmtes Virus oder Bakteriengift „erinnern“, nimmt im Lauf der Jahre ab. Das Gedächtnis muss wieder neu trainiert werden. Dies geschieht durch die Auffrischimpfung. Sie stellt den Kontakt des Immunsystems mit einem abgeschwächten oder veränderten Krankheitserreger wieder her. Das Immunsystem schaltet auf „Alarm“. Die Zahl der Gedächtniszellen vermehrt sich. Der Impfschutz wirkt wieder.

Kranke Kinder dürfen nicht geimpft werden!

Eine Impfung ist für das Immunsystem jedes Mal eine kleine Herausforderung. Deshalb sollten „Impflinge" gesund sein. Erkrankungen zum geplanten Impfzeitpunkt müssen auskuriert werden. Im Falle von Auffrischimpfungen besteht genug Spielraum für eine Verschiebung in gesunde Zeiten. Aber denken Sie daran: Aufgeschoben sollte nie aufgehoben sein!

derarzt abgesprochen sein. Dies gilt auch für die Impfung gegen FSME (Frühsommer-Meningoenzephalitis), also gegen die Krankheit, die vor allem durch Zeckenbisse übertragen wird. Diese Impfung, die früher mit einigen Risiken verbunden war und deshalb nur in Hochrisikogebieten empfohlen wurde, wird seit der Zulassung eines neuen Impfstoffes im Jahr 2002 als sehr gut verträglich und unbedenklich eingestuft. Klären Sie aber mit Ihrem Kinderarzt, ob sie für Ihr Kind notwendig ist.

Gesundheitserziehung

Zur Vorsorge im Schulalter gehört auch Gesundheitserziehung mit dem Ziel, dass ein Kind zunehmend selbst in der Lage ist, für sich und seine Gesundheit zu sorgen. Denn wer meint, mit Jugendlichen noch um das Zähneputzen, saubere Fingernägel oder – aus gesundheitlichen Gründen – um die Länge von Tops und Pullis und ausgewogene Ernährung kämpfen zu müssen, hat meist schon verloren. Es sind die Jahre der Grundschulzeit, die Eltern dazu verwenden sollten, um Kindern die Möglichkeit zu schaffen, nach und nach die Verantwortung für ihren Körper und seine Gesundheit zu übernehmen.

Dazu gehört nicht nur, selbst daran zu denken, morgens und abends die Zähne zu putzen, sich vor dem Essen die Hände zu waschen und sich der Witterung entsprechend anzuziehen. Wer für seine Gesundheit sorgen will, muss auch wissen, wie sein Körper funktioniert, was er braucht und was ihm schadet. Schulkinder benötigen zusätzlich zum Sachkundeunterricht in der Schule den „Unterricht" durch ihre Eltern, damit sie den Zusammenhang zwischen ihrem Verhalten und dem Funktionieren ihres Körpers verstehen. Zum Grundwissen muss dann auch gehören, wie Krankheiten und Verletzungen vermeidbar sind. Was eine solche Gesundheitserziehung zu Hause vor dem Unterricht in der Schule auszeichnet ist, dass sie ganz konkret in den Alltag eines Kindes eingebunden ist. Denn: Wie man sich gesund ernährt, erfährt man am besten beim Essen. Dass Sport gut tut, spürt man, wenn man mit Eltern, Geschwistern und Freunden im Wasser tobt, und wenn Kinder erleben, dass ihre Eltern sich verantwortungsbewusst um die notwendigen Besuche beim Zahnarzt, Kieferorthopäden und Kinderarzt kümmern, wird ihnen klar, wie wichtig es ist, für sein körperliches Wohlergehen Verantwortung zu tragen.

Zum Beispiel: Ernährungserziehung

Eine wichtige familiäre Aufgabe ist die Ernährungserziehung. Sie beginnt in den ersten Lebensmonaten im engen Kontakt und in Beziehung mit der Mutter und nach und nach der ganzen Familie und ist durch „Unterrichtseinheiten" in Kindergarten und Schule nur zu ergänzen. Auch in den ersten Grundschuljahren findet sie noch überwiegend in der Familie statt. Es ist die Familie, die in ihrem Essverhalten den Grundstein für eine gesunde Ernährungsweise legt und die ersten Kenntnisse, Fertigkeiten und Erfahrungen rund ums Essen und Trinken vermittelt. Ihre Einstellungen und Ernährungsgewohnheiten prägen das Ernährungsverhalten eines Kindes, auch wenn mit zunehmendem Alter das Vorbild Gleichaltriger und vor allem auch die Werbung immer größeren Einfluss gewinnen.

TIPPS

Der Familientisch

Das eigene Vorbild ist die beste Ernährungserziehung. Am Familientisch erfährt Ihr Kind, dass gesundes Essen schmeckt und Spaß machen kann. Dazu kommt: Nichts fördert eine soziale Gemeinschaft mehr als das gemeinsame Mahl. Dies gilt auch für die Familie. Deshalb: Trotz Berufsstress der Eltern, (Ganztags)Schule, Verabredungen mit Freunden, vollem Terminkalender durch allerlei Freizeitaktivitäten – eine gemeinsame Mahlzeit pro Tag sollte „drin" sein.

Einige Tipps für ein gutes Gelingen:

- Berücksichtigen Sie bei der Speiseplangestaltung – so gut es geht – Vorlieben und Abneigungen aller Familienmitglieder – was nicht heißt, dass ein Kind nicht auch einmal essen muss, was nicht unbedingt sein Lieblingsgericht ist.
- Essen Sie in Ruhe! Dazu gehört auch ruhiges Sitzen am Tisch ohne laufenden Fernsehapparat.
- Nutzen Sie die gemeinsame Zeit zum Gespräch! Gemeinsames Gespräch bedeutet: Jeder darf zu Wort kommen.
- Versuchen Sie während des Essens familiäre und schulische Probleme „außen vor" zu lassen. Es verdirbt nicht nur Ihnen den Appetit, wenn die gemeinsamen Mahlzeiten zum Austragungsort von Konflikten und schlechte Zensuren zum einzigen Gesprächsthema werden.
- Ständiges Meckern über Tischmanieren sind nicht gerade appetitanregend! Ihr Kind lernt am besten durch Nachahmung, wie man „anständig" isst.

Ein Blick über den Tellerrand

Eine groß angelegte Studie mit dem Thema: „Food, Body and Health – a Cross Cultural Approach" – (Nahrung, Körper und Gesundheit – ein Vergleich von Kulturen), für die Soziologen aus Frankreich, Großbritannien, den USA, Deutschland, der Schweiz und Italien die Ernährungsgewohnheiten von 6 000 Landsleuten über zwei Jahre hinweg untersucht haben, ergab folgendes Bild:

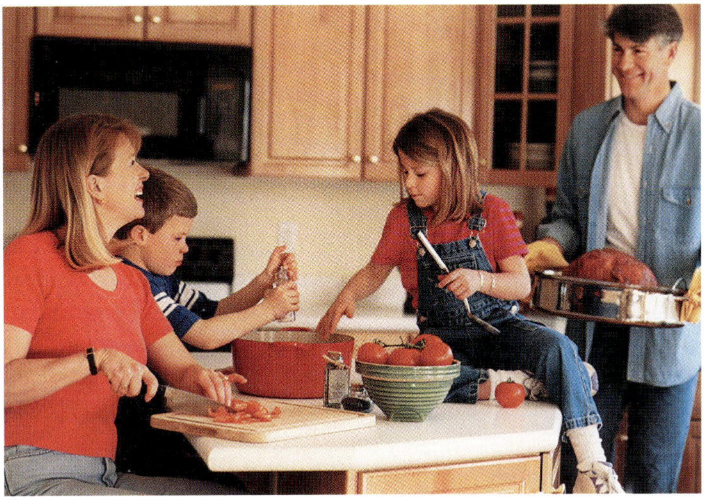

Diätfixierte Amerikaner sind übergewichtig, lustvoll schwelgende Franzosen sind schlank. Und: Je mehr Faktenwissen und Informationen über Ernährung kursieren (wie in den USA), desto stärker sind Übergewicht und ernährungsbedingte Krankheiten verbreitet. Wo Essen jedoch – wie in Italien und Frankreich – mit Genuss, Tradition, Gemeinschaft und Esskultur zu tun hat, lebt es sich wesentlich gesünder.

Auffallend waren auch folgende Unterschiede im Essverhalten: In den USA scheint, mehr als anderswo, jeder für sich selbst „zu sorgen". Jeder isst, wann und wo er gerade Lust hat, häufig eben auch allein. „Gut essen" heißt dort: Vitamine und Nährstoffe exakt dosiert zu sich zu nehmen und sämtliche Regeln der modernen Ernährungsmedizin zu beachten. Wer damit überfordert ist, greift auf das überall und jederzeit vorhandene Fastfood zurück – und ist übel dran. In den romanischen Ländern dagegen versteht man unter „gut essen" ein gemeinsames Erlebnis in der Familie oder mit Freunden, das im Blick auf den Geschmack zubereitet wird – und offenbar tut dies gut! Besser als die ständige Angst und Sorge, sich vielleicht nicht richtig zu ernähren.

Zum Beispiel: Erziehung zur Hygiene = Erziehung zur Sauberkeit?

Kindern beizubringen, dass Händewaschen Krankheiten vorbeugt, dass ausreichende Körperhygiene insgesamt zu einer gesunden Lebensführung gehört, ist natürlich ein wichtiger Baustein der Gesundheitserziehung. Aber: Hygiene ist gleich Sauberkeit – diese Gleichung galt sinnvollerweise in einer Zeit, in der aufgrund von Armut und fehlenden hygienischen, das hieß in diesem Fall wirklich sauberen Wohnverhältnissen, die Übertragung von Seuchen drohte. Heute ist dies anders: Gefahr für die Hygiene, also für die Gesundheit – denn dies bedeutet das griechische Wort Hygieia – droht weniger durch Schmutz, in dem möglicherweise allerlei Krankheitserreger verborgen sind, als durch penible Sauberkeit und den übertriebenen Gebrauch von Reinigungsmitteln, Seife, Haushaltschemikalien und Desinfektionsmitteln. Denn diese zerstören den natürlichen Schutzmantel unserer Haut, machen mögliche Erreger resistent und unseren Körper und unser Immunsystem unfähig, sich gegen sie zu wehren. Deswegen warnen Allergologen und Hautärzte vor zu viel Reinlichkeit und (vermeintlicher) Hygiene.

Das heißt: Auch wenn Kinder, was in den Grundschuljahren sicher phasenweise vorkommt, überhaupt keine Lust auf die Dusche oder Badewanne haben, geht davon die Welt nicht unter. Und seien wir ehrlich: Sind wir als Eltern nicht oft nur einfach auf unseren guten Ruf bedacht, wenn wir von unseren Kindern verlangen, in der Schule möglichst nicht mit schmutzigen Händen oder einem nicht mehr blütenweißen T-Shirt zu sitzen? Und denken Sie an Ihre eigene Kindheit zurück ...

Aber: Gesundheitsschädlicher als ein paar Tage ohne Ganzkörperwäsche oder ein Lieblingspulli, den Ihr Kind nun schon die ganze Woche trägt, ist sicher der übertriebene Gebrauch von Kosmetika, Haargels und -sprays, wie er aller Voraussicht nach in den folgenden Jahren der Pubertät stattfinden wird. Sprechen Sie mit Ihrem Kind schon jetzt darüber.

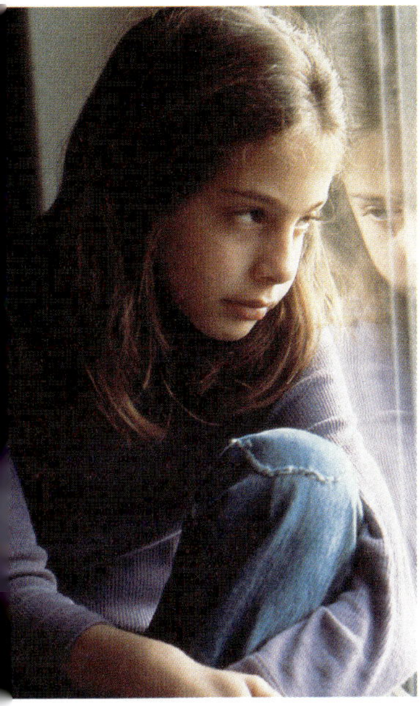

Die häufigsten chronischen Krankheiten im Grundschulalter

Zwar sind die Grundschuljahre im Allgemeinen gesunde Jahre (→ Seite 250), aber es gibt auch Kinder, die unter chronischen Krankheiten leiden. Die häufigsten dieser Krankheiten in diesem Alter sind nach Schätzung von Experten Allergien (inklusive allergischem Asthma), gefolgt von psychischen Störungen, Kopfschmerzen und Fettsucht (Adipositas).

Übergewicht

In Deutschland waren 2001 – dies hat eine groß angelegte Untersuchung, die die Daten von 128 000 Kindern und Jugendlichen auswertete – 18 Prozent der Kinder übergewichtig, 7 Prozent brachten sogar so viel Gewicht auf die Waage, dass von einer Adipositas, also einer Fettsucht, gesprochen werden musste.

Von Übergewicht spricht man, wenn der Fettanteil des Körpers zwischen 10 und 20 Prozent des Körpergewichts ausmacht, von Fettsucht, wenn er den Normwert um mehr als 20 Prozent überschreitet.

Was darf ein Kind wiegen?

Um das Gewicht eines Kindes zu beurteilen und es als Normalgewicht und davon abweichend als mögliches Übergewicht, beziehungsweise Untergewicht zu bestimmen, wird heute wie für Erwachsene auch die mathematische Formel: Kilogramm geteilt durch Meter mal Meter, also das Gewicht geteilt durch das Quadrat der Körpergröße in Metern angewendet. Sie ergibt den so genannten Body-Mass-Index (BMI), der den Fettanteil (in Prozent) des Körpers annäherungsweise angibt. Ein Beispiel: Wenn Sie als Mutter bei einer Größe von 1,65 Metern 59 Kilogramm wiegen, lautet die Rechnung: 59 geteilt durch 1,65 mal 1,65. Das ergibt den BMI von 21,7 und liegt für eine Frau im ganz gesunden Normalbereich.

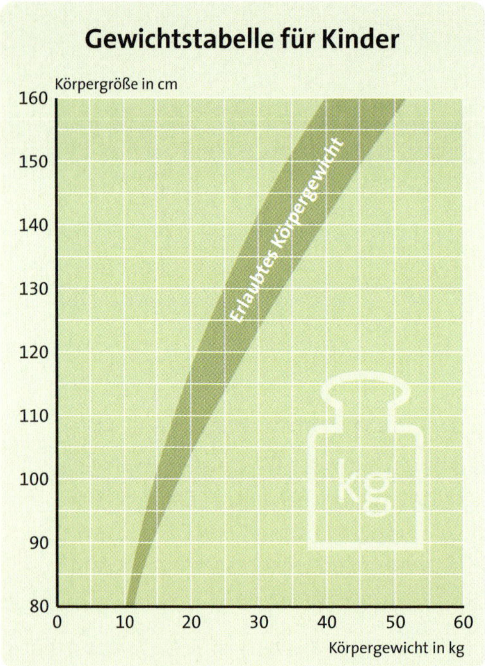

Da der Kinderkörper sich im Verhältnis von Fett-, Muskel- und Knochenanteil vom Erwachsenenkörper unterscheidet und sich dabei auch je nach Alter ständig verändert, musste für die Beurteilung der BMI-Werte von Kindern eine „kindgerechtere" Anpassung vorgenommen werden, die komplizierter ist, weil sie altersabhängig ist. Deshalb haben wir auf die genauen BMI-Angaben verzichtet und die nebenstehende Grafik vorgezogen. Sie ist vereinfacht und kann zur ersten Orientierung dienen. Alles was eingefärbt ist, liegt „im grünen Bereich". Darunter bedeutet: zu dick, darüber: zu dünn. Wenn Ihr Kind also 1,25 Meter groß ist, darf es zwischen 22 und 30 Kilogramm wiegen. Falls Sie die Sorge haben, Ihr Kind könnte zu dick sein, sollten Sie sich an Ihren Kinderarzt wenden. Er wird den BMI Ihres Kindes bestimmen und Ihnen sagen, ob es nur etwas „kräftiger" ist oder, wie viele andere Kinder, schon an Fettsucht leidet.

Fettsucht, ein ernstzunehmendes Problem

Gerade die Fettsucht bei Kindern und Jugendlichen wird inzwischen als ernstzunehmende chronische Krankheit angesehen, deren Verbreitung nach den Angaben der Deutschen Gesellschaft für Adipositas derzeit stark ansteigt. Zum Problem wird die kindliche Fettsucht aus vielen Gründen. Kinder haben sicher erst einmal weniger mit den gesundheitlichen Folgen zu kämpfen – obwohl manche tatsächlich bereits so dick sind, dass sie auch jetzt schon aufgrund des Gewichts unter orthopädischen Schäden (Plattfüße, Haltungsschäden), Störungen im Fett- und Glukosestoffwechsel und Bluthochdruck leiden. Riskant bis hin zu einer höheren Sterblichkeitsrate wird die Fettsucht jedoch, wenn sie bis ins Erwachsenenalter fortbesteht – was bei etwa 70 Prozent der Kinder, die mit sieben Jahren zu dick waren, der Fall ist. Die meisten der heutigen so genannten Zivilisationskrankheiten, also viele Stoffwechselerkrankungen, orthopädische Störungen (Bandscheibenleiden und Gelenkverschleiß) und Herz-Kreislauf-Erkrankungen wie Bluthochdruck und ein höheres Herzinfarktrisiko gehören zu diesen Risiken.

Was einem zu dicken Kind aber auf jeden Fall schon zu schaffen macht, ist die „Ächtung", die es unter seinen Klassenkameraden – und nicht nur diesen – erfährt. Und auch diese kann krank machen. Viele dicke Kinder haben ein sehr niedriges Selbstwertgefühl, was wiederum einen Risikofaktor für die psychosoziale Entwicklung darstellt. Dicke Kinder isolieren sich oft, nehmen an alterstypischen Aktivitäten nicht teil und riskieren damit, an den anstehenden Entwicklungsaufgaben in Kindheit und Jugend zu scheitern.

Warum ist mein Kind so dick?

Körperliche Krankheiten wie zum Beispiel Diabetes oder eine andere Stoffwechselkrankheit als Ursache für eine Fettsucht sind möglich, aber eher selten. Auch eine von den Eltern häufig vermutete „Drüsenstörung" ist meist nicht die Ursache, manchmal aber eine Folge des übermäßigen Fettgewebes. Ein Arzt sollte dies jedoch abklären. Eine „Veranlagung fürs Dicksein" wird ebenfalls von vielen Eltern als Entschuldigung für die Dickleibigkeit ihres Kindes missbraucht. Es ist zwar unbestritten, dass erbliche Faktoren eine große Rolle spielen. Man spricht nicht umsonst vom „guten" oder „schlechten Futterverwerter". Aber eine genetische Veranlagung bedeutet nur, dass ein Kind eher dazu neigt dick zu werden als andere, es bedeutet nicht, dass es dann auch so kommen muss. Denn die Lebensweise bleibt entscheidend dafür, ob ein Kind nun dick wird oder nicht. Dass heute sehr viel mehr Kinder sehr viel dicker sind als noch vor zwanzig Jahren, kann nun einmal nicht mit „Vererbung" erklärt werden. Ganz ohne Zweifel wird ein Kind nur dann dick, wenn über längere Zeit ein Missverhältnis zwischen Energieaufnahme und Energieabgabe besteht. Konkret: Ein Kind wird zu dick, wenn es für seine Verhältnisse

- über lange Zeit zu viel isst,
- über lange Zeit das Falsche isst,
- sich über lange Zeit zu wenig bewegt.

Gerade in den letzten Jahrzehnten haben sich alle drei dieser Ursachen zum Negativen hin verändert. Kinder essen mehr, fettreicher, unregelmäßiger und bewegen sich – weil vor Fernsehern und Computern sitzend – sehr viel weniger als ihre Eltern in ihrer Kindheit.

Was tun?

Wenn Sie als Eltern die Befürchtung haben, Ihr Kind sei zu dick, besprechen Sie das mit Ihrem Arzt. Er wird feststellen, ob es an einer Fettsucht (Adipositas) leidet oder ob es vielleicht nur etwas mollig ist. Ist es nur wenig übergewichtig, versuchen Sie, „kein Drama" daraus zu machen. Für Ihr Kind soll Essen oder Nichtessen kein alles beherrschendes Thema werden. Oft genügen das Einschränken der Süßigkeiten, das Vermeiden von zuckerhaltigen

Getränken und vor allem viel mehr Bewegung anstelle der Nachmittage vor dem Fernsehapparat oder Computer mit Cola und Chips. Meist ist es sinnvoll, dem Kind zu helfen, sein Gewicht zu halten und auf den nächsten Wachstumsschub zu vertrauen.

TIPPS

„Anstatt“

Anstatt		Besser
Vollmilch	▶	Milch 1,5 % Fett
Saure Sahne, Mayonnaise	▶	Fettarmer Joghurt
Dünne Brotscheiben	▶	Dicke Brotscheiben
Nuss-Nougat-Creme	▶	Honig, Konfitüre
Leberwurst, Salami	▶	Putenschinken, Corned Beef
Wurstbrot	▶	Müsli mit Obst
Bratwurst	▶	Bockwurst
Pommes frites	▶	Salzkartoffeln
Nudeln mit Sahnesauce	▶	Spaghetti mit Tomatensauce
Schokolade	▶	Gummibärchen
Schokoriegel, Pudding	▶	Obst
Eiscreme	▶	Fruchteis

Aus: Koletzko: „Praktikable Therapie bei übergewichtigen Kindern“, Bayerisches Ärzteblatt 58, Mai 2003

Stellt der Arzt jedoch die Diagnose einer Fettsucht, sind Sie als ganze Familie gefordert. Eine Therapie der Fettsucht ist nicht einfach. Appetitzügler oder „Hungerkuren“ verbieten sich. Ihr Kind muss weniger, anderes und meist auch anders essen als bisher. Im Fall einer Fettsucht sollte der Kinderarzt oder gegebenenfalls ein Ernährungsberater (erkundigen Sie sich bei Ihrer Krankenkasse) mit Ihnen einen Speiseplan entwerfen. Damit Ihr Kind dies nicht als Strafe empfindet oder im Familienkreis isoliert ist, müssen Sie einfach mitmachen (es tut sicher allen gut). Es wäre ja auch wirklich unsolidarisch, einem Schulkind zu verbieten, Schokoriegel zu essen, wenn diese überall in der Wohnung herumliegen und alle aus der Familie fröhlich weiterknabbern. Und es macht keinen Sinn, einem Schulkind Regelmäßigkeit im Essen zu „verordnen“, wenn keiner in der Familie regelmäßig Essen zubereitet und mitisst.

Wichtig ist auch eine Umstellung der Lebensgewohnheiten ganz allgemein. Bewegung und Sport braucht Ihr Kind – und Durch-

Zum Nachdenken: Was hat unser Kind bisher über das Essen gelernt?

- Zuwendung und Anteilnahme sind in unserer Familie sehr oft mit dem Essen verbunden. „Liebe geht durch den Magen.“
- Wenn es mir oder jemandem aus der Familie schlecht geht, hilft meist eine Nascherei oder gutes Essen.
- Meine Eltern freuen sich, wenn ich brav meinen Teller leer esse.
- Nahrungsmittel und Süßigkeiten kann ich mir jederzeit selbst besorgen.
- Und: Eigentlich habe ich nie gelernt, zwischen Hunger, Müdigkeit, Ärger, Enttäuschung, Wut, Langeweile zu unterscheiden.

haltevermögen. Denn die Behandlung einer Fettsucht erfordert viel Geduld und Ausdauer von Kind und Eltern. Viele Ärzte empfehlen deshalb eine psychotherapeutische Begleitung. Psychotherapie kann manchmal auch hilfreich sein, um herauszufinden, ob das Essen vielleicht zur Ersatzbefriedigung geworden ist, und was es ersetzen soll.

PowerKids

Oft merken Eltern, dass sie es alleine nicht schaffen, ihrem Kind zu helfen, zumal gerade der Streit über Essen und Ernährung oft genau das Gegenteil bewirkt oder im schlimmsten Fall zu massiven Essstörungen führt. Deshalb wurde an einer Münchner Kinderklinik ein ambulantes Selbsthilfeprogramm entwickelt, das sich speziell an die Kinder selbst richtet und über diese auch die Eltern erreicht. Kinder lernen hier spielerisch, ihr Ess- und Bewegungsverhalten zu verändern. Ein „Koffer" mit Videoband, Spielen, Tipps, Gewinnen und Informationen liefert die konkreten Hilfen und Anleitungen. Das Programm, das die Kinder und ihre Familien über einen Zeitraum von zwölf Wochen begleitet, ist inzwischen unter dem Namen „PowerKids" zum Preis von 30,60 Euro (einschließlich Versand) erhältlich beim AOK-Verlag, Lilienthalstraße 1, 53423 Remagen, Fax 0 26 42/93 11 30, E-Mail service@aok-verlag.de

Ergänzend zum Programm wird das Internet-basierte PowerKids-Forum angeboten (www.powerkids.de), in dem teilnehmende Kinder sich untereinander über ihre Probleme, Erfolge und Misserfolge austauschen können. Fragen werden vom PowerKids-Team beantwortet.

Noch mehr direkte Unterstützung bietet die langfristige Initiative „Moby Dick", die unter Anleitung von Ärzten, Ernährungswissenschaftlern und Psychologen stattfindet. Das Programm, das in Hamburg entwickelt wurde, gibt es inzwischen in immer mehr deutschen Städten (wo, erfahren Sie unter Tel. 040/32 52 74 21 oder unter: www.mobydickhamburg.de). Über den Zeitraum von einem Jahr treffen sich übergewichtige Kinder in ihren Stadtteilen und lernen, langfristig ihre Essgewohnheiten umzustellen. Bewegungsspiele und Sport stehen ebenfalls auf dem Programm und machen viel mehr Spaß als in der Schule, da alle dasselbe Problem im wahrsten Sinn des Wortes mit sich herumtragen und deshalb die sonst so häufigen Hänseleien nicht zu befürchten sind. Psychologen stärken das Selbstbewusstsein der Kinder und zeigen ihnen, wie sie auch selbst Verantwortung übernehmen. Eltern und Kinder müssen sich vertraglich verpflichten, mindestens ein Jahr lang regelmäßig an den Trainingsgruppen und den Elternabenden teilzunehmen. Die Gebühr beträgt monatlich rund 100 Euro; einige Krankenkassen erstatten bei regelmäßiger Teilnahme den Betrag ganz oder teilweise.

Abnehmen in der Klinik

Leidet Ihr Kind unter sehr starkem Übergewicht und ist es deshalb schon zu körperlichen Folgeerscheinungen (→ Seite 272) gekommen, ist manchmal auch ein Klinikaufenthalt (stationäre Rehabilitation) für vier bis sechs Wochen notwendig. Auch seelische (Folge)Erscheinungen wie zum Beispiel depressive Verstimmungen, Verhaltensstörungen, Angststörungen können dies sinnvoll erscheinen lassen. Ein Klinikaufenthalt wird ärztlicherseits jedoch meist nur dann befürwortet und von den Krankenkassen übernommen, wenn das betroffene Kind und seine Eltern motiviert und bereit sind, auch zu Hause ihre Ernährungs- und Lebensgewohnheiten im Sinne der Gewichtsreduktion zu verändern. Denn allzu groß ist die Gefahr, dass in nur wenigen Tagen und Wochen nach der Rückkehr in den Alltag die Erfolge der Behandlung der Vergangenheit angehören.

Deshalb gehört zu den Therapiezielen einer stationären Behandlung immer viel mehr als das Abnehmen. Die Arbeitsgemeinschaft Adipositas im Kindes- und Jugendalter hat diese Ziele in ihren Leitlinien formuliert:

- Langfristige Gewichtsreduktion.
- Langfristige positive Veränderung des Ess- und Bewegungsverhaltens des Kindes unter Einbeziehung der ganzen Familie.
- Verbesserung der körperlichen Folgeerscheinungen.
- Förderung einer normalen körperlichen, psychischen und sozialen Entwicklung und Leistungsfähigkeit, wozu meist das Erlernen von Problembewältigungsstrategien und vielfältige Verhaltensänderungen gehören.

Chronische Kopfschmerzen

Neuere Untersuchungen an deutschen Schulen haben ergeben, dass etwa 20 Prozent aller Schulkinder hin und wieder oder auch oft über Kopfschmerzen klagen. Am häufigsten sind nach diesen Untersuchungen Kinder zwischen neun und elf Jahren betroffen.

Kopfschmerzen können viele Ursachen haben, die jeweils ganz andere Untersuchungsmethoden zur Abklärung und daraus folgend ganz unterschiedliche Behandlungsmethoden sinnvoll erscheinen lassen.

Die erste Anlaufstelle bei Kopfschmerzen ist der Kinderarzt. Er wird nach möglichen organischen Ursachen suchen. Denn vielleicht sind die Kopfschmerzen die ersten Vorboten einer Kinderkrankheit. Sie können aber auch auf chronische Infekte der Nebenhöhlen oder Sehfehler zurückzuführen sein. Oft ist die Ursache der Kopfschmerzen nicht auf den ersten Blick zu erken-

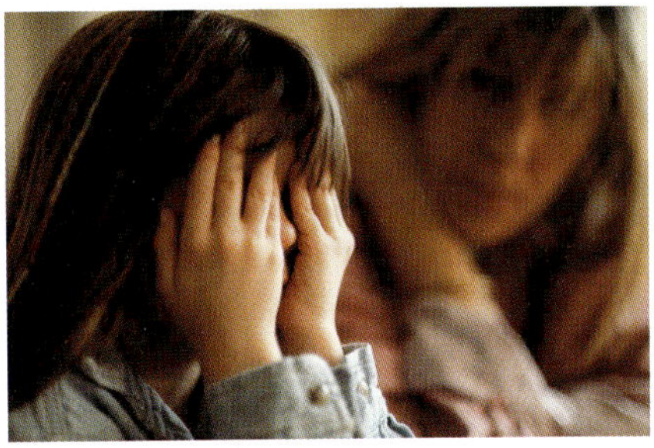

nen. So treten sie zum Beispiel auch bei Kindern als Folge einer gestörten Atmung im Schlaf auf. Dies kann an vergrößerten Gaumenmandeln oder einer verlegten Nasenatmung liegen. Schnarchen ist hier ein wichtiges Hinweiszeichen. Starke Kopfschmerzen nach einem Sturz können auf eine Gehirnerschütterung hinweisen. Lebensbedrohliche Krankheiten und Verletzungen als Ursache sind möglich, jedoch glücklicherweise selten.

In all diesen Fällen spricht man von sekundären Kopfschmerzen, das heißt, die Schmerzen sind das Symptom einer anderen Krankheit. Sie verschwinden dann, wenn die ursächliche Krankheit geheilt ist.

Primäre Kopfschmerzen nennen Ärzte die Kopfschmerzen, die selbst die Erkrankung sind. Die häufigsten Formen sind die Migräne und der Spannungskopfschmerz.

Migräne

Von Migräne sprechen Ärzte dann, wenn plötzlich, gewissermaßen aus heiterem Himmel, eine Kopfschmerzattacke auftritt (Migräneanfall). Oft gehören Übelkeit, Erbrechen und ein Flimmern oder Lichtblitze „vor den Augen“, Licht- und Lärmempfindlichkeit zum Migränekopfschmerz dazu.

Im Gegensatz zur Migräne bei Erwachsenen beschränkt sich bei Kindern der Schmerz häufig nicht auf eine Seite, sondern betrifft beide Seiten und die Stirn. Auch wenn Kinder häufig und regelmäßig über Schwindelattacken mit Übelkeit und Erbrechen klagen, muss an eine Migräne – in diesem Fall eine Vorstufe, die sich möglicherweise im Erwachsenenalter zu einer richtigen Migräne entwickelt – gedacht werden.

Kinder, die unter solchen Migräneanfällen leiden, sind in vielen Fällen erblich belastet, das heißt, bei 70 bis 80 Prozent haben Eltern oder Großeltern schon darunter gelitten. Die Ursachen sind offensichtlich organischer Natur, aber noch nicht völlig geklärt. Als Auslöser wirken manchmal unregelmäßiger Schlaf (zum Beispiel auch am Wochenende ganz ausgedehntes Schlafen), langes Fernsehen und ein Mangel an Ruhepausen sowie Anspannung, Konflikte und Stress (→ Seite 160). Auch Bewegung und frische Luft können – so paradox es klingt – Migräne auslösen, vielleicht, weil sich dann die Anspannung entlädt. Starke Lichtreize zum Beispiel, ein schneller Klimawechsel von trübem Wetter zu strahlendem Sonnenschein, eventuell verstärkt durch Schnee, sind sehr häufige Auslöser. Eine Migräneattacke kann auch durch bestimmte Lebensmittel hervorgerufen werden (Käse, Schokolade und Südfrüchte enthalten alle zum Beispiel Tyramin, das als Auslöser bekannt geworden ist).

Im akuten Anfall sollten Sie Ihrem Kind mit Ruhe, Dunkelheit, manchmal Eisbeuteln helfen. Bei starken Anfällen kann der Kinderarzt ein Medikament verordnen. Dabei steht die Behandlung der Übelkeit und des Erbrechens im Vordergrund. Wahrscheinlich wird der Arzt Ihnen raten, ein Migränetagebuch zu führen, um die Migräne besser kennen zu lernen und vielleicht einzelne Anfälle verhindern zu können.

Migränekindern muss aber häufig auch geholfen werden, weniger Anspannung zu „erleben". Denn wenn sie herausfinden, warum sie in manchen Situationen angespannt sind, oder wie sie genau in solchen Situationen entspannt bleiben können, ist schon viel gewonnen (→ Seite 279). Langfristig sind also Entspannungsübungen und eine Reduzierung der Anlässe für Anspannung sinnvoll.

Spannungskopfschmerz

Kopfschmerzen ohne organische Ursachen nennen Ärzte funktionelle Kopfschmerzen oder Spannungskopfschmerzen. Sie treten auf als dumpfer Schmerz meist auf beiden Seiten des Kopfes, der sich vom Nacken bis zur Stirn oder von der Stirn bis zum Nacken ausbreitet und oft auch Augen und Wangen in Mitleidenschaft zieht. Die migräne-typischen Begleiterscheinungen wie Übelkeit und Erbrechen, Licht- und Lärmempfindlichkeit fehlen.

Es sind meist solche Spannungskopfschmerzen, die Kopfwehkinder quälen. Je nachdem, wie stark sie empfunden werden, sind Kinder in der Lage weiterzuspielen und zu lernen, oder sie brauchen Ruhe und eine Rückzugsmöglichkeit. Ihre Ursachen sind bisher nicht geklärt. Ärzte gehen jedoch davon aus, dass verschiedene – innere und äußere – Faktoren zusammenspielen. Zu den äußeren Faktoren zählen ständige Muskelverspannungen, vor allem im Nackenbereich, aber auch Stress, Angst und allgemeine „seelische Anspannung". Kinderärzte nennen außerdem als auslösenden Faktor häufig eine unvernünftige, da ungesunde Regelung des Alltags. Eltern müssen also klären:

- Hat unser Kind genug geschlafen, hat es ordentlich gefrühstückt, sein Pausenbrot gegessen und eine ausgewogene Mittags- und Abendmahlzeit zu sich genommen?
- War es an der frischen Luft?
- Bewegt es sich ausreichend?
- Wie lange saß es heute vor dem Bildschirm (Computer oder Fernsehapparat)?
- Hört es zu viel, zu laut Musik?

Anspannung, die krank macht

Kopfschmerzauslösend wirken diese Faktoren jedoch besonders bei Kindern, die insgesamt angespannt sind. Die Behandlung des Schmerzes setzt also ein Lösen der Anspannung voraus. Ärzte und Krankengymnasten vermuten einen Zusammenhang zwischen der Anspannung der Muskulatur im Kopf- und Nackenbereich mit einer allgemeinen Anspannung.

Woher die Anspannung? Jetzt sind die Eltern gefordert. Sie müssen überlegen, worüber sich ihr Kind den Kopf zerbricht:

- Verlangen wir zu viel von unserem Kind?
- Lassen wir ihm Möglichkeiten der Entspannung (auch die schönste Freizeitbeschäftigung kann manche Kinder überfordern und sei es nur wegen des übervollen Terminkalenders)?
- Hat es Freunde und Zeit, sich mit ihnen zu verabreden?
- Können wir es in Ruhe lassen, also einfach akzeptieren, dass es die Tür hinter sich zumacht?

Die Hilfe der Eltern kann hier also bedeuten: organisatorische Veränderung des Alltags, aber auch Selbstkritik in Bezug auf Erwartungen, Hoffnungen und Forderungen, die ihr Kind möglicherweise erfüllen will und die es gleichzeitig aber unter Druck setzen.

TIPP

Entspannung üben

Für Kopfschmerzkinder (wie auch für Erwachsene) sind verschiedene Entspannungsübungen möglich, die je nach Technik von Eltern mit ihren Kindern unter Anleitung eigens dafür ausgebildeter Kinderärzte, von Verhaltens- oder Bewegungstherapeuten und Krankengymnasten, von Psychotherapeuten, aber auch in Volkshochschulen oder speziellen Gruppen eingeübt werden können, oder die das Kind nach und nach auch selbst erlernen kann.

Am bekanntesten sind Entspannungsübungen nach Jacobson (Muskelrelaxation), die funktionelle Entspannung nach Fuchs, das autogene Training (I. H. Schultz) und die konzentrative Bewegungstherapie (KBT). Im Gegensatz zu vielen anderen modischen Entspannungstechniken ist ihre Wirksamkeit nachgewiesen. Je nach Form der Anspannung, Alter und Engagement des Kindes und seiner Familie eignen sich einzelne Techniken mehr oder weniger. Erkundigen Sie sich bei Ihrem Kinderarzt, Ihrer Krankenkasse nach den Möglichkeiten für Ihr Kind.

Bleiben Sie skeptisch gegenüber in Zeitschriften inserierten Wundertechniken, die schnelle Hilfe versprechen.

Wenn Entspannung nicht möglich ist

In manchen Familien jedoch klappt es trotz guter Vorsätze und richtiger Einsichten nicht mit der Änderung der Haltung und des Alltags. Auch die besten und „entspannendsten" Übungen können den Druck, der auf einem Familienmitglied (oder der Familie als ganzer) ruht, nicht vermindern. Entspannung ist nicht mög-

TIPP

Weitere Informationen

Für „Kopfschmerz-Kinder“ und ihre Eltern hat die Deutsche Migräne- und Kopfschmerzgesellschaft eine Broschüre herausgegeben, die unter www.dmkg.de (Patienten) unter dem Titel: **Wenn Kinder Kopfschmerzen haben** als pdf-Datei herunterzuladen ist.

lich. Starker Ehrgeiz oder übergroße Angst, Konflikte in der Familie und mit sich selbst, nicht lebbare Wut oder Enttäuschung verhindern sie. Häufig verbinden sich Kopfschmerzen auch mit Schulangst oder Schulphobie, das heißt mit Konflikten, die sich aus den Leistungsanforderungen in der Schule, aus Problemen der Einordnung unter Gleichaltrigen und mit der vorübergehenden Trennung von der beschützenden Mutter für ein Kind ergeben können. Leider steigt die Zahl der Kinder, die unter solchen Kopfschmerzen leiden, gerade in den letzten Jahrzehnten. Zunehmend stellt die Deutsche Gesellschaft für Kinder- und Jugendpsychiatrie auch einen Zusammenhang mit anderen psychischen Störungen wie Depressionen, Ängsten, Bauchschmerzen, Schlafstörungen fest. Psychotherapeutische Hilfe wird nötig (→ Seite 284). Denn nur wenn beide Krankheitsbilder, der Kopfschmerz und die psychischen Beeinträchtigungen und deren gemeinsame Ursache behandelt werden, kann verhindert werden, dass die Krankheit im Erwachsenenalter chronisch wird.

Allergien

Eine Allergie ist eine überschießende Reaktion unseres Immunsystems auf bestimmte Stoffe in der Umwelt, die Allergene. Überschießend deshalb, weil in diesem Fall das Immunsystem auf Stoffe reagiert, die – anders als Krankheitserreger – im Grunde unschädlich sind. Erst die Reaktion macht krank.

Das Abwehrsystem des Allergikers produziert so genannte Antikörper (Immunglobulin E = IgE), die bei erneutem Kontakt mit dem vermeintlich gefährlichen Fremdstoff aktiv werden. Bei diesem unnötigen Abwehrkampf setzen die Antikörper Gewebshormone, zum Beispiel Histamin, frei. Dieses Histamin ist in bestimmten Körperzellen gespeichert. Kommen nun vermeintliche Fremdkörper, zum Beispiel Pollen, mit diesen Zellen in Kontakt, wird das körpereigene Histamin in übergroßen Mengen in die Umgebung der Zellen freigesetzt. Die unterschiedlichsten Entzündungsprozesse im Gewebe und in verschiedenen Organen sind die Folge dieser unpassenden Reaktion. Denn durch das freigesetzte Histamin erweitern sich die Blutgefäße, werden durchlässig und Blutplasma kann austreten. Je nachdem, wo diese Reaktion erfolgt, tränen zum Beispiel die Augen, läuft die Nase, juckt die Haut und/oder die Atmung wird behindert. In schwersten Fällen (Insektengiftallergie) kann Bewusstlosigkeit und Schock auftreten.

Das Dumme: Eine solche Reaktion ist keine einmalige Angelegenheit. Anders als bei Reaktionen auf Krankheitserreger, die zum Sieg über diese führen, und damit zum Überstehen der Krankheit, wird im Falle einer Allergie der Organismus auf Dauer für bestimmte Stoffe – eben die Allergene – überempfindlich. Und: Einmal in Gang gesetzt tritt eine allergische Reaktion schon durch geringste Mengen des Allergens immer wieder auf. Das heißt: Menschen, die von einer Allergie betroffen sind, müssen sich im Allgemeinen mit ihr arrangieren. Dies gilt auch und besonders für Kinder und Jugendliche, deren körpereigene Abwehr sehr viel stärker reagiert als bei Erwachsenen.

Ein erhöhtes Allergierisiko, das heißt die Veranlagung (Disposition) zum Allergiker zu werden, hat ein Kind geerbt, auch wenn die Genforscher noch nicht klären konnten, welche und wie viele Gene daran beteiligt sind. Vererbung erklärt jedoch nicht, warum in den letzten Jahrzehnten Allergien überall in den westlichen Industrienationen zunehmen. Dass vor allem die Zahl allergiekranker Kinder steigt, hat mit unserem Lebensstil zu tun. Man bezeichnet inzwischen Allergien als typische Zivilisationskrankheiten.

Viele Allergien, unter denen Schulkinder leiden, reichen schon ins Säuglings-, Kleinkind- und Vorschulalter zurück. Manchmal kommt es auch zu einem Symptomwechsel. Das heißt: Kinder, die in den ersten Lebensjahren unter Neurodermitis litten, werden später vielleicht von Heuschnupfen geplagt oder erkranken an Asthma. Beides nimmt gerade in den Jahren zwischen 6 und 14 deutlich zu. Aber auch das atopische Ekzem, wie die Neurodermitis auch genannt wird, plagt nach neuesten Umfragen immerhin noch 7 bis 10 Prozent aller Schulkinder.

Vorbeugung

Da ein erhöhtes Allergierisiko genetisch angelegt ist, empfehlen viele Frauenärzte zukünftigen Müttern sich schon während der Schwangerschaft Klarheit über eine mögliche familiäre Belastung (Vater, Mutter, Geschwister, also Verwandte ersten Grades) ihres Kindes Klarheit zu verschaffen. Liegt eine solche Belastung vor, ist Vorbeugung von Anfang an sinnvoll. Die Wohnung sollte rauchfrei sein. Denn Passivrauchen erhöht das Risiko eines Kindes, später an Asthma zu erkranken. Sparsamkeit bei Haushaltschemikalien, Kosmetika und Waschmitteln sind angeraten. Auf Haustiere zu verzichten, die Wohnung möglichst staub- und damit milbenfrei zu halten und ein Kind von allem „Schmutz“ fern zu halten, wird heute nicht mehr als Vorbeugung empfohlen. Viele Studien sprechen inzwischen für die „Schmutztheorie“, die besagt, dass durch übertriebene Hygiene das Immunsystem von Kindern zu wenig trainiert wird. Zudem – so die Vermutung – werden ungefährliche Fremdstoffe von einem solchermaßen untrainierten Immunsystem falsch eingeordnet mit der Gefahr einer allergischen Reaktion. Kinder, die auf einem Bauernhof aufwachsen, erkranken etwa 15-mal seltener an Allergien als Kinder, die sich nicht oft in Kuhställen aufhalten. Selbst das Aufwachsen mit Hunden und Katzen – so eine neue Studie – wirkt vorbeugend. Ebenso wie enger Kontakt zu anderen Kindern im ersten Lebensjahr.

Wenn unser Kind unter einer Allergie leidet

An eine Allergie muss gedacht werden bei Kindern, denen ständig die Nase läuft, die vor allem nachts unter einem chronischen trockenen Husten leiden, der möglicherweise sogar schon zu Anfällen von Atemnot führt, oder die zu Hautausschlägen (Ekzemen), Bläschen oder juckenden Einrissen neigen. Wenn Sie als Ursache der Beschwerden Ihres Kindes eine Allergie befürchten, ist eine genaue Diagnostik durch den Kinderarzt, Allergologen den Hals-Nasen-Ohren-Arzt oder den Hautarzt notwendig.

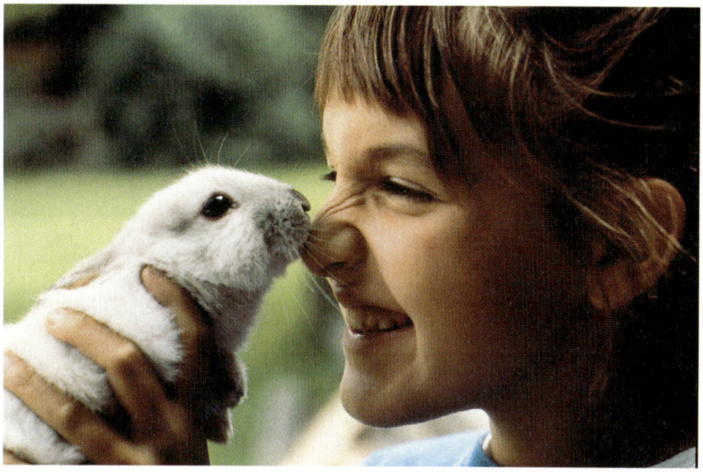

Dazu gehört auch die Identifikation des gerade für Ihr Kind schädlichen Allergens. Diese ist oft nicht einfach, da fast alle Substanzen in unserer Umwelt eine Allergie hervorrufen können, natürliche ebenso wie künstlich erzeugte. Nur einige Beispiele: Blütenpollen, die vor allem Heuschnupfen auslösen, Tierhaare, Milben, Schimmelpilze, die meist die Ursache eines chronischen allergischen Schnupfens oder von Asthma sind, dann natürlich Nahrungsmittel, Insektengifte, Lebensmittelzusatzstoffe, Farbstoffe, Textilien, Waschmittel, Parfüms, Kosmetika, Putzmittel, Metalle (letztere führen häufig zu Kontaktekzemen), Gummi und Arzneimittel.

Die Behandlung jeder Allergie erfolgt dann fast immer nach denselben Grundprinzipien:

- Vorbeugung (→ Seite 281).
- Allergene meiden.
- Behandlung der Symptome mit Medikamenten. Meist handelt es sich dabei um so genannte Antihistaminika oder Kortikoide (kortisonhaltige Salben oder Sprays). Bei Neurodermitis werden zur Linderung fetthaltige, juckreizstillende und entzündungshemmende Salben eingesetzt.

- Wenn möglich eine Hyposensibilisierung, bei der durch Injektion einer geringen Dosis des Allergens der Körper nach und nach unempfindlicher dagegen gemacht werden soll.

Sowohl die Behandlung mit Medikamenten als auch die Hyposensibilisierung sind immer Sache des Arztes.

Psyche und Allergie

Noch weiß man zu wenig über den Zusammenhang von psychischer Verfassung und Allergie. Eines ist sicher: Eine allergische Erkrankung ist eine Belastung, die sowohl das Kind selbst als auch die Beziehung zwischen Eltern und Kind betrifft. Mögliche spezifische psychische Merkmale, die Allergiekindern und Allergiefamilien zugeschrieben werden, können deshalb durchaus Folge der Erkrankung sein. Ob sie ursächlich dafür verantwortlich sind, ist bisher nicht erwiesen. Emotionale Faktoren können den Krankheitsverlauf aber beeinflussen. Wut, Ärger, Kummer, Hektik, Angst und Überforderung können Asthmaanfälle verstärken, sie gar hervorrufen. Auch für den Verlauf von Neurodermitis ist ein Zusammenhang mit der psychischen Verfassung beobachtet worden. Ganz allgemein: Stress (→ Seite 160), aber auch das plötzliche Nachlassen von Stress können Symptome wie Atembeschwerden beziehungsweise Hautjucken und Ausschläge auslösen. Deshalb ist es auch wichtig, die ganz persönlichen Belastungsfaktoren herauszufinden und dem Kind zu helfen, sie zu bewältigen und nicht mehr als unausweichlich zu erleben. Meist sind Eltern hier überfordert. Eine Kinderpsychotherapie ist angesagt. Hilfe kann auch die Asthma- oder Neurodermitis-Schulung bieten.

Wichtig für Eltern

Allergiekinder brauchen sehr viel mehr Unterstützung als gesunde. Nicht selten zeichnet sich deshalb eine „Allergiefamilie" durch Überfürsorglichkeit, aber auch Kontrolle aus. Oft müssen Eltern auf Allergiekinder sehr viel mehr Druck ausüben, damit diese ihre Ernährungsvorschriften, ihre Allergenvermeidung und ihre Medikamenteneinnahme befolgen. Fast immer bedeutet dies einen Teufelskreis: Der Druck, die notwendige Konsequenz, die Kontrolle bedeuten Stress, der sich möglicherweise negativ auf den Krankheitsverlauf auswirkt, was dann wiederum den Druck und die Kontrolle der Eltern verstärkt. Deshalb: Je älter ein Kind ist, desto wichtiger wird, dass es selbst die Verantwortung für sich in die Hand nimmt. Es muss lernen – und dies gilt für alle Kinder mit chronischen Krankheiten –, mit seiner Krankheit umzugehen. Dazu muss es über die Zusammenhänge seiner Erkrankung informiert sein. Nur so kann es „Allergene" in eigener Verantwortung meiden und gegebenenfalls Medikamente bedarfsgerecht einsetzen. Dazu sind Kinder im Schulalter bereits in der Lage.

Wenn die Seele leidet

Eigentlich sind die Jahre zwischen fünf und elf, zwölf ruhige Jahre: Der Grundstein der Erziehung ist gelegt. Das Kind wird zunehmend selbstständiger, einsichtiger und zeigt sich Argumenten immer mehr zugänglich. Es hat gelernt, mit Wut und Enttäuschung einigermaßen vernünftig umzugehen. Die großen Auseinandersetzungen um Autonomie und Selbstbestimmung der Kleinkindzeit sind vorbei und die kommenden der Pubertät stehen noch aus. Außerfamiliäre soziale Beziehungen und Bindungen an Erwachsene und Gleichaltrige entlasten die Familie. Von jetzt an scheint einer problemlosen weiteren Entwicklung nichts mehr im Wege zu stehen.

Viele Kinder zeigen jedoch in dieser Zeit auch, dass sie irgendwie nicht mit sich zurechtkommen und offenbaren dies durch die verschiedensten „Auffälligkeiten" und Störungen. Nach Angaben von Kinderärzten und Kinderpsychiatern, nach der Erfahrung von Psychologen, Psychotherapeuten und Beratern in Familienberatungsstellen suchen gerade in den Jahren zwischen sechs und zwölf besonders viele Familien die Beratungsstellen und Praxen niedergelassener Kinderpsychotherapeuten auf.

Das heißt, die meisten Eltern verstehen die Schwierigkeiten ihres Kindes richtig und deuten sie als das, was sie sind: Anzeichen (Symptome) einer Überforderung, die Hilfe nötig macht.

Wann wird Hilfe nötig?

Sicher: Es gehört zum Heranwachsen von Kindern, dass Störungen auftreten. Es können innere und äußere Erfahrungen sein, die eine solche Störung hervorrufen. Veränderungen im Familienleben können dazugehören, zum Beispiel die Geburt eines Geschwisterchens, Trennung und Verlust oder eine Neuzusammensetzung der Familie, aber auch Wohnortwechsel, Krankheit oder Kränkungen durch Spielkameraden und der Verlust von Freunden. Auch unvermeidliche Entwicklungsschritte und die damit zusammenhängenden Entwicklungsaufgaben können als schwer zu bewältigende Veränderungen erfahren werden, weil sie zwingen Altes, Bekanntes hinter sich zu lassen und Neues zu wagen. Das heißt: Wenn sich Kinder manchmal in ihrem seelischen Wohlbefinden „gestört" zeigen, ist dies nicht immer Ausdruck einer seelischen Erkrankung, also einer „Störung" im medizinischen Sinn.

Zeigt sich aber,

- dass die seelische Störung, unter der ja das Kind und seine Eltern leiden, anhält,
- dass die unterschiedlichsten Symptome zunehmen,

Anlässe, psychotherapeutische Hilfe zu suchen

- Ängste, die über einen längeren Zeitraum das normale Leben Ihres Kindes einschränken
- Häufige und lang andauernde Niedergeschlagenheit
- Auffallend aggressives Verhalten
- „Dissoziales Verhalten" wie Weglaufen, Stehlen, Lügen, Schule-Schwänzen
- Einnässen und Einkoten
- Einschlaf- und Durchschlafstörungen
- Auffällige motorische Unruhe
- Kontakt- und Beziehungsstörungen
- Lern- und Leistungsstörungen
- Konzentrations- und Aufmerksamkeitsstörungen
- Sprachstörungen
- Zwänge, Tics, immer wiederkehrende quälende Gedanken, Handlungen
- Neigung zu Unfällen und häufige Infektionskrankheiten
- Essstörungen
- Körperliche Krankheiten, bei denen oft seelische Faktoren mit beteiligt sind (Neurodermitis, Asthma)
- Kopf- und Bauchschmerzen, die keine organische Ursache haben

- dass bestehende Konflikte sich ausweiten
- oder psychosomatische Krankheiten auftreten,

dann wird professionelle Hilfe nötig.

Zu den Ursachen

Wie wir schon beim „Schulstress" (→ Seite 160) sahen, müssen viele Bedingungen zusammenkommen, bevor ein Kind unter Stress-Symptomen oder einer psychischen Störung leidet. Man spricht deshalb heute immer von einem multimodalen oder multikausalen Geschehen und verwendet gerne ein so genanntes interaktives Entwicklungsmodell, um dem Zusammenspiel der unterschiedlichen Faktoren Rechnung zu tragen. Das heißt: Wenn ein Kind an einer psychischen Störung erkrankt, wenn bestimmte aktuelle Lebensereignisse gerade jetzt eine psychische Störung auslösen, hängt dies immer von seinem persönlichen „Paket" ab, das es heute mit sich trägt, das seine Persönlichkeit ausmacht.

Zur Erinnerung: Jedes Kind bringt eine ganz bestimmte genetische Ausstattung mit ganz individuellen Entwicklungs- und Verhaltensmöglichkeiten mit. Jedes Kind erlebt dann unterschiedlichste Entwicklungseinflüsse. Dazu gehören biologische (Krankheiten, Verletzungen) und psychosoziale (die Familie und andere soziale Beziehungen, in denen es lebt). Diesen Entwicklungseinflüssen ist ein Kind wiederum nicht einfach ausgeliefert, sondern bestimmt sie durch seine Reaktion und sein Verhalten mit. Immer findet also ein Wechselspiel zwischen allen Faktoren statt, die ein Kind zu dem machen, was es ist, und die über seine persönliche Erkrankungsbereitschaft für eine psychische Störung entscheiden.

Was verrät das Symptom? Zum Beispiel: Einschlafstörungen

Wenn ein Kind nicht einschlafen kann, mag das vielleicht mit der Mathematikarbeit am nächsten Morgen oder nicht erledigten Hausaufgaben zusammenhängen, vielleicht aber auch mit dem morgigen Schulausflug oder dem Geburtstag nächste Woche. Auch ein zu voller Magen, ein aufregender Fernsehfilm oder ein Krach mit Freunden und Eltern kann am Einschlafen hindern. Vielleicht wird ein Kind aber auch immer, wenn es an das Einschlafen geht, von der Angst gequält, die Eltern zu verlieren oder nichts zustande zu bringen, ungeliebt zu sein oder doch nicht das geleistet zu haben, was es sich vorgenommen hat oder was von ihm gefordert wurde. Möglicherweise hindert am Einschlafen ein stundenlanges Grübeln über sich, über vergangene reale oder eingebildete Fehler und Verfehlungen mit der Gewissheit, auch in Zukunft alles falsch zu machen und zu versagen.

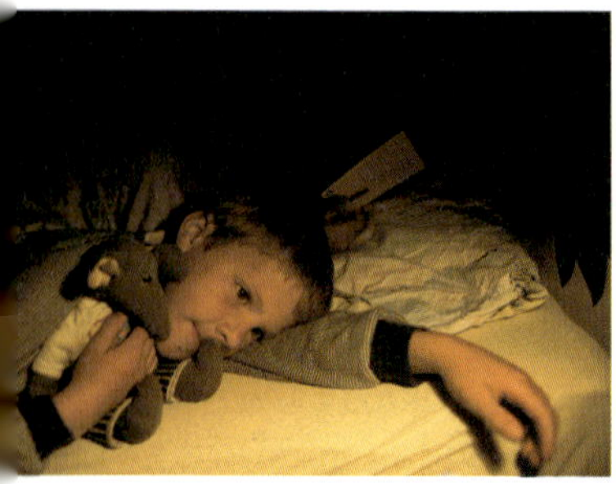

Schlafstörung und Depression

Was lange übersehen wurde, ist leider inzwischen nicht mehr wegzudiskutieren: Auch Kinder können depressiv werden, und sie zeigen dieselben Symptome wie depressive Erwachsene. Sie sind niedergeschlagen, resigniert und ängstlich. Sie leiden unter unangemessenen Schuldgefühlen und quälender Selbstkritik, haben Angst vor der Einsamkeit, vor Versagen und vor möglichen Strafen. Sie haben Denkhemmungen, Konzentrations- und Gedächtnisstörungen, Lern- und Spielstörungen, können schlecht schlafen, schlecht essen, klagen über Bauchschmerzen, Übelkeit oder Kopfschmerzen. Mit zunehmendem Alter werden depressive Fantasien, sterben zu wollen, oder gar Versuche, sich umzubringen, immer gefährlicher. Bedauerlicherweise wird gerade das Leiden depressiver Kinder oft „übersehen". In der Schule und auch zu Hause gelten sie eben als ruhig, introvertiert, unauffällig, scheu und quasi als pflegeleicht. Tauchen deutlichere Symptome wie zum Beispiel Ängste, Schlafstörungen und Stimmungsschwankungen auf, beruhigen sich Eltern oft mit der Hoffnung, alles werde sich schon „auswachsen". Erklärt werden die Symptome häufig mit dem Temperament des Kindes und dem Erziehungs- oder Familienstil. Auch die Scheu vor einer „Psychiatrisierung" lässt manche Eltern lieber „wegsehen" und hindert sie daran, ihr Kind zur Abklärung zum Kinder- und Jugendpsychiater oder Kinderpsychotherapeuten zu schicken.

Deshalb: Wenn Ihnen Ihr Kind durch Schlafstörungen, Angst, Niedergeschlagenheit, Bauchschmerzen ... zeigt, dass etwas nicht stimmt, wenn Sie selbst spüren, dass Hilfe notwendig wird, müssen Sie handeln! Dass manche dieser kindlichen Depressionen sich „auswachsen" ist leider nur ein schlechter Trost. Denn Experten gehen davon aus, dass mehr als die Hälfte der depressiven Kinder (manche Untersuchungen sprechen sogar von 80 Prozent) auch als Erwachsene irgendwann einmal wieder an einer depressiven Störung erkranken werden. Also: Lassen Sie nicht die wertvolle Lebenszeit Ihres Kindes verstreichen. Es braucht sie, um weiterzukommen. Deshalb ist Früherkennung und Behandlung im Kindesalter wichtig!

Auch für die Psyche gibt es Spezialisten

Wenn ein Kind zeigt, dass es Hilfe braucht, sind viel Vorstellungs- und Einfühlungsvermögen, immer aber auch exakte ärztliche und psychologische Diagnostik nötig, um wirklich effektiv helfen zu können.

Der Kinder- und Hausarzt ist meist die erste Anlaufstelle für Eltern, die sich Sorgen um ihr Kind machen. Dies ist sinnvoll, um mögliche organische Ursachen einer psychischen Störung, wie zum Beispiel eine Diabetes im Falle einer Depression, auszuschließen oder gegebenenfalls zu behandeln. Die Therapie einer psychischen Störung ist jedoch das Spezialgebiet von Kinderpsychiatern, Kinder- und Jugendlichen-Psychotherapeuten und klinischen Psychologen (→ Seite 290).

Erziehungs-, Familien- und Konfliktberatungsstellen

Bei Erziehungsfragen und bei persönlichen oder familiären Problemen sind die Mitarbeiter der Erziehungs- und Familienberatungsstellen die richtigen Ansprechpartner.

Erziehungs- und Familienberatungsstellen (EFB) werden von Städten oder Landkreisen, also öffentlichen Trägern und von anerkannten freien Trägern unterhalten. Zu den freien Trägern gehören die Arbeiterwohlfahrt, der Caritasverband, das Diakonische Werk. Die Angebote dieser Einrichtungen sollen Eltern, Kindern und Jugendlichen bei der „Klärung und Bewältigung individueller und familiärer und der zugrunde liegenden Faktoren, bei der Lösung von Erziehungsfragen sowie bei Trennung und Scheidung unterstützen" (§ 28 Sozialgesetzbuch VIII).

Erziehungs- und Familienberatungsstellen bieten Hilfe bei so unterschiedlichen Problemen wie Schlafstörungen, Entwicklungsverzögerungen, Essstörungen oder Ängsten, bei Trennungs- und

Kontaktschwierigkeiten, Sprachstörungen, bei Leistungs- und Verhaltensproblemen, bei Einnässen, Einkoten, psychogenen Bauch- und Kopfschmerzen oder anderen psychosomatischen Beschwerden. Auch bei Fragen und Konflikten im Zusammenhang mit Trennungen und Scheidungen finden Eltern hier professionelle Ansprechpartner, mit denen sie dem Problem auf die Spur kommen. Das Ziel: Ein besserer Umgang miteinander, damit es sich wieder leichter leben lässt.

Ein solches Gespräch ist dann sinnvoll, wenn sich die Schwierigkeiten durch Ratschläge absehbar lösen lassen, und alle Beteiligten die Fähigkeit besitzen, einen gemeinsam entwickelten Lösungsvorschlag auch in die Tat umzusetzen.

Den unterschiedlichen Beratungsanlässen und den ganz verschiedenen Entstehungsbedingungen der Probleme von Kindern, Jugendlichen und Eltern entspricht ein breites Spektrum von Hilfen: In einer Erziehungs- und Familienberatungsstelle arbeitet ein Team von Fachleuten unterschiedlicher Berufe zusammen. Psychologen, Sozialarbeiter und Sozialpädagogen, Kinder- und Jugendlichen-Psychotherapeuten, Ärzte, Pädagogen, Logopäden und Beschäftigungstherapeuten, Bewegungstherapeuten und andere Fachkräfte.

Die Berater und Therapeuten unterliegen der Schweigepflicht, das heißt, die Gespräche sind vertraulich. Personen außerhalb der Beratungsstelle oder andere Einrichtungen, zum Beispiel Kinder-

Kevin, der Klassenclown

Kevins Mutter ist verzweifelt. Seit ihr Sohn in der Schule ist, gibt es Ärger. Keine Sekunde könne er stillsitzen, ständig störe er den Unterricht durch unangebrachte Späße und Albernheiten. Auch die Lehrerin ist mit ihrem Latein am Ende. Dabei läuft zu Hause doch alles perfekt und im Kindergarten hatte es nie Klagen gegeben.

In den Gesprächen in der Familienberatungsstelle finden Kevins Eltern gemeinsam mit der Beraterin heraus: Bis zum Schuleintritt war für Kevin „die Welt in Ordnung", er, der einzige Sohn konsequenter Eltern, wusste, „wo es lang geht". In der Schule nun, in der die Lehrerin einen sehr viel offeneren Erziehungsstil praktiziert, ist Kevin, der sich bisher auf klare äußere Grenzen verlassen hat, einfach überfordert. Zudem befürchtet er, unter all den Kindern unterzugehen, so wie zu Hause, wo zeitgleich mit seinem Schuleintritt die pflegebedürftige Großmutter eingezogen ist und nun die ganze Kraft seiner Eltern in Anspruch nimmt.

Die Eltern nehmen also zwei Anregungen mit nach Hause: Wir müssen Kevin nach und nach mehr Eigenverantwortung übertragen (zum Beispiel darf er selbst entscheiden, welches T-Shirt er anzieht und er darf auch einmal mit beraten, was wir am Sonntag zu Mittag kochen ...). Und: Kevin darf trotz der Belastung, die unsere Familie nun zu tragen hat, nicht untergehen. Vielleicht ruft Mutter doch einmal ihren Bruder an, ob er nicht am Wochenende die Pflege übernehmen kann, weil Kevin, seit Oma da ist, kein einziges Mal mehr mit seinen Eltern im Schwimmbad war.

garten, Schule, Jugendamt, dürfen nur dann vom Inhalt der Beratung erfahren, wenn die Eltern die Mitarbeiter der Beratungsstelle ausdrücklich von ihrer Schweigepflicht entbunden haben.

Die erforderlichen Gespräche, die Untersuchungen, die Beratung und die therapeutischen Angebote sind für die Ratsuchenden in jedem Fall kostenlos.

TIPPS

Bereiten Sie sich auf das Gespräch vor!

Als gute Vorbereitung auf das erste Gespräch mögen Ihnen folgende Fragen (und Ihre Antworten) dienen:

- Woran glauben wir/glaube ich zu erkennen, dass unser Kind, ich, unsere Familie Hilfe braucht?
- Seit wann besteht diese Situation?
- Wie lässt sich das Problem beschreiben?
- Woran kann die Schwierigkeit liegen? Welche Erklärungen sind mir, uns eingefallen?
- Wen stört es, wer leidet darunter, wie leiden unser Kind, ich, meine Familie?
- Was haben wir/habe ich bisher versucht, um unsere Situation zu verbessern, das Problem zu lösen? Welche Versuche waren relativ erfolgreich und welche überhaupt nicht?

Wie muss ich vorgehen?

Für eine erste Terminvereinbarung genügt in der Regel ein Anruf. (Adressen finden Sie im Telefonbuch. Auch das Jugendamt kann Ihnen weiterhelfen.) Kurze Gesprächstermine sind innerhalb der offenen Sprechstunden möglich. Voranmeldung ist aber auch hier sinnvoll. Bis zu einem ausführlichen Erstgespräch müssen Sie allerdings immer noch mit langen Wartezeiten rechnen.

Zum ersten Termin werden Sie in der Regel ohne Ihr Kind eingeladen. Sie können dann eher ohne Hemmungen über Ihre Schwierigkeiten reden. Dieses Erstgespräch dient dazu, dass der Berater erfährt, worum es geht. Weitere Termine mit der ganzen Familie oder mit Ihrem Kind alleine sind dann notwendig, um das Problem genauer bestimmen zu können und zu verstehen. Auch psychologische Tests, die eventuell dem Erstgespräch folgen, dienen dazu, den Beratern weitere Anhaltspunkte für die Probleme eines Kindes zu liefern. Das weitere Vorgehen ist dann von der speziellen Situation und der gestellten Diagnose abhängig. Immer jedoch geht es darum, entweder mit dem Kind allein, mit den Eltern oder mit der Familie als ganzer gemeinsam einen Weg zur Lösung und zur Bewältigung der Probleme zu erarbeiten.

Beratung und Therapie in Erziehungs- und Familienberatungsstellen werden glücklicherweise immer seltener als „peinlich" empfunden (→ Seite 294) und immer selbstverständlicher in Anspruch genommen. Davon profitieren nicht nur die betreffenden Kinder, auch die Eltern erleben Beratungsgespräche als hilfreich, weil sie

- Ängste und Schuldgefühle reduzieren,
- Entlastung und Entspannung ermöglichen,
- Probleme erkennen helfen,
- Einsicht vermitteln und
- Problemlösungen als gemeinsame Aufgabe von Ratsuchendem und Berater betrachten.

Denn in einem Beratungsgespräch werden zusammen mit den Eltern konkrete Lösungsstrategien entwickelt. Auch das Kind selbst kann im (symbolischen) Spiel neue Problem- und Konfliktlösungsmöglichkeiten ausprobieren.

Kinderpsychotherapie

Manchmal jedoch reicht Beratung nicht. Psychotherapie ist dann angezeigt, wenn es gilt

- entweder eingeschliffene Verhaltensweisen abzulegen, neue Bewältigungsstrategien zu entwickeln und insgesamt die innere Einstellung zu bislang als problematisch oder gefährlich Erlebtem zu verändern – dies ist das Ziel verhaltenstherapeutisch orientierter Psychotherapie –
- oder dem Problem, beziehungsweise dem unbewussten Konflikt auf den Grund zu kommen, um das Kind gewissermaßen „frei" für das Hier und Jetzt zu machen – dies ist das Ziel tiefenpsychologisch oder analytisch orientierter (Kinder)Psychotherapie –
- oder in der Familie Macht- und Einflussverhältnisse zu klären, verdeckte Bündnisse, Verpflichtungen, Machtkämpfe und fehlende oder falsche Grenzziehungen zwischen den einzelnen Familienmitgliedern zu entdecken und in der Familie als ganzer andere Formen des Umgangs miteinander zu finden – dies ist das Ziel familientherapeutisch orientierter Behandlungsmethoden.

„Familientherapie"

Familienbezogene Elemente finden sich in jeder kinderpsychotherapeutischen Behandlung. Denn Kinder sind immer Teil ihrer Familie. Familientherapie im engeren Sinn wird entweder in freier Praxis eines niedergelassenen Familientherapeuten angeboten (wird zurzeit nicht von den gesetzlichen Krankenkassen bezahlt) oder kann in Erziehungsberatungsstellen oder kinderpsychiatrischen Institutionen – dort entweder kostenlos oder als Krankenkassenleistung – in Anspruch genommen werden.

Viele Wege führen nach Rom

Es gibt inzwischen eine Vielzahl unterschiedlichster Psychotherapieverfahren, die abhängig von den Symptomen, Schwierigkeiten und Konflikten, aber auch von der Ausbildung und Schulrichtung des Psychotherapeuten eingesetzt werden. Heute allgemein anerkannt sind tiefenpsychologische, psychoanalytische und verhaltenstherapeutische Behandlungsverfahren – diese werden von den gesetzlichen Krankenkassen bezahlt – und die Familientherapie (→ Kasten). Dass auch andere Therapieverfahren effektiv sein können, wird damit nicht bestritten.

Die Unterschiede zwischen verhaltenstherapeutischer, familientherapeutischer und tiefenpsychologisch orientierter beziehungsweise analytischer Kinderpsychotherapie zeigen sich darin, ob und wie der Therapeut an den Ursachen der Probleme oder am Problem selbst interessiert ist.

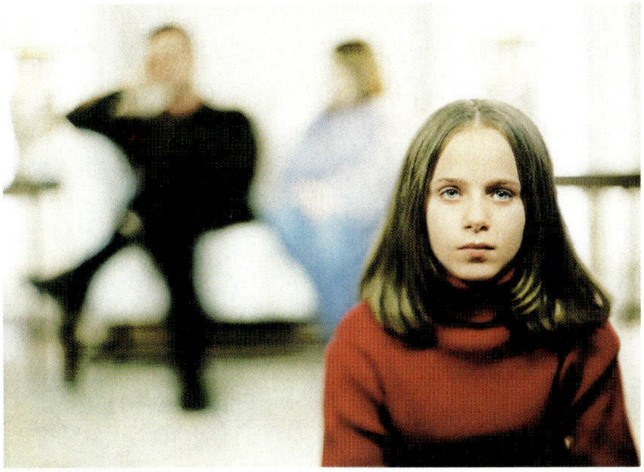

- Ein Kinderpsychotherapeut, der verhaltenstherapeutisch arbeitet, wird zum Beispiel mit Ihrem Kind üben, seine Wut zu kontrollieren, ohne dass der Grund, warum es immer wieder mit aggressiven Übergriffen reagiert, erarbeitet werden muss. Er wird mit ihm üben, sich kooperativ in Gruppen zu verhalten, ohne notwendigerweise herauszubekommen, warum ihm das bisher nicht möglich war.
- Familientherapeuten gehen davon aus, dass das Familienmitglied, also in diesem Fall Ihr Kind, nur „Symptomträger" der ganzen Familie ist. Ihr Kind ist vielleicht aggressiv, weil es sich stellvertretend für ein anderes Familienmitglied wehren muss oder weil es mit den Verpflichtungen und Aufträgen, die es unausgesprochen im Familiensystem übernehmen muss, nicht mehr zurechtkommt. Im Familiengespräch lernen alle Familienmitglieder dann zum Beispiel, ihren Anteil am Familiengeschehen zu begreifen und die Verantwortung für sich selbst zu übernehmen, was das Kind aus falschen Loyalitäten entlässt.
- In einer tiefenpsychologisch orientierten oder analytischen Kinderpsychotherapie geht es darum, die Bedeutung eines Symptoms, der Schwierigkeiten und Verhaltensprobleme zu verstehen. Ihr Kind wird meist im Spiel (deswegen wird diese Therapie häufig fälschlicherweise Spieltherapie genannt) und in der Beziehung zum Psychotherapeuten seine Konflikte und Kränkungen darstellen, die es vielleicht so wütend machen, dass es im Umgang mit anderen nur aggressiv sein kann. Der Psychotherapeut, der in diesem Spiel zum Stellvertreter für Vater, Mutter, Geschwister werden kann, hilft Ihrem Kind, die gespielte Szene zu verstehen und aus diesem Verständnis heraus andere Konfliktlösungen zu entwickeln. Durch regelmäßige begleitende Gespräche sind Sie an diesem Prozess beteiligt. Denn auch die analytische Einzeltherapie funktioniert aufgrund der Erkenntnis, dass ein Kind immer Teil der Familie ist.

Welches Therapieverfahren wählen?

Meistens ist es für Laien schwierig zu entscheiden, welche Therapieform nun gerade für ihr Kind, ihre Beziehung, ihre Familie die beste ist. Wie die Psychotherapieforschung in den letzten Jahren gezeigt hat, geht es auch meist weniger um die psychotherapeutische Methode. Ein wesentlicher therapeutischer Wirkfaktor ist vielmehr die Beziehung, die sich zwischen dem Patient und dem Therapeuten herstellt.

Wie gehe ich vor?

Eine Kinderpsychotherapie findet im Allgemeinen in der Praxis eines Kinder- und Jugendlichen-Psychotherapeuten statt. Die Adressen jener Psychotherapeuten, die eine staatliche Approbation und eine Kassenzulassung besitzen – Voraussetzung dafür, dass die Kosten von den Krankenkassen übernommen werden – erfahren Sie bei Ihrer Krankenkasse, beziehungsweise Versicherung oder bei der Kassenärztlichen Vereinigung (KV) Ihres Bundeslandes.

Unter diesen Kinder- und Jugendlichen-Psychotherapeuten haben Sie die freie Wahl – vorausgesetzt, dass es genügend Psychotherapeuten in Ihrer Nähe gibt. Leider ist dies heute immer noch nicht der Fall. Sie müssen also mit Absagen oder zumindest mit langen Wartezeiten zwischen der telefonischen Anmeldung und dem Erstgespräch rechnen. Falls Sie erst nach mehrmonatiger Wartezeit in Ihrer Nähe einen Psychotherapieplatz finden würden und dies auch Ihrer Krankenkasse gegenüber nachweisen können, gibt es die Möglichkeit der „Kostenerstattung“: Die Kassen übernehmen in einem solchen Fall die Psychotherapiekosten einer Behandlung durch einen nicht zugelassenen Psychotherapeuten, wenn er die Erlaubnis zur Ausübung der Heilkunde (Berufszulassung als Psychotherapeut) hat. Deren Adressen finden Sie im Branchenfernsprechbuch Ihres Wohnorts. Die „Gelben Seiten“ geben jedoch meist keinen weiterführenden Hinweis zum dort genannten Therapeuten. Fragen Sie bei Ihrer Krankenkasse nach – auch ob sie in diesem Fall die Kosten der Therapie übernehmen würde.

Vorsicht vor Heilern!

Es gibt eine Vielzahl anderer psychotherapeutischer Angebote – schlagen Sie einmal die Inseratseiten Ihrer Zeitung auf! Nicht selten verbergen sich dahinter regelrechte Scharlatane, vor denen Sie sich hüten sollten. Wenn Sie solche Angebote vorziehen, sollten Sie nie vergessen, sich Ausbildung und Berufsbezeichnung der Anbieter genau anzusehen und sich gegebenenfalls bei Ihrer Krankenkasse nach ihrer Glaubwürdigkeit und Kompetenz zu erkundigen. Fragen Sie auch den Anbieter selbst nach den Unterschieden seiner Behandlung zu einer Behandlung, die von der Krankenkasse finanziert würde.

Das Erstgespräch

Das Erstgespräch und vier weitere so genannte probatorische Sitzungen, deren Kosten ebenfalls Ihre Krankenkasse oder Versicherung trägt, dienen – dies ist der erste Schritt auf dem Weg zur Psychotherapie – Ihnen und dem Psychotherapeuten dazu, „auszuprobieren“,

- ob eine Störung „mit Krankheitswert“ vorliegt (nur dann werden die Kosten der Therapie von den Kassen übernommen) und welche (Diagnose),
- ob eine Psychotherapie prinzipiell angezeigt ist und welche Art der Psychotherapie sinnvoll ist (Indikation),
- und – was ganz wichtig ist – ob Ihr Kind, Sie und der Psychotherapeut „zusammenpassen“.

Das Antragsverfahren

Der zweite Schritt ist dann das Antragsverfahren, das der Kostenübernahme durch die Krankenkasse vorausgeht. Zu diesem gehört immer Ihr Antrag (das Formular erhalten Sie vom Psychotherapeuten, beziehungsweise von Ihrer Versicherung) und ein Bericht an einen Gutachter der Kassen, den der Psychotherapeut

TIPPS für Ihre Entscheidung

Für Sie als Eltern ist es wichtig, den Therapeuten zu finden, zu dem Sie und Ihr Kind Vertrauen haben. Das Erstgespräch kann Ihnen schon viel verraten. Versuchen Sie sich folgende Fragen zu beantworten:

- Nimmt er/sie unsere Theorien und Erklärungsversuche ernst?
- Sprechen wir miteinander oder er/sie zu uns?
- Haben wir den Eindruck, dass er/sie wirklich an mir, an uns und an unserem Kind interessiert ist? (Wichtig: Blickt er/sie uns an?)
- Haben wir den Eindruck, dass er/sie versteht, worum es uns geht? Fragt er nach?
- Bemüht er/sie sich, uns seine geplante Vorgehensweise verständlich zu machen?
- Beantwortet er/sie unsere Fragen?
- Entspricht sein/ihr Therapieziel dem, was wir uns von der Therapie erhoffen? Wenn nicht, kann er/sie uns verständlich machen, warum er dieses Ziel für unser Kind, für mich, für unsere Familie vor Augen hat?
- Wie ist das Gefühl nach diesem ersten Gespräch? Gehen wir gestärkt oder entmutigt nach Hause? Haben sich unsere eventuellen Selbstzweifel, Selbstvorwürfe, Ängste und Gefühle der Hilflosigkeit verstärkt oder konnte er/sie uns „aufbauen"?

erstellt. Ist der Kinderpsychotherapeut kein Arzt, sondern Psychologe muss er dem Bericht einen Konsiliarbericht Ihres Arztes, am besten des Kinderarztes, beifügen. In diesem Bericht schließt der Arzt entweder organische Ursachen der Störung aus oder sichert deren ärztliche Mitbehandlung zu. (Das Formular erhalten Sie vom Psychotherapeuten.)

Erst wenn der Gutachter aufgrund dieses Konsiliarberichtes den Krankheitswert der Störung bestätigt und auch der Therapieempfehlung des Psychotherapeuten folgt, kann die Psychotherapie beginnen. Sie wird je nach Therapieverfahren und Problem viele Stunden dauern und immer auch Gespräche und Sitzungen mit den Eltern beinhalten.

Der Kinderpsychotherapeut unterliegt wie jeder Psychotherapeut und Arzt der ärztlichen Schweigepflicht. Das heißt einerseits: Sie können offen mit ihm reden, andererseits aber auch: Ihr Kind kann entscheiden, was der Therapeut Ihnen als Eltern „weitererzählt". Auch Ihr Kind genießt also den Schutz des Therapeutengeheimnisses!

Scheu vor Erziehungsberatung und Psychotherapie?

Leider haben Eltern oft trotz des eigenen „Leidensdrucks“ eine Scheu, Hilfen von außen anzunehmen. Einige erleben auch die Empfehlung, eine Erziehungsberatungsstelle oder einen Psychotherapeuten aufzusuchen, wie ein Urteil, das ihnen alle elterlichen Fähigkeiten abspricht, und ziehen vielleicht aus diesem Grund andere Erklärungsmodelle für ihr Kind vor. Auch deshalb gibt es wohl diesen Boom von „Theorien“ und daraus abgeleitete Behandlungsvorschläge, die sich wie Welterklärungsmodelle lesen. Da sind Zucker, Cola, verschiedene Umweltgifte, vielleicht Pilze, Amalgam und so weiter schnell als Ursache einer seelischen Störung ausgemacht, und ebenso einfach erscheint die Therapie des Problems durch Medikamente, Diäten oder Besuche bei obskuren Therapeuten, die in den einschlägigen Spalten der Tageszeitungen und Zeitschriften ihre Dienste anbieten.

Eine andere Reaktionsweise, die manchen Müttern und Vätern als einzige Möglichkeit erscheint, mit dem „negativen Urteil“ über ihr Kind und damit – so meinen sie – über sie als Eltern, umzugehen, sind Schuldzuweisungen an andere. Schuld ist dann der Vater, so die Mutter, oder die Mutter, so der Vater, oft auch die Schule, das Umfeld, die Gesellschaft oder der Kinderarzt, der zu einer Psychotherapie geraten hat. Manche reagieren aber auch mit Selbstvorwürfen und Schuldgefühlen. Auch das ist jedoch ebenso unangebracht.

Die meisten Eltern erleben es als große Erleichterung, zu erfahren, dass ihr Kind kein hoffnungsloser Einzelfall ist, sondern dass es Hilfen für Kinder, für ihre Eltern (als Eltern und als Paar) und für die ganze Familie gibt. Immer bleibt es dabei in der Verantwortung der Eltern, ob sie bereit sind, das Beratungs- oder Therapieangebot anzunehmen. Machen Sie sich immer klar: Gefühle von Scham, Schuld, Versagen oder ein schlechtes Gewissen sind nicht angebracht. Die wenigsten Eltern tun bewusst und freiwillig etwas Falsches! Dies wird Ihnen auch der Erziehungsberater oder Kinderpsychotherapeut vermitteln.

Service

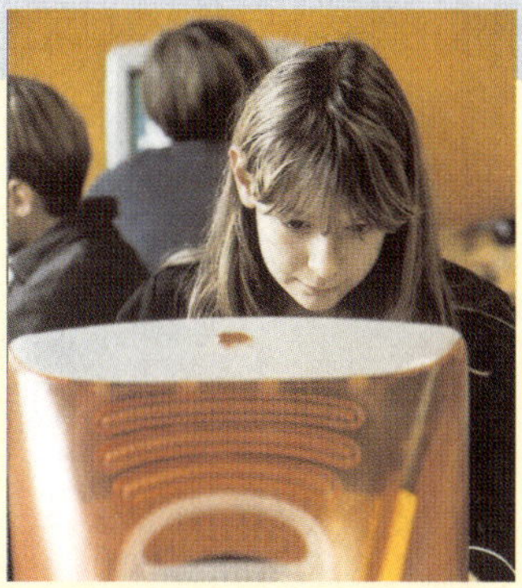

Nützliche Internetadressen

http://amor.rz.hu-berlin.de/~h0444rrc/linksdet.html
Von Adoption und Pflegekinder über Hilfe in Not bis hin zu Rechtsberatung sowie Tipps für Väter finden sich auf dieser Website der Humboldt-Universität Berlin kompakt die nützlichsten Links.

www.bildungsserver.de
Der Deutsche Bildungsserver ist ein vom Bund und den 16 Bundesländern getragenes Informationsportal zum deutschen föderalen Bildungswesen. Er bietet auf dieser Seite qualitativ hochwertige und aktuelle Informationen zum Thema Bildung, Schulsysteme, Ausbildung usw.

www.elternimnetz.de
Eltern im Netz wendet sich an Mütter, Väter und alle, die mit Kindern und Jugendlichen zusammenleben. Die Seite informiert und beantwortet Fragen rund um Erziehung und Familie. Eltern im Netz ist der besondere Ratgeber der öffentlichen Kinder- und Jugendhilfe.

www.elterntelefon.org
Das Elterntelefon ist ein bundesweites telefonisches Gesprächs-, Beratungs- und Informationsangebot, das Eltern in den oft schwierigen Fragen der Erziehung ihrer Kinder schnell, kompetent und anonym unterstützt.
Tel. 0 800/1 11 05 50 (gebührenfrei vom Festnetz und vom Handy)

www.familienhandbuch.de
Dieses Online-Handbuch richtet sich an Eltern und Fachleute, die sich mit Familien befassen. Wissen und Informationen kompakt, fundiert und aktuell zu allen Lebensbereichen einer Familie.

Weitere Adressen

Aktion Humane Schule e. V.
Bundesgeschäftsstelle
Merheimer Straße 484
50735 Köln
Tel. 02 21/9 74 32 97
Fax 02 21/9 74 32 98
www.ahs.uni-osnabrueck.de

Arbeitskreis Neue Erziehung e. V.
Boppstraße 10
10967 Berlin
Tel. 0 30/25 90 06-0
Fax 0 30/25 90 06 50
www.ane.de

Bund der Freien Waldorfschulen e. V.
Wagenburgstraße 6
70184 Stuttgart
Tel. 07 11/2 10 42-0
Fax 07 11/2 10 42-19
www.waldorfschule.de

Bundesarbeitsgemeinschaft der Kinderschutz-Zentren
Bundesgeschäftsstelle
Bonner Straße 147
50968 Köln
Tel. 02 21/56 97 53
Fax 02 21/5 69 75 50
www.kinderschutz-zentren.org
Beratungsstelle für Familien mit Gewaltproblemen, speziell bei körperlicher und seelischer Kindesmisshandlung, Kindesvernachlässigung und sexuellem Missbrauch.
Eine anonyme Beratung ist möglich.

Bundeskonferenz für Erziehungsberatung e. V.
Herrnstraße 53
90763 Fürth,
Tel. 09 11/9 77 14-0
Fax 09 11/74 54 97
www.bke.de
Ansprechpartner und Kontaktadressen zu allen Problemfeldern im Erziehungs- und Familienbereich findet man hier.

Bundesministerium für Familie, Senioren, Frauen und Jugend
11018 Berlin
Servicetelefon 0180/1 90 70 50 (Anrufe aus dem Festnetz: 9–18 Uhr 4,6 Cent, sonst 2,5 Cent pro angefangene Minute)
Fax 0188/5 55 44-00
www.bmfsfj.de
Bei Fragen z. B. zur Familienförderung, zum Erziehungsgeld und zur Elternzeit.

Bundesverband alleinerziehender Mütter und Väter e. V. (VAMV)
Hasenheide 70
10967 Berlin
Tel. 0 30/69 59 78-6
Fax 0 30/69 5978-77
www.vamv-bundesverband.de

Bundesverband Arbeitskreis überaktives Kind e. V.
Bundesgeschäftsstelle
Postfach 41 07 24
12117 Berlin
Tel. 0 30/85 60 59 02
Fax 0 30/85 60 59 70
www.bv-auek.de

Bundesverein zur Prävention von sexuellem Missbrauch an Mädchen und Jungen
Geschäftsstelle
Postfach 47 47
24047 Kiel
www.bundesverein.de
Hier lässt sich eine Auflistung von Mitgliedsinstitutionen, geordnet nach Bundesländern (z. B. Adressen von Beratungsstellen in Wohnortnähe) abrufen.

Deutsche Gesellschaft für Ernährung e. V.
Hauptgeschäftsstelle:
Godesberger Allee 18,
53175 Bonn
Tel. 02 28/3 77 66 00
Fax 02 28/3 77 68 00
www.dge.de

Forschungsinstitut für Kinderernährung
FKE-Broschürenvertrieb
Baumschulenweg 1
59348 Lüdinghausen
Tel. 02 31/71 40 21
www.fke-do.de

Jenaplan-Schulen Jenaplan-Schulverein Nürnberg
Infosekretariat
Billrothstraße 16
90482 Nürnberg
Tel. 09 11/8 91 58 97
www.jenaplan.de

Montessori-Vereinigung e. V.
Xantener Straße 99
50733 Köln
Tel. /Fax 02 21/7 60 66 10
www.montessori.de

Stichwortverzeichnis

Herausgeber und Verlag
STIFTUNG WARENTEST
Lützowplatz 11–13
10785 Berlin
Tel. 0 30/26 31-0
Fax 0 30/26 31-25 25
www.stiftung-warentest.de

Vorstand
Dr. jur. Werner Brinkmann

Weitere Mitglieder der Geschäftsleitung
Hubertus Primus (Publikationen)
Prof. Dr. Carl-Heinz Moritz (Marketing, Vertrieb, Internationales)
Dr.-Ing. Peter Sieber (Untersuchungen)

Autoren
Dr. Rose Riecke-Niklewski
Dr. med. Dr. phil. Günter Niklewski

Lektorat
Uwe Meilahn (Leitung)
Ursula Rieth
Heike Plank (Assistenz)

Redaktionelle Mitarbeit
Brigitte Kluth-Kosnik
Peter Knaak
Dorothee Soehlke-Lennert

Fachliche Beratung

Prof. Dr. Dietrich Hofmann,
Zentrum für Kinderheilkunde, Frankfurt

Barbara Kühn, Lehrerin,
Werbellinsee-Grundschule, Berlin

Prof. Dr. Elsbeth Stern,
Max-Planck-Institut für Bildungsforschung, Berlin

Günther Stolla, Ltd. Schulamtsdirektor,
Staatliches Schulamt der Stadt Nürnberg

Prof. Dr. Renate Valtin, Humboldt-Universität Berlin,
Abteilung Grundschulpädagogik

PD Dr. Stefan Zimmer,
Poliklinik für Zahnerhaltung und Präventive Zahnheilkunde, Heinrich-Heine-Universität Düsseldorf

Layout
Anne-Katrin Körbi
Bernhard Schwartze, Berlin

Titel
Anne-Katrin Körbi
Karin Siemoneit
Fotos: Ursula Markus, Mauritius (U4)

Infografiken
Kati Kritsch, Berlin
Bernhard Schwartze, Berlin (S. 171)

Fotos
Ursula Markus, Zürich
Bernhard Schwartze, Berlin *(S. 12, 193)*
Corbis *(S. 107) ~/M. Prince (S. 26, 291), ~/A. Scelley (S. 269), ~/J. Craigmyle (S. 148), ~/JFPI Studios (S. 82), Hurewitz C. (S. 194), ~/N. Schäfer (S. 32), ~/R. Levine (S. 53), ~/J. Woodcock (S. 202)*
Plainpicture*/sst (S. 66), ~/mw (S. 225), ~/sj (S. 235), ~/dw (S. 56), ~/ts (S. 65, 79, 220), ~/mh (S. 241)*
Mauritius *(S. 94, 135, 143, 170)*
F1-online *(S. 230)*
Zefa *(S. 125) ~/H. Benser (S. 61), ~/B. Erlinger (S. 19),*
Voller Ernst *(S. 188),* Willemsen *(S. 207),*
ddp *(S. 121),* Imagesource *(S. 11, 260)*

Produktion
Anne-Katrin Körbi, Kerstin Uhlig

Verlagsherstellung
Rita Brosius, Kerstin Uhlig

Litho
C.R.I.S., Berlin

Druck
fgb, Freiburg

Einzelbestellung
STIFTUNG WARENTEST
Vertrieb, Postfach 81 06 60
70523 Stuttgart
Tel. 0 180 5/00 24 67, Fax 0 180 5/00 24 68
(12 Cent pro Minute aus dem Festnetz)
www.stiftung-warentest.de

Redaktionsschluss: Mai 2004